U0188952

肺癌非手术靶向治疗

卜子英 编著

中国科学技术出版社

·北京·

图书在版编目（CIP）数据

肺癌非手术靶向治疗 / 卜子英编著 . — 北京：中国科学技术出版社，2022.3
ISBN 978-7-5046-9324-2

Ⅰ . ①肺… Ⅱ . ①卜… Ⅲ . ①肺癌－投药法 Ⅳ . ① R734.2

中国版本图书馆 CIP 数据核字 (2021) 第 239228 号

策划编辑	王久红　　焦健姿	
责任编辑	史慧勤	
文字编辑	方金林	
装帧设计	佳木水轩	
责任印制	李晓霖	

出　　版	中国科学技术出版社	
发　　行	中国科学技术出版社有限公司发行部	
地　　址	北京市海淀区中关村南大街 16 号	
邮　　编	100081	
发行电话	010-62173865	
传　　真	010-62179148	
网　　址	http://www.cspbooks.com.cn	

开　　本	787mm×1092mm　1/16	
字　　数	349 千字	
印　　张	19.5	
版　　次	2022 年 3 月第 1 版	
印　　次	2022 年 3 月第 1 次印刷	
印　　刷	天津翔远印刷有限公司	
书　　号	ISBN 978-7-5046-9324-2 / R·2815	
定　　价	98.00 元	

内容提要

本书是系统介绍肺癌非手术靶向治疗的实用专著，分上、中、下三篇。上篇为非手术靶向治疗的基础知识，详细介绍了肿瘤靶向定位方法、肿瘤靶向治疗穿刺技术，以及 CT 和 B 超引导靶向穿刺治疗方法，重点介绍了非手术靶向治疗在实体性肿瘤中应用的原理、方法、注意事项及肿瘤细胞减灭术；中篇概述了肺癌相关的基础知识，包括肺部解剖与组织学结构、流行病学与病因学、病理学、分子生物学与肿瘤标志物、相关检查及影像学表现、临床症状与诊断等内容；下篇则全面介绍了肺癌相关的治疗，着重阐释了肺癌非手术靶向治疗的具体方法及注意事项。本书内容科学，方法实用，语言简练，通俗易懂，为临床医师提供了一种非手术治疗肿瘤的新方法，可供外科、肿瘤科、内科医师参考阅读。

作者简介

卜子英，男，1940年出生，安徽合肥人，1963年毕业于安徽中医药大学（原安徽中医学院），研究员，毕业后从事中西医结合临床外科医、教、研工作50多年，在非手术治疗肿瘤和外科疾病研究与临床方面颇有建树，在国内外医学界有一定影响力。在长期外科临床工作中，作者发现外科手术虽然能治疗外科疾病和肿瘤，但手术创伤和并发症给患者增加不少痛苦，甚至引起患者残疾或死亡，所以许多患者害怕手术，有少数患者拒绝手术治疗，甚至个别患者准备麻醉时仍从手术台上逃跑。作者为减轻手术给患者带来的痛苦，从1979年开始研究非手术治疗外科疾病和肿瘤，并于1982年开始应用于临床，研制出对人体无明显毒害的治疗实体性肿瘤的药物，已获得国家发明专利（专利号：ZL01122551.3，国际专利号：A61K33/14）。通过B超或CT引导，用细针穿刺到肿瘤病灶内，注射上述抗肿瘤药物，可直接将肿瘤组织细胞杀死而不损伤正常组织细胞，用于治疗甲状腺肿瘤、口腔面部肿瘤、乳腺肿瘤、子宫肌瘤、肺癌、肝癌等实体肿瘤，以及血管瘤、淋巴管瘤、甲状腺结节、甲亢、卵巢囊肿、小儿疝气、鞘膜积液、重度痔疮、脱肛、静脉曲张等外科疾病。该疗法基本上能够达到甚至超过手术治疗效果。作者已出版非手术治疗肿瘤系列专著《血管瘤和淋巴管瘤非手术治疗》《甲亢和甲状腺肿瘤非手术治疗》《子宫肌瘤和各种囊肿非手术治疗》《常见肿瘤非手术治疗》《肿瘤非手术靶向治疗》《肺癌非手术靶向治疗》6部，在全国性期刊上发表非手术治疗肿瘤和外科疾病论文十几篇。

前　言

　　根据 WHO 的统计，肿瘤是人类第二号杀手，占人类死亡原因 20% 以上，随着经济的发展，地球气候变暖，环境污染日益加重，20 世纪 70 年代以后我国肿瘤发病率及死亡率逐渐上升，至 90 年代，20 年间癌症死亡率上升到占死亡原因的 29.42%，高于全球平均水平。2000 年我国癌症发病人数约为 200 万人。2016 年我国癌症发病人数上升至 450 万，死亡人数约为 300 万人，并且发病人数和死亡人数仍在逐年增加。近年来在大城市和经济发达地区乡镇，癌症死亡成为居民死亡的第一位原因，占死亡原因的 30% 以上。我国肺癌、胃癌、肝癌、食管癌、大肠癌、乳腺癌发病率和死亡率高居不下，特别是肺癌由原来癌症死亡原因的第六位上升到第一位，占癌症死亡率的 22%，每年我国新发肺癌患者有 70 万左右。

　　我国癌症患者到医院就诊时大部分已是晚期，特别是肺癌。由于肺癌中早期没有特异性症状，只表现为咳嗽、咳痰、发热等一般上呼吸道感染症状，没有引起患者重视，等到咯血、胸痛症状加重到医院就医时，80% 左右已是肺癌晚期，失去了手术治疗最佳时机，只能接受放疗、化疗，并且许多晚期癌症患者由于身体消瘦、体质差，在化疗过程中不是死于癌症本身，而是死于不适当的治疗或过度放化疗的并发症，如化疗、放疗后肺纤维化，骨髓抑制引起白细胞、红细胞、血小板减少，感染等。在癌症诊治过程中，不同学科医师往往扩大自己学科治疗肿瘤的作用，如外科医师强调手术根治的治疗作用；内科医师主张化疗的全身治疗作用；放射科医师重视放疗的局部作用。实际上，手术创伤对患者也是一种伤害，手术并发症增加了患者的痛苦，且有些肿瘤手术是不可能彻底切除的；化疗、放疗在杀死肿瘤细胞的同时也杀伤自身正常组织细胞，所谓杀敌一千，自伤八百。各学科临床医师仅重视各自学科治疗肿瘤的作用，没有全面了解患者病情，使一些肿瘤患者没有得到合理的、最佳的治疗，对于这种情况应引起足够的重视。

　　随着科学技术不断进步，肿瘤基础研究和临床应用也有很大的发展，肿瘤的疗效有很大的改观，美国肿瘤5年治愈率达60%左右，西欧肿瘤5年治愈率达50%左右，所以人们认识到肿瘤不是不治之症。而我国肿瘤患者到医院就诊时大部分是晚期患者，5年治愈率只有20%左右，更应引起我国医师的重视。

WHO统计认为，目前有45%的肿瘤患者是可以治愈的（指5年治愈率），其中22%采用了外科手术治疗；18%采用了放射治疗；5%采用了化学治疗。肿瘤虽然是全身性疾病，但局部症状表现突出，给予全身治疗，实际效果并不理想，局部手术治疗、放射治疗效果往往优于全身化疗，所以局部治疗是治愈肿瘤的前提。如果局部治疗失败会导致肿瘤复发或转移，改进局部治疗方法，能提高肿瘤治愈率。因此肿瘤局部精准治疗是目前医学界研究的热点之一，靶向定位治疗也应运而生，成为21世纪治疗肿瘤局部治疗的主要方法。

科学发展是无止境的，只有不断总结经验和开拓创新，才能使科学技术不断向前发展，笔者从事中西结合临床外科医、教、研工作50多年，在临床实践中发现手术是把双刃剑，可治好一部分肿瘤患者，但手术创伤和并发症对患者也是一种伤害。于是笔者开始研究非手术靶向坏死免疫疗法治疗肿瘤，成功研制出对人体无明显毒害的治疗实体性肿瘤的注射药物，并于2002年获得国家发明专利（专利号：ZL01122551.3，国际分类号A61K33/14）。本疗法通过CT引导靶向定位，用细针穿刺到肿瘤患者癌灶内，注射上述药物，可直接将肿瘤组织细胞迅速杀死，而不损伤正常组织细胞，达到或超过手术治疗效果，且没有手术创伤和手术并发症，肿瘤细胞虽然死亡，但死亡肿瘤细胞（癌细胞）含有的抗原成分，能刺激人体免疫系统产生免疫应答生物效应，产生特异性和非特异性抗肿瘤抗体，增强人体细胞免疫和体液免疫功能，从而增强肿瘤患者的抗肿瘤能力，促进肿瘤患者的康复。本疗法为临床医师和肿瘤患者提供了一种新的肿瘤治疗方法。

我国肺癌患者到医院就诊时，80%左右是肺癌晚期，由于肿瘤晚期患者体质差，只能采用姑息性放疗或化疗、对症治疗，以减轻患者痛苦，延长生存时间。采用肿瘤非手术靶向治疗肿瘤细胞减灭术，通过 CT 引导，用细针分别逐个穿刺至肿瘤内或转移性癌灶内，然后注射抗肿瘤药物，可直接将大部分肿瘤细胞（90% 以上影像学能见到的肿瘤灶）迅速杀死，减少瘤荷，增强人体免疫功能，配合中药治疗、免疫生物治疗等综合治疗，能起到杀灭转移微小癌灶、改善症状、提高生活质量、延长生存期、带瘤生存的作用，给晚期肺癌患者带来了生的希望。

卜子英

于北京

目　录

上篇　非手术靶向治疗基础知识

下篇　肺癌的相关治疗

上 篇

非手术靶向治疗
基础知识

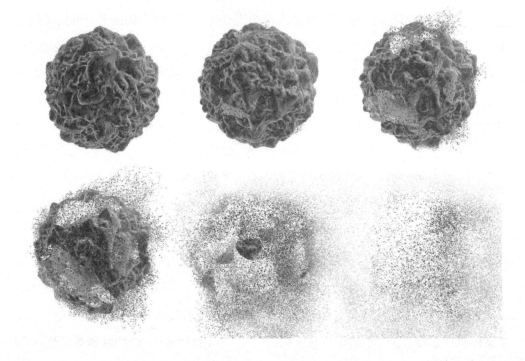

第1章　非手术靶向治疗在肿瘤治疗中的应用

一、概述

根据 WHO 的统计，目前有 45% 的肿瘤病例是可以治愈的，其中 22% 是外科手术，18% 是放射治疗，5% 是化学治疗，从这个统计结果看，尽管肿瘤是一种全身性疾病，但是全身给予非特异性抗肿瘤药物治疗效果不尽人意，手术和放疗局部治疗效果优于全身治疗。从临床观察结果来看，原发性肿瘤局部控制是治愈肿瘤的前提，局部控制失败会导致局部复发和转移。我们重新审视传统治疗肿瘤三大法宝（手术、放疗、化疗）的利和弊，一种新的治疗——"靶向治疗方法"诞生，在临床实践治疗中已逐渐取代传统的、全身的、非特异性大剂量化疗趋势。靶向治疗新方法核心就是使治疗作用的抗肿瘤药物，高能量射线，高温或低温局部杀伤作用集中在肿瘤组织细胞内，迅速将肿瘤组织细胞杀死，而不损伤周围邻近的正常组织细胞，达到手术切除肿瘤组织的治疗效果，而且没有手术风险大，并发症多缺点。随着非手术靶向治疗肿瘤新方法迅速发展和不断完善，能替代部分实体性肿瘤首选手术治疗的传统观念将会改变，靶向治疗肿瘤新方法，通过靶向药物将肿瘤组织细胞直接杀死，也就是非手术切除肿瘤，是对传统肿瘤治疗首选手术切除方法新的挑战。

对于靶向治疗的概念，靶向技术包含的范围等问题尚有争议。究竟应该从人体整体水平，还是从人体器官（脏器）、组织、细胞，甚至分子水平来看待肿瘤疾病可能是引起争议的根源。从广义而言，对肿瘤组织细胞有选择性杀灭，对正常组织损伤小的治疗手段，均可称靶向治疗，如非手术靶向坏死免疫治疗、靶向射频消融、靶向微波消融、导管介入化疗、X 刀、γ 刀、放射性粒子植入等。狭义而言，对肿瘤组织细胞有特异性地杀灭，对正常组织没有损伤或损伤很小的治疗手段才能称靶向治疗，如 ^{131}I 治疗甲状腺癌，^{32}P、^{89}Sr 治疗肿瘤骨转性骨痛等。靶向药物治疗，是指抗肿瘤药物不仅集中分布在肿瘤组织细胞内，而且停留时间长，对肿瘤细胞有特异性杀灭作用，对正常组织细胞没有损伤。"靶向技术"是针对目标不太明确的，全身的，非特异性肿瘤治疗手段提出的新的术语，其含义是：将诊断或治疗药物或技术手段用某种载体系统或导向机制使药物仅仅在肿瘤局部发挥作用。从本质上说，这并不是新概念，人们在对抗威胁人类生命肿瘤疾病斗争过程中，就像应付一场敌人入侵的战斗，首先要发现敌人，然后消灭入侵敌人，在消灭敌人战斗过程中还必须避免伤及无辜好人（避免损伤人体正常器官和组织细胞）。靶向治疗技术正是遵循着这个原则向更深层次发展。随着影像学的发展，分子影像在肿瘤临床有两方面应用，一是诊断影像技术，使用被肿瘤特异性摄取靶向分子（分子生物学称之为分子探针）确定肿瘤的位置和范围；二是使用特异性靶向分子药物治疗肿瘤。分子功能影像诊断技术建立在细胞和分子生物学研究基础之上，首先寻找与肿瘤细胞相关的靶向分子，然后确定与靶向分子结合的特异性受体部位，最后开发出能够和感兴趣的靶向分子特异性结合的功能分子显像药物。分子靶向治疗是功能分子影像诊断原理的一个扩展：如果分子探针确实定位在特异的肿瘤分子上，那么同样的分子探针可以携带对靶细胞具有治疗作用的药物（如细胞毒素、细胞抑制剂、放射性核素等），在近距离肿瘤组织细胞内发挥治疗作用。功能分子影像诊断技术从分子水平揭示疾病发生发展的规律，因此对快速诊断疾病和提高确诊率方面有所帮助。在治疗方面分子靶向技术有希望超过传统治疗方法。

二、肿瘤靶向定位方法

手术、放疗、化疗是肿瘤传统三大治疗手段。近年来又提出靶向治疗、生物疗法治疗、中医药治疗、热疗、冷冻等治疗方法。其中靶向治疗是近年来治疗肿瘤后起之秀，也是目前国内外研究肿瘤治疗热门话题。肿瘤的靶向治疗，其实是一种以精准个体化治疗计划，精准定位，精准药物治疗是靶向治疗肿瘤核心。

（一）肿瘤靶区的界定

国际辐射单位及测量委员会（ICRU）在 29 号、50 号、62 号报告中不断完善对肿瘤靶区的定义，肿瘤学术界专家认为这是对肿瘤靶区最权威的界定，得到大家一致认可。

1. 解剖靶区定义

由 CT、B 超、MRI 等物理影像诊断可见的，并且有一定形状和体积的病灶组织，包括转移性灶在内的靶区称解剖靶区，又称物理靶区或几何靶区。它又可以分为以下几区（图 1-1）。

肿瘤靶区（GTV）：指影像能界定的恶性病变靶区。

临床靶区（CTV）：包括亚临床以及可能侵犯的靶区。

内靶区（ITV）：考虑器官运动和呼吸引起 CTV 的扩大区。

计划靶区（PTV）：考虑治疗中各种误差，专用于治疗计划治疗靶区。

治疗靶区（TTV）：实际接受 90% 治疗剂量范围区域和执行的靶区。危及器官（OAR），可能卷入治疗的重要组织和器官。在使用多种靶区治疗技术时，一定要认真界定肿瘤患者靶区，力争对肿瘤靶区给予致死剂量，同时必须保护靶区周围器官不受治疗大剂量的危害。

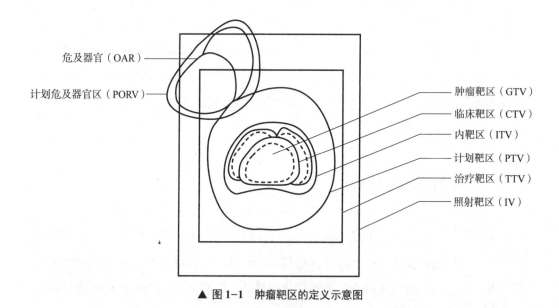

▲ 图 1-1 肿瘤靶区的定义示意图

2. 生物学靶区

在对靶区肿瘤进行局部灭活靶向治疗时往往使临床医师处于进退两难境地，既要全部杀死肿瘤组织细胞，又不能损伤正常组织和器官，以往由于技术条件限制，我们不能从分子水平去认识肿瘤细胞生物学特性，也不能完全了解肿瘤细胞和正常组织对各种靶向治疗方法区别和抗拒程度，近年来随着分子生物学、分子遗传学、免疫学等相关科学的发展，肿瘤基因学得到迅速发展，我们可以利用 SPECT、PET、MRI 功能影像学的发展，显示肿瘤代谢状态分子水平的变化。如乏氧、供血、代谢、凋亡、基因等，可以更准确地对肿瘤组织和正常组织进行显示，从而发现常规 X 线、B 超、CT 等解剖影像技术不可能发现的转移病灶和功能变化。我们将这种功能性影像学定义的靶区称为生物学靶区（biological target volume，BTV）。从图 1-1 肿瘤靶区的定义示意图中可以看出，医生为了达到肿瘤根治目的，实行对亚临床病灶的灭活，防止转移，将肿瘤靶区 GTV→CTV→PTV→ITV→TTV 逐渐扩大，而真正实施治疗区域远远大于 GTV。这种灭活肿瘤的同时也损伤正常组织，甚至危及重要器官。某些对射线，药物有抗拒性的肿瘤细胞，如由于乏氧的影响，鼻咽癌患者应接受 9000～10 000cGy 放射剂量才能达到鼻咽癌的致死量，而患者由于放射反应或重要器官限制只能接受 7000cGy 剂量，这就是造成鼻咽癌患者复发转移的主要原因。

采用 BTV 靶区概念，使用 SPECT/CT 和 PET/CT 等先进功能性诊断技术就有可能对肿瘤细胞的乏氧、凋亡、代谢、基因进行诊断，从而将治疗剂量集中在 BTV 范围内，可看出 BTV 区域甚至可以缩小到 PTV，从而既能灭活肿瘤细胞，又能减少对正常组织损伤和保护重要器官。

近年来提出 MD-CRT，其含义是不仅使物理剂量达到三维，适形目的，还要使治疗剂量达到生物适形，既对肿瘤中剂量敏感和抗拒的不同亚群肿瘤实施不同剂量的治疗，也就是说 MD-CRT 是要在三维物理空间和生物学变化方面实施四维真正适形治疗，因而又称它为多维适形治疗（MD-CRT）。

（二）肿瘤定位精度要求

在肿瘤靶向治疗技术发展过程中，肿瘤治疗质量保证（QA）和治疗控制（QC），受到国际肿瘤专家高度重视，WHO 和地区组织了 QA 工作网，出版相应的文件，肿瘤治疗的 QA 是指经过周密计划的采取一系列必要措施，保证治疗的全过程中各个环节按国际标准安全准确执行，因而要有一定的标准量度去评价治疗过程中治疗程序和效果，而质量控制 QC 是指要有必要的措施手段去保障 QA 的执行。QA 和 QC 工作主要内容为剂量的准确性和定位的精确性两类问题，肿瘤学家认为靶向治疗的全过程中剂量准确性应控制在 ±5% 范围内，不管是放射剂量、热剂量、冷深度、药物剂量与模体中剂量不确定度（2.5%），剂量计算精度误差（3.6%），靶区范围不确定度（2%）等一系列因素有关，过剂量会导致健康组织损伤，欠剂量又会造成肿瘤复发和转移。定位精确是靶向治疗核心，应贯彻整个靶向治疗过程始终。在重复定位和摆位中，既有随机误差，又有系统误差。一般随机误差会导致剂量分布变化，发生肿瘤控制率下降和正常组织损伤增大，并发症上升。而系统误差多由设备精度造成的，WHO建议体部肿瘤定位精度应掌握在10mm之内，而头颈部精度应该更小，定位精度10mm的分布主要表现为治疗设备的精度（系统误差）和患者器官运动、摆位（随机误差）两大类。

近年来出现三维、适形放疗（3DCRT），立体定向放射治疗（SRT）和逆向调强（IMRT）等靶向放疗技术，由于一次性照射剂量增大而带来临床放射性损伤加大。其他如大剂量药物浓度、靶向粒子植入、深度冷冻、高温治疗，损毁性超声蛋白凝固，同样带来临床治疗更大风险。

临床治疗过程中随机位置精度误差来自以下几个方面。

1. 肿瘤边界确定困难

从GTV→CTV→PTV→ITV→TTV肿瘤靶区到治疗靶区的确定涉及多种因素，首先是GTV的确认就不容易，以我国常见肺癌为例，肺内病灶界限虽然容易划定，但在CT图像上不同的窗宽，窗位时肺癌肿块边界就不是一个定数，在肺窗时显示较大，在纵隔窗显示较小。食管由于没有包膜，食管癌侵犯较广泛，影像检查难以确定边界，特别是转移淋巴结向上下转移，可能离原发灶较远，增加影像学检查困难。而鼻咽癌由于向咽旁间隙：茎突前后区侵犯，肿瘤浸润生长，边界很难确定。因而从GTV到CTV的边界扩大应足以包括亚临床肿瘤区域。对不同的肿瘤应有不同的距离，不能简单地扩大到1~1.5cm为限。

2. 肿瘤解剖位置移动

肿瘤在生成、增生、发展和治疗过程中其形态、体积、密度也是一个变数。在治疗过程中由于肿瘤的缩小，其解剖位置发生变化，如食管癌在治疗前由于肿瘤压迫成角位移，治疗中肿瘤消退，成角位移减少，食管恢复到原位，甲状腺癌压迫气管引起气管的移位，治疗后肿瘤缩小，气管受压被解除恢复正常位置，肿瘤的解剖位置在治疗过程中，与周围器官之间的移位在整个治疗过程中是相应伴随发生的，应时刻关注病灶移位情况。

3. 肿瘤和正常器官的运动

伴随着呼吸器官运动，肿瘤和正常器官的位置永远是一个很难确定的变数，上海复旦大学肿瘤医院吴开良医师曾报道 59 例肺部肿瘤随呼吸和心搏位置的影响（表 1–1）。

表 1–1　呼吸和心跳对肺部肿瘤位置的影响

肺部肿瘤位置	头足方向（cm）	左右方向（cm）	前后方向（cm）
上野	2.0±0.6	2.1±0.6	2.1±0.5
中野	7.1±3.8	3.6±2.3	2.4±0.8
下野	14.3±4.2	2.4±0.2	2.3±0.9

其他肿瘤（如肝癌、乳腺癌、前列腺癌、膀胱癌、肾癌等）随着呼吸和心搏，其位置也会发生相应的移位，因此可以看出对肿瘤和正常器官运动位置的控制也是靶向治疗成败的关键。

4. 定位器的精度

为了保证肿瘤治疗过程中患者体位固定，近年来一系列患者固定装置，如头、颈、胸、腹、乳腺架、热塑性定位膜、真空固定垫、三维立体定向框架大量出现。这些装置对患者体位固定起了很大帮助，限制了患者移动，减少摆位的精确误差有一定作用。其中入侵式的有创的固定框架误差小一些，但给患者带来损伤和痛苦及使用不便利，难以广泛应用，而无创式的重复固定装置虽然使用方便，但本身误差较大，难以在较长时间治疗过程中保持摆位中的体位不变。一般来说要求头部面罩精度达到 1～3mm，腹部网膜的误差在 4～5mm。

5. 重复摆位精度

大部分靶向治疗者是多次治疗重复过程，整个治疗过程中重复摆位要保持到治疗计划所允许的定位精度，其中既有责任心问题，也有方法手段技术问题，目前常采用的办法是拍摄射野片和定位片，然后再比较两者之间的误差，实际经验证明，即使用体位定位装置，仔细正确摆位，胸部肿瘤的摆位误差，可以达到 6.9mm 的误差，加上系统误差，总误差可以达到 10.6mm。误差精度见图 1–2。

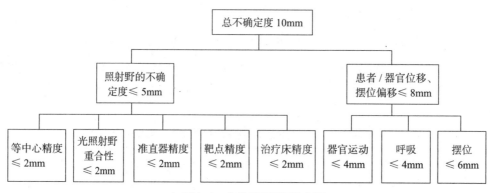

▲ 图 1-2 定位精度的误差分配

（三）肿瘤治疗体位的确定

治疗体位的选择是在靶向治疗开始就应该确定的，合适的体位既要考虑治疗的要求，又要考虑患者身体条件所能接受的方式，经验证明，患者感到舒适的体位，往往是最容易摆的体位，但有时候又不能满足靶向治疗的体位，因此首先要选择根据靶向治疗技术要求的体位和固定装置让患者在一个比较舒适、易于重复的体位下进行靶向治疗。

1. 合理的体位选择应考虑以下几点，既要便于靶向治疗，便于穿刺进针路径操作，又要避免损伤周围正常组织和器官，还要避开进针时损伤重要神经和血管。

2. 常用靶向治疗体位包括仰卧位、侧卧位、俯卧位、坐位、膀胱结石位或产床位等体位。

（四）肿瘤治疗坐标的建立和转移

一个完整的肿瘤靶向治疗计划应包括体位固定、计划设计、计划评估、治疗模拟、治疗实施、剂量验证等步骤，而体位固定应贯彻在整个靶向治疗过程中。必须在患者身上建立坐标，这个坐标系直接反映患者的体位，从定位到摆位中坐标系必须保持不变。

这坐标应达到以下要求：①有可靠的体位参考标记。②坐标系应 3D 解剖结构，确定的靶区和周围器官的关系。③能将 CT、MRI、DSA、SPECT/PET 以及射野验证片进行图像融合，叠加和比较。④反映剂量分布在不同图像体系中的映射。

1. 体位参考标记选择

体位参与标记是患者三维坐标的基础，利用三维治疗计划系统寻找患者瘤灶靶区中心，确立患者肿瘤靶区的坐标体系。患者坐标确定以后，靶区体积、靶区与周围组织、神经、血管和重要器官的关系。靶区与体位固定器的关系确定，头颈部肿瘤由于与周围器官、重要神经、血管相对运动性较小，一旦坐标关系确定以后肿瘤与周围组织相对关系基本确定。胸腹部肿瘤由于呼吸运动引起靶区与周围组织关系不能精准确定，加上皮肤、脂肪、肌肉之间状态的不同，造成坐标一些不确定性，参考坐标点的选择原则如下。

(1) 容易确定的解剖位置，由于目前肿瘤靶区基本上是由 CT、模拟机这些影像设备确定，因而图像有清晰的骨性解剖标记，如胸骨、脊椎、盆骨等最容易认识的标记，位于体表称皮肤标记或外标记，位于体内称内标记或骨标记。

(2) 皮下脂肪较薄的体表部位：这些地方体位固定器与身体之间形成较清楚的解剖部位，如头颈部肿瘤，其皮肤标记可设置在面膜上。

(3) 离靶中心越近越好：选择内标记点，在肿瘤靶区附近埋设金豆的内标记要比在皮肤上尤其在脂肪层较厚的皮肤上做标记要精确得多。

2. 体位参考标记比较

目前临床上使用的体位参考标记有以下几类。

(1) 有创植入金豆（金柱）：这是用纯度 99.9% 金球或金柱，用手术方法、微创方法、植入瘤灶靶区附近组织中金球直径是 3mm，金球中心是空的。金球植入常用于腹部 X 刀治疗。

(2) 皮肤标记：用直径 2～3mm 球形金属标记或用直径 2～3mm 线性金属标记，将其用胶带贴在皮肤上可做成 CT 鲜明对比的皮肤上标记。

(3) 文身标记药水及注射针：为了做完瘤灶靶向治疗患者皮肤的标记，不适于永久保留，又能多次重复治疗，可用 2% 龙胆紫（结晶紫）药水在皮肤上做标记。

(4) 魔十字胶带：是一种宽 4mm，长 40mm 的黑色胶带，中间有 0.2mm 宽的白线，将胶带呈十字线形贴在面膜或体膜上，再进行 CT 定位和在加速器上摆位，十分醒目。

(5) 解剖标记：是利用体内某些易于确定的骨性标记作为内定位的基准。

3. 患者坐标系的建立和转移

医生对肿瘤患者 CT 图像进行处理，其目的如下。

(1) 建立患者坐标系，反映患者靶向治疗体位、摆位和选择固定器。

(2) 以坐标系为基础得到三维重建的解剖结构图像，以确定靶区与周围组织和重要器官关系，利用计算机图像技术可得到虚拟的人体结构图像。

(3) 将不同的治疗剂量、冷冻靶区、热剂量靶区、超声靶向损毁区，覆盖治疗靶区得到治疗剂量的三维图像。

（五）肿瘤治疗体位固定

肿瘤治疗体位固定最早起源于神经外科，因为脑部重要器官复杂，迫使神经外科医师对治疗手术的立体定位技术做大量研究，研制多种立体定向设备，如头环、头架、面罩、牙托等固定技术，随着靶向治疗技术发展，拓展到放射靶向、热靶向、冷冻靶向、药物靶向、超声靶向广泛领域。

1. 有创的头环定位

利用局部麻醉，通过骨针和支杆将基础环固定到患者头骨上，从而在头骨上建立一个刚性结构定位，计划到治疗过程中精度准确的三维坐标系统中，缺点是使用不方便，对患者造成痛苦，只适合一次性靶向治疗，如 γ 刀治疗脑瘤。

2. 无创头部定位架

患者头部固定也可以使用头架、头枕加面膜的方法，这种方法简单易行，能保证患者在垂直、前后方向有 2mm 之内的定位精度，但由于面膜在左右方向刚性不够，因而可能会有较大的移位，目前一种拱形头架，头枕加牙托或鼻夹的头部定位方法，用于临床能够防止左右移位。

3. 体部定位（真空垫 + 热塑膜 + 定位架）

体部定位常用最方便是体部定位架，真空垫加体膜方法。对于不同部位肿瘤，使用胸部、腹部、乳腺定位架，患者下部放置真空垫，患者上部使用热塑体膜也能得到 6mm 之内的定位精度，其中真空垫是一种填充聚苯乙烯球粒的复合膜口袋，抽取一定负压后球粒因收缩而固化形成与患者相适形的形态，一般能保持一个月形态不变。在整个治疗过程中，真空垫和热塑可以重复使用。

4. 发泡材料体部定位

体部定位还可采用一次性发泡材料，是将两种化学粉末聚氨酯甲酸乙酯和聚苯乙烯在塑料袋中混合产生膨化物，可以在十分钟内使患者在特制的模型中固定成型，形成可靠的体位固定模型。

三、肿瘤靶向治疗疗效判断评定

评价靶向治疗疗效的方法与传统放疗、化疗不同，由于靶向治疗大多数为肿瘤局部消融治疗，坏死组织的吸收需要一个过程，所以不能简单地根据瘤体变化大小来评定疗效，比较可靠的方法是根据 PET-CT 或活检病理结果。另一种常用方法是监察治疗后瘤体坏死组织内有无血流供应，无血流供应，表示靶向治疗后肿瘤组织细胞已经坏死，通常用加强 CT 或多普勒观察有无血流情况。

目前靶向治疗肿瘤根据消融的范围来判断疗效，分为根治性治疗和姑息性治疗两种。

根治性治疗：是指有效靶向治疗消融范围是包绕全部肿瘤组织，而且大于肿瘤边缘 1cm 以上边界，达到临床手术切除肿瘤标准，如无淋巴结转移肿瘤有望治愈。一些早期肿瘤，直径 ≤ 3cm，可以达到治愈目的。

姑息性治疗：是指靶向治疗消融范围占肿瘤体积 80% 以下，又称肿瘤减荷治疗，靶向治疗后临床症状明显改善，食欲增加，体重增加，生存期延长，有显著临床疗效。当靶向治疗消融范围占肿瘤体积 50%～70% 时，治疗后近期临床症状改善，食欲有一些好转，但随着时间延长，残留肿瘤细胞不断增殖，2～3 个月后复查，CT 或 B 超检查发现原来治疗消融坏死区周围可出现新生的肿瘤组织，但再次靶向治疗仍然有效。靶向治疗消融范围占肿瘤体积 50% 以下时，治疗后症状、饮食、体重等指标改善不多或不明显，治疗后应加强综合治疗，以提高整体治疗效果。

四、肿瘤靶向穿刺技术原则

经皮靶向穿刺引导技术方法，有通过 C 臂 X 线透视，超声（US）CT 和 MRI 等影像设备，目前最常用的是 CT 和 US 引导下穿刺技术。其穿刺操作技术原则如下。

（一）整体观

任何靶向穿刺都是临床诊断和治疗过程中的一个环节，在进行靶向穿刺前要对患者病情进行全面了解，以确定穿刺目的，选择适应证，制订靶向穿刺计划，穿刺后注意事项，并发症处理，制订随访计划等。临床上经常因适应证选择不正确，设计穿刺路径不合理，并发症处理不当而影响靶向穿刺成功率及治疗效果。

（二）立体观

实施靶向穿刺时，术者要明确引导设备的选择，患病器官病灶位置大小，病灶结构与周围邻近组织关系，穿刺针路径与周围邻近器官，神经血管之间关系，特别要注意穿刺针与人体空间位置之间的关系，防止各种因素出现穿刺位置的偏差，包括深浅关系、前后关系、左右关系，通常描述为"偏头侧、偏足侧、偏右侧、偏左侧、偏腹侧、偏背侧"关系。

（三）时间观

靶向穿刺时间长短与成功率密切相关，手术操作快捷、流畅，准确无误，不仅提高穿刺准确率，而且减少并发症发生，如气胸、出血等。

（四）无菌观

整个靶向穿刺操作过程要求无菌，在影像室操作下完成穿刺更应注意无菌操作观念，大多数靶向穿刺是在外科手术室以外的环境中进行的，如在影像室，CT 室进行，其麻醉条件，空气消毒，充足的光源等均受到限制，加以人员走动均增加穿刺术后感染机会。

（五）手感培养

人体各种组织结构不同，对穿刺针的阻力不同，在术者手上的感觉也不同，如术者对穿刺路径的解剖组织结构了解，就会注意到针穿刺到不同的层次结构，不同的组织厚度手上的感觉有不同。一名有经验的靶向治疗穿刺医师，仅凭手上的感觉就能分辨出各种不同组织之间阻力差异，如表面皮肤、皮肤下脂肪组织、肌肉、表层肌膜，突破病灶部位包膜，病灶内坏死腔，病灶中的钙化，病灶内液体，以及与肌肉邻近的韧带、椎间盘、肺组织中的血管，肺组织周围胸膜、腹腔内的肠管等。

（六）角度的调整

要求一次穿刺到病灶，有时候一次穿刺没有命中靶心，需重新调整穿刺方向，把针尖退到皮下后再改变方向穿刺，但整个穿刺过程必须在影像监视下进行穿刺操作。

（七）影像学知识

在影像引导下进行靶向穿刺技术，影像就是穿刺的眼睛，术者了解影像学知识，识别图像就是擦亮眼睛，能准确判断进针路径，针尖的位置，对穿刺成功有关键作用。

（八）入路选择

合理选择进针路径非常重要，入路选择应遵循以下几个原则。

1. 安全

穿刺路径尽可能避开大血管，重要神经、气管、胃肠道、胆道、胰管、骨骼，尽量减少穿过腹膜、胸膜次数。

2. 体位舒适

穿刺入路最好的体位是患者仰卧位，尽量减少侧卧位及其他体位。

3. 操作方便

尽量选择路径最短，选择路径尽量方便术者操作，通常情况选择垂直路径。

第 2 章　CT 引导靶向穿刺

一、CT 引导靶向穿刺技术

（一）穿刺步骤

1. 了解患者病史和检查资料及影像资料，全面了解病情，肿瘤是否适合靶向治疗，排除靶向穿刺禁忌证。

2. 术前准备：必要的检查，如血凝检查，心电图、肝功能、肾功能、血糖、电解质、血常规等检查。术前用药如基础止痛药、镇静药、镇咳药、解痉药等，纠正和预计其他系统疾病，准备好相关抢救药品，签订靶向穿刺同意书。

3. 和患者之间沟通，告诉患者手术过程和注意事项，消除患者紧张情绪，争取患者配合治疗。

4. 摆好体位，摆放一个合适体位，要求患者较长时间不动，配合治疗。

5. 影像扫描，范围要包括整个病灶、扫描层厚要适当，一般 1~2mm，确定进针路径，选择进针点，进针点要在皮肤上做好标记，计划进针方向、深度等。

6. 实施穿刺，按照设计进针路径进针点，计划进针方向、角度、进针深度，针尖穿刺到靶点中央穿刺过程中间断实时用 CT 扫描，确定针尖在靶心，开始注射治疗药物。治疗完成后拔穿刺针，针孔用消毒纱布压迫数分钟后并用胶布固定纱布块。

7. 术后处理：保存术中有关影像资料，告诉患者注意事项。

(1) 根据靶向治疗穿刺部位不同，决定是否需要严密观察生命体征。

(2) 术后根据情况适当地使用止血、止咳药、抗感染药等。

(3) 穿刺路径或病灶内有时出血，多为暂时性的可自行停止。必要时给予止血药，若穿刺灶有活动性出血较大，止血药无法止血者，必要时进行介入栓塞止血或外科手术止血。

(4) 穿刺后局部肿胀疼痛多为暂时性，患者能耐受，1～2 天内可自行缓解，无须处理或对症处理。如疼痛剧烈，可能合并有血管神经损伤或胃肠道穿孔等，应进行必要的检查，给予相应的处理。

(5) 感染，多与穿刺器械或皮肤消毒、环境消毒不严有关，出现感染应用抗菌药等控制感染。

(6) 少量的气胸可自行吸收，中量或大量的气胸应及时采取抽气或水封瓶引流处理。

(7) 肿瘤针道种植，理论上讲恶性肿瘤有针道种植可能性，为了避免发生针道种植，应尽量减少穿刺次数。据统计，针道种植概率 1‰以下。

（二）注意事项

1. CT 引导扫描

CT 引导靶向穿刺治疗是最准确影像引导手段之一，它扫描密度分辨高，图像清晰，可显示肿瘤及各种邻近的脏器组织，如肺、肝、肾、胰、消化道、骨骼、软组织、血管、胆道等，便于手术引导穿刺，导向图像可以储存，有利于疗效判断及以后随访复查。其缺点是操作麻烦，患者受到 X 线辐射。

(1) 术前 CT 扫描要求：要求符合治疗适应证的 CT 图像，通常要进行增强扫描。增强扫描要进行常规的三期扫描（动脉期、静脉期、平衡期），以清晰显示动脉、静脉血管和病灶，腹部及甲状腺必要时要延时扫描，以便更进一步了解病灶范围和血供情况。扫描方式是螺旋扫描或轴扫描，连续扫描，一般三代以上 CT 机均可进行 CT 引导穿刺治疗或穿刺取活检，多排螺旋 CT 成像速度快，可以重建，更有利于操作。

(2) 术中 CT 要求：要求符合能观察到显示穿刺针的 CT 图像，通常要反复对照增强扫描 CT 图像与 MRI、B 超资料，以确定病灶和血管和重要器官结构之间关系。要进行全病灶扫描，设计穿刺层面位置，层面数，进针路线，角度，深度。扫描条件我们提倡用低 KV，低 MA 状减少辐射。扫描方式提倡用轴扫描而不用螺旋扫描（螺旋扫描不利于观察针尖）。手术过程中通过 CT 图像随时监视穿刺全过程及针尖位置，还能观察到并发症（出血、气胸、血胸、肿瘤治疗后破裂等）。对于胸腹部需要屏气的部位，在穿刺或扫描过程中要训练患者保持同样呼吸配合。

(3) 术后 CT 要求：要求符合观察和显示治疗后病灶图像及有无并发症发生。

2. 体位选择

选择合适的体位对顺利完成靶向穿刺治疗手术十分重要，选择体位时要注意：有利于患者保持稳定姿势，有利于术者操作，有利于穿刺路径，避开重要器官。注意体位变化对内脏器官位置影响，如俯卧位时肋膈角增深下移，会给下肺和肝后上叶穿刺带来难度，侧卧位时近床侧腹部器官位置活动度小，远离床侧受呼吸影响明显，腹部器官活动度加大。

3. CT 引导穿刺方法

根据穿刺点和定位目标，常选用 CT 定位器来帮助在体表做定位标记，选用定位器用胶带平行和垂直贴于进针点病灶附近皮肤位置，便于 CT 扫描确定进针路径和穿刺点的选择。

自制栅栏定位器，可以用细的电线铜丝，剪成长 2cm 小段，间隔 1cm 平行贴在透明胶带上，1 条透明胶带上贴 10 根小铜丝，栅栏长约 10cm，再将透明胶带折过来将长约 10cm 栅栏小段铜丝封闭。在穿刺定位时再将两条铜丝栅栏定位器垂直用胶布贴在穿刺点附近皮肤上，便于 CT 选择进针路径和穿刺点选择（图 2-1）。

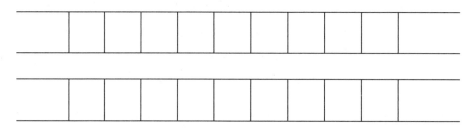

▲ 图 2-1　CT 栅栏定位器

选择合适体位后固定，进行病灶区扫描，扫描方式最好是轴位横断扫描，而不用螺旋扫描，因为螺旋扫描时扫描床连续移动，不利于观察针尖和精确定位，扫描时多次曝光，便于观察进针过程，间隔不能太宽，要求 1～2mm 层厚，对感兴趣区进行薄扫，间隔 1mm，便于观察到针体和针尖位置。整体扫描后，根据 CT 图像，选择最佳层面、最佳角度、最近距离，避开重要器官和血管，并测量病灶深度，把扫描床移到所选取层面位置，打开 CT 机器定位灯，在相应的栅栏皮肤点上，用 2% 结晶紫标记定位点，移去栅栏，此点即是穿刺进针点。

需要强调的是，移动扫描床后患者体位应保持不动，特殊部位受呼吸影响，应嘱患者浅呼吸保持扫描标记穿刺点在同一浅表呼吸时相。避免深呼吸时脏器和病灶位置大幅移动。在做好皮肤定点标记后，局部皮肤开始消毒、局部麻醉、铺消毒纱巾。

4. 分步进针

分步进针是以 CT 做引导手段，靶向治疗基本的和必要的方法，其核心是边进针，边扫描，看着针尖距离病灶的位置、距离、分几步到达病灶靶点中心，分步进针的优点是准确，误差达到毫米级，可有效地避开大血管、神经行走区，阻挡的骨骼等，当穿刺针尖接近危险部位时，停止进针，并进行扫描确认，确认无误后再测量针尖到达靶点的距离，再次进针，直至靶点。

CT 引导分步进针缺点是：一是 CT 机器操作固有烦琐，反复开机、关机；二是操作者反复进出操作间，增加手术污染机会。

5. 角度调整

包括大调和微调，如果穿刺角度掌握不好，偏差较大，应完全退针至皮下，重新调整进针方向再进针称大调。临床上最常见的是术者操作误差和穿刺点误差及穿刺针在组织周围的阻力不对称，往往需要微调，穿刺针不完全退出，根据针尖与病灶距离和方法的调整。

6. 针尖位置确定

针尖位置的确定是 CT 靶向治疗，是手术主要要求。

在 CT 图像上，观察针尖对扫描方式和扫描条件有一定要求，扫描应该横断轴位扫描，如用螺旋扫描方式，连续扫描反而不利于针尖的显示，尤其螺距较大，针尖较细，图像上不容易看到针体或针尖位置。另外内脏活动的影响亦不能很好显示针尖，如呼吸、心脏搏动影响等。

扫描条件要求间隔和层厚适当，一般 1～2mm，层厚 2～4mm 间隔过大容易漏掉针尖，层厚过大容易产生假象。

当针的总体方向与扫描平面一致时容易确定针尖，但这种情况较少，如果针的总体行走方向与扫描平面成一定的夹角时，每个扫描平面均可见到针的影子，只有一层显示是针尖，此时应注意区别，非针尖在 CT 图像上显示为圆滑，远端低密度伪影无或较轻，针尖在 CT 图像上显示非常锐利的强密度影，远端有低密度伪影。

扫描针尖时有一定技巧：①尽量让针的方向与扫描平面平行，因此可适当倾斜扫描机架。②进行一次憋气的连续扫描，可以避免因呼吸不均匀而导致针尖显示困难。③扫描方式非常重要，选用较小的层厚有利于显示针尖的准确位置，用细针穿刺应用层厚和间隔1～2mm的连续扫描较适宜。④提倡普通横断扫描，不用区域容积扫描，因为区域容积扫描，可能造成针尖在数个连续面上显示，反而不利于判断针尖准确位置。

7. 术中扫描观察

观察术中确定穿刺针的位置，以便确定下步手术方式和进程，术后扫描观察内容还有并发症监视，如肺部穿刺后有无气胸、血胸及气胸程度、出血程度等。

二、影响 CT 引导靶向穿刺的因素

（一）操作者经验影响

操作者应加强靶向穿刺基本技术的训练，熟悉解剖学知识，熟悉 CT 引导设备性能，了解使用针具的特点，训练穿刺手感，对提高穿刺准确率有很大帮助。

（二）患者本身情况影响

患者呼吸运动，疼痛刺激会造成移位，穿刺组织的密度大或阻力不均衡会对穿刺准确性造成影响。

1. 呼吸运动，随着呼吸腹部脏器有不同程度的移动，平静呼吸时，肝脏平均上下移动2～3cm，脾脏1～3cm，肾脏2cm，深呼吸移动度更大，肝脾可达到6～7cm，胰腺是后腹膜较固定器官，在深呼吸时上下有 2cm 移动范围。膈肌上下病变进行穿刺时，在准备进针时要求患者平静呼吸，在呼气末时迅速进针，而且禁止做深呼吸，患者呼吸的控制和配合对术者穿刺操作很重要，完全无法控制哮喘患者则是靶向治疗相对禁忌证。

2. 心脏大血管搏动，心脏大血管邻近病灶随着心脏血管搏动，从而增加穿刺风险和难度。

3. 患者体位、局麻不充分，穿刺针通过胸膜、腹膜或穿刺到神经根时患者因疼痛刺激反射性移位，或患者不能耐受较长时间不舒适体位而移位，因患者移位可导致穿刺方向或距离的改变。

4. 组织密度，穿刺针到达靶灶之前，要通过不同的组织，如皮肤、脂肪、筋膜、纤维结缔组织、实质性器官组织、硬化的管道及钙化、机化、骨化组织等，由于

各组织之间密度不同，因而穿刺针的阻力也不同，对针穿刺方向也有影响，密度越大，对针穿刺方向偏移影响也越大。

三、CT引导靶向穿刺治疗

不同部位和组织器官 CT 引导靶向穿刺治疗方法也不同，现分别叙述穿刺体位和穿刺点。

（一）颈部

颈部穿刺复杂因素：因为颈部解剖结构复杂，血管，神经等结构交错。加上颈部皮肤松弛，表面不平坦，不利于定位点确定，颈部活动度大，治疗时应需要患者密切配合。

穿刺体位可选择仰卧、侧卧、俯卧、坐位等体位，颈下肩部垫枕头，使仰卧时颈部过伸充分暴露颈前。

(1) 穿刺点定位：灵活运用标记点，皮肤皱褶、凹陷、骨嵴、凸起等标志。

(2) 穿刺路径：应一手固定皮肤，一手穿刺，防止皮肤滑动，穿刺附近有血管应采取指压固定血管，不能穿刺到血管边，要注意测量 CT 图像上的病灶部位及与皮肤距离，选择进针路径。

1. 甲状腺病灶穿刺方法

(1) 患者取仰卧位，肩部垫高，颈前部呈过伸位，病灶附近皮肤上放 CT 栅栏定位器，从 CT 影像上选择穿刺路径，穿刺点从气管旁及胸锁乳突肌间，避开颈动脉、颈静脉，选择穿刺点，并用 2% 结晶紫在皮肤上做标记，测量甲状腺肿瘤与皮肤距离。

(2) 局部消毒，穿刺点周围局部用 1% 利多卡因局部浸润麻醉，嘱患者不要做吞咽动作，从穿刺点穿刺经皮肤、颈前肌、穿入甲状腺包膜到达甲状腺肿瘤内，观察 CT 图像，看到针尖在甲状腺肿瘤内，拔出针芯，接注射器。

(3) 注射抗肿瘤药物，杀死甲状腺肿瘤细胞组织，拔出针后用消毒纱布压迫针孔数分钟，用胶布固定纱布。

2. 舌部颌下肿瘤穿刺方法

(1) 患者取仰卧位，肩垫高使颈部呈过伸位，在下颌骨下缘内侧或颈部内侧，头偏向健侧。

(2) 从 CT 影像上病灶位置在颌下选择进针路径，颌下皮肤处放 CT 定位器，可以倾斜 CT 机架，选择穿刺点，并用 2% 结晶紫在皮肤上做标记，测量颌下内部肿瘤与皮肤距离及了解肿瘤与周围组织之间的关系。

(3) 局部消毒，穿刺点用 1% 利多卡因局部浸润麻醉，嘱患者不要做吞咽动作，从穿刺点进针，依次经皮肤皮下，下颌舌骨肌群，穿刺到肿瘤内，观察 CT 图像，明确看到针尖在肿瘤中心。

(4) 拔出穿刺针针芯，接注射器，注射抗肿瘤药物杀死肿瘤组织细胞，注射药物完毕，拔出针后，针孔用消毒纱布压迫数分钟后，用胶布固定消毒纱布。

3. 鼻咽部肿瘤穿刺方法

(1) 由于穿刺路径血管丰富，术前必须 CT 强化扫描，以了解肿瘤路径的血液供应情况，选择穿刺点，患者取仰卧位或侧卧位，肩背部垫一枕头，头部偏向健侧固定，在颈部病灶附近皮肤上，放 CT 栅栏定位器，在 CT 影像中病灶位置选择穿刺路径。

(2) 确定穿刺点后在皮肤穿刺点用 2% 结晶紫标记，局部消毒，用 1% 利多卡因穿刺点局部浸润麻醉，从侧方颧骨下方入路进针，依次通过皮肤皮下组织，咬肌，翼外肌，翼突外侧板后方到达肿瘤内，CT 图像看到针尖在肿瘤内，拔出针芯，接注射器。

(3) 注射抗肿瘤药物，将肿瘤组织细胞杀死。

(4) 也可从两侧颌下骨后方入路进针，依次通过皮肤、皮下组织、腮腺、下颌骨下支后方，二腹肌后腹前缘，颈椎椎体前缘、头长肌前缘到达肿瘤中心，CT 影像显示针尖在肿瘤中心，拔出针芯，接注射器注射药物，将肿瘤组织细胞杀死，注射完毕拔出针后，用消毒纱布压迫针孔数分钟，用胶布固定纱布。

(5) 下颌骨后方入路进针方向后方有大血管，如颈内动脉、颈内静脉，应该避开，由于此进针方向不与地面平行，可以倾斜 CT 机架，达到扫描平面与穿刺针平面平行，有利于针尖的确定。

特别强调 CT 扫描定位，证实靶向穿刺定位满意后才能开始治疗。

（二）胸部

1. 肺部肿瘤穿刺方法

(1) 根据病史、CT 影像，了解肺部肿瘤部位和周围组织的关系，选择进针路径。

(2) 摆放合适的体位（仰卧、侧卧或俯卧位），胸部皮肤放 CT 栅栏定位器，选择穿刺进针点，要避开血管、支气管，在皮肤上用 2% 结晶紫做标记穿刺点，在 CT 影像中测量皮肤穿刺点与肺部肿瘤距离，移去栅栏定位器，并在穿刺针上记好进针深度与测量肺部肿瘤深度一致。

(3) 穿刺点周围消毒，局部 1% 利多卡因浸润麻醉，穿刺针经穿刺点依次经过皮肤、皮下组织、肋间肌、胸膜壁、胸膜腔、脏胸膜、肺组织到达肺部肿瘤中心，在 CT 图像中确定针尖在肿瘤中心。

(4) 拔出穿刺针针芯，接注射器，开始注射药物治疗，抗肿瘤药物将肿瘤组织细胞杀死，注射完毕拔出针后，针孔用消毒纱布压迫数分钟，用胶布固定纱布。

(5) 术后患者平卧 4h，观察生命体征，有无并发症发生。

注意事项：①治疗前训练患者呼吸控制，作者经验要求患者在靶向穿刺治疗时做浅表呼吸，呼吸幅度减小，使肿瘤移位减小。②穿刺针道要避开纤维化组织、肺大泡、气管、血管。③肺门穿刺要在 CT 强化扫描后进行，避免损伤大血管和气管。④局部麻醉时不要穿刺到脏胸膜，穿刺时不要损伤肋间神经。⑤尽量减少肺部穿刺次数，若做多点病灶穿刺时，用细针穿刺，一次治疗一个病灶，一侧肺一次治疗不超过两个病灶。⑥治疗结束后，CT 复查有无气胸、血胸、肺部出血情况。

2. 纵隔肿瘤穿刺方法

(1) 根据病史、CT 影像了解纵隔肿瘤位置及与周围重要器官和血管关系。

(2) 选择进针路径，摆好合适体位，胸部放 CT 栅栏定位器，选择穿刺点，要避开血管、心脏、气管等重要组织。在皮肤上用 2% 结晶紫标记穿刺点，在 CT 的影像中测量好穿刺点皮肤与肿瘤的距离，并在穿刺针上记好进针深度标记与测量纵隔肿瘤深度一致。

(3) 穿刺点局部消毒，1% 利多卡因局部浸润麻醉，穿刺针经穿刺点依次进入皮肤、皮下、肋间肌（如经胸骨需胸骨钻孔），到达纵隔腔肿瘤内，CT 影像显示穿刺针尖确定在纵隔腔肿瘤内。

(4) 拔出穿刺针针芯，接注射器注射抗肿瘤药物，注射完毕拔出针，针孔用消毒纱布压迫数分钟，用胶布固定纱布。

(5) 术后患者平卧 4h，观察生命体征、有无并发症发生。

注意事项：①穿刺路径中胸骨阻挡时可用骨针先钻孔或电钻先钻孔。②胸骨穿刺针应避开内乳动脉血管。③上腔静脉阻塞时要仔细鉴别胸壁静脉曲张。④要控制好穿刺针路径，防止损伤纵隔内大血管、气管、心脏。

胸膜穿刺次数、穿刺针粗细、与气胸发生关系密切，咯血与穿刺部位及穿刺针粗细有关系，其发生率依次为肺内带、肺中带、肺外带、纵隔、胸壁和胸膜。说明针越粗，靶点病灶愈靠近肺门，损伤肺血管和气管的概率愈高。

为了减少并发症发生，注意以下几点。

① 术前充分准备：烦躁或紧张患者术前要用镇静药，咳嗽患者要用止咳药，心肺检查要排除严重心肺疾病。无论是活检，还是治疗，CT 增强检查必不可少，一方面增强扫描可以清晰显示病灶与血管，尽管在穿刺操作时两者分界不再清晰如初，但仍可以给术者提供明确的穿刺目标，从而减少盲目性，减少出血并发症。另外，训练患者呼吸，减少呼吸幅度，使靶点移位降低，提高穿刺成功率，减少并发症发生。

② 选择好最佳进针点和进针方向，一般来说选择离病灶最短肺组织穿刺，还要兼顾避开重要器官和血管，如大的纵隔血管，包括主动脉及其大的分支，上下腔静脉，甚至肋间动脉，膈肌神经走向等。应采取分步进针，多次扫描观察针尖位置，适当缩减每次进针距离，有时为了避开肋骨，膈肌或其他重要结构采取斜向头侧或斜向足侧进针。

③ 充分麻醉胸膜避免疼痛和咳嗽，减少咳嗽，避免胸膜被穿刺针划破的危险。

④ 术后处理：采取压迫穿刺点体位，以减少穿刺点胸膜相对运动。密切观察有无气胸、血胸发生，有无咯血、肺出血情况。气胸量＜ 30%，患者无明显喘气、胸闷症状，可密切观察直到自己吸收，一般 1～2 周内可完全吸收，如气胸量＞ 30% 用三通管排出大部分气体即可，必要时同胸腔穿刺水封瓶引流排气。如有咯血应用止咳药、止血药、镇咳药，如出血多应输血，防止休克。还需要注意在少数情况下肝脏、肾上腺、椎体穿刺时亦可并发气胸。

（三）腹腔

1. 肝脏肿瘤穿刺方法

(1) 根据病史，CT 影像资料，了解肝脏肿瘤在肝内位置及与周围肝管、胆管、肝门脉血管关系，周围扩散转移情况，制订治疗计划。

(2) 选择进针路径，摆合适体位，病变区 CT 扫描选择进针穿刺点，皮肤表面放栅栏定位器，启动 CT 扫描，选择准确穿刺点，并用 2% 结晶紫标记皮肤穿刺点，测量穿刺点与病灶距离，并在穿刺针上记好进针的深度标记与测量穿刺点与病灶距离深度一致。

(3) 穿刺点周围消毒，用 1% 利多卡因局部浸润麻醉，穿刺针经穿刺点依次进入皮肤、肤下组织、腹壁肌肉或肋间肌、腹膜，进入腹腔穿破肝包膜达到肿瘤灶，CT 扫描确定针尖在肿瘤中心内。

(4) 拔出穿刺针针芯，接注射器注射抗肿瘤药物，将肿瘤组织细胞杀死，注射完毕拔出针后，针孔用消毒纱布压迫数分钟，用胶布固定纱布。

(5) 术后患者平卧 4h，观察生命体征，有无并发症发生。

注意事项：①局部麻醉时深度只能到腹膜外，不能进入腹腔，在肋缘间进针，避免损伤肋间神经和血管。②穿刺到肝脏时，嘱患者浅呼吸，针不能停留在肝包膜处，避免针划破肝脏，要迅速穿刺到肝内。③肝膈顶病灶尽可能取俯卧位，以减少呼吸运动影响，或从心旁入路进针，或从前下斜向方进针入路。④对于邻近胆囊、肠管、大血管病灶、穿刺针与上述结构保持 5mm 以上距离。⑤肝脏血管丰富，穿刺针道必须经过 2～3cm 正常肝组织，防止直接穿破病灶，病灶破裂，发生大出血并发症。⑥近膈顶病灶，进针路径应避免经过肺组织。

2. 胰腺肿瘤穿刺方法

(1) 根据病史，CT 影像资料，了解胰腺肿瘤的部位，范围大小，与周围邻近组织关系及侵犯周围组织范围，制订治疗计划。

(2) 选择进针路径，摆好合适体位，病灶对应处皮肤放 CT 栅栏定位器，并用胶布固定皮肤上，CT 扫描选择好穿刺进针点，并用 2% 结晶紫标记皮肤穿刺点，测量穿刺点与病灶之间的距离，并在穿刺针上记好进针深度标记，与测量穿刺点到病灶处深度一致。

(3) 穿刺点周围局部消毒，1% 利多卡因穿刺点局部浸润麻醉，穿刺针经穿刺点皮肤进针，依次穿刺进入皮肤、皮下组织、腹壁肌肉层，进入腹腔，经肠管穿到胰腺肿瘤内，CT 扫描确认针尖在胰腺肿瘤内。

(4) 拔出穿刺针针芯，接抗肿瘤药物注射器，注射抗肿瘤药于肿瘤内，将肿瘤组织细胞杀死，注射完毕，拔出穿刺针，穿刺针孔用消毒纱布压迫数分钟后，用胶布固定纱布。

(5) 治疗后平卧 4h，观察生命体征，有无并发症发生。

这里特别强调胰腺肿瘤选择穿刺点要特别慎重，因为胰腺所处解剖部位较深，周围结构复杂，重要脏器多，所以胰腺穿刺靶向治疗，不同于其他部位穿刺靶向治疗，对穿刺路径的选择非常重要，直接关系到穿刺靶向治疗成功与否，并发症的严重程度，作者对于胰头、胰体区肿瘤常采取仰卧位，前腹壁横结肠旁进针，或穿过横结肠或胃与网膜囊到达胰腺病灶区，胰尾部肿瘤，可采用俯卧位脊柱左侧肾门水平内缘上方进针到达胰尾肿瘤区。

注意事项：①术前1天禁食、用止血、抗感染、抑制胰腺分泌药物，静脉给营养，镇静、清洁胃肠道以利术中穿刺经过胃肠道引起腹腔感染。穿刺针经过胃肠道后要禁食1～3天，必要时胃肠减压，用抗生素、抑制胰腺分泌药，术中做增强CT，仔细分析周围血管组织，进针时避免穿刺到血管。②进针中尽量不要经过胃肠道。③注意避开肠系膜血管。④避免损伤胰腺邻近脾血管和腹腔大血管。⑤进针时可用推压法（挤压法）避开肠道。

3. 肾和肾上腺肿瘤穿刺方法

(1) 根据病史和CT影像资料，了解肾脏肿瘤情况，解剖位置，范围大小及与周围邻近组织关系，制订治疗计划。

(2) 选择穿刺进针路径，摆好合适体位，常采取俯卧位、腹部垫枕头、肿瘤相应皮肤处放CT栅栏定位器，CT扫描选择穿刺点，并用2%结晶紫做好皮肤穿刺点标记，测量穿刺点与病灶之间距离，并在穿刺针上记好进针深度标记，与测量穿刺点到病灶处深度一致。

(3) 穿刺点周围局部消毒，用1%利多卡因在穿刺点局部浸润麻醉，从穿刺点进针，依次通过皮肤、皮下组织，腰部肌肉或肋间肌，进入肾周围脂肪囊，达到肾脏肿瘤内，CT扫描确认针尖在肾肿瘤内。

(4) 拔出穿刺针针芯，接注射器注射抗肿瘤药液，将肿瘤组织细胞杀死。注射完毕拔出穿刺针，针孔用消毒纱布压迫数分钟，用胶布固定纱布。

(5) 手术后卧床休息4h，观察生命体征，有无并发症发生。

注意事项：①术前准备，仔细查看影像资料，以了解病灶确切部位与周围邻近组织、血管关系，原则上穿刺部位选择在肾外下部，避开肾门大血管。②手术时常采用俯卧位或俯卧斜位，腹部垫一枕头，以抬高患侧肾脏保持一定方向，减少肾脏移动性，利于经肋间穿刺到病灶内，穿刺针不能进入腹腔。③有时需要麻醉深达肾周围脂肪囊，避免穿刺到肾脏疼痛而体位移动。

（四）盆腔

盆腔肿瘤穿刺方法

(1) 根据病史和 CT 影像资料，了解盆腔肿瘤在盆腔的位置与邻近组织的关系，制订靶向治疗计划。

(2) 选择穿刺路径，摆好合适体位，常采用仰卧位，腹部皮肤上放 CT 栅栏定位器，CT 扫描选择穿刺点，并在皮肤穿刺点处用 2% 结晶紫做好标记，CT 测量穿刺点与盆腔病灶之间的距离，并在穿刺针上记好穿刺深度标记。

(3) 穿刺点周围常规消毒，穿刺点用 1% 利多卡因局部浸润麻醉，从穿刺点进针依次进入皮肤、皮下组织、腹壁肌肉、穿破腹膜到达盆腔或腹脏肿瘤内，CT 扫描确认针尖在肿瘤内。

(4) 拔出穿刺针针芯，接注射器，注射抗肿瘤药物，将肿瘤组织细胞杀死，注射完毕，拔出穿刺针，针孔用消毒纱布压迫数分钟，用胶布固定纱布。

(5) 手术后卧床休息半天，观察生命体征，有无并发症发生。

注意事项：①术前 24h 禁食，清洁肠道 2 次，术前排空小便。②穿刺路径经过肠管时，术后禁食 1～2 天，用抗生素控制感染。③臀部进针时，避免损伤坐骨神经。④有时直肠用造影剂灌肠，膀胱内注入造影剂，易于显示病灶位置与周围组织之间关系。

（五）骨骼肌肉软组织系统

1. 骨肿瘤穿刺方法

(1) 根据病史和 CT 影像资料，了解骨原发性肿瘤，还是转移性肿瘤情况，骨肿瘤侵犯骨的范围，与邻近组织的关系，制订靶向治疗和综合治疗计划。

(2) 选择穿刺路径，摆好合适体位，并用固定辅助器材帮助固定，局部皮肤放 CT 栅栏定位器，CT 扫描选择穿刺点，并用 2% 结晶紫做好穿刺点标记，测量穿刺点与骨肿瘤的距离。

(3) 局部常规消毒，穿刺点用 2% 利多卡因局部浸润麻醉达骨膜，用骨针从穿刺点刺入经过皮肤皮下组织、肌肉组织，达到骨肿瘤处，启动 CT 扫描，见针尖在肿瘤内，拔出骨针针芯，接注射器，缓慢注射抗肿瘤药物，将肿瘤组织细胞灭活。注射完毕，拔出骨针，针孔用消毒纱布压迫 10min，用胶带固定纱布。

(4) 治疗后患者平卧 2h，观察有无并发症发生。

注意事项：①病灶位于髓腔、骨皮质未被肿瘤破坏，或成骨型肿瘤，由于骨皮质圆而坚硬，骨针不易穿进骨髓腔，应用骨钻针钻孔以利骨穿针进入髓腔肿瘤处。②骨皮质被肿瘤破坏，骨质不坚硬，如乒乓球样可用骨针垂直旋转穿刺到骨肿瘤内，穿刺到骨肿瘤内有突空感，但也不能用力过猛，防止肿瘤处骨骼发生病理性骨折。

2. 软组织肿瘤穿刺方法

(1) 根据病史和 CT 影像及 B 超影像资料，了解肿瘤的位置，肿瘤内的血流情况，肿瘤与邻近组织的关系，制订靶向治疗计划。

(2) 选择穿刺路径和穿刺点，摆好合适体位并固定，局部皮肤放 CT 栅栏定位器，CT 扫描选择穿刺点并用 2% 结晶紫标记，测量穿刺点与病灶处距离。

(3) 局部常规消毒，穿刺点用 1% 利多卡因局部浸润麻醉，用针穿入皮肤穿刺点，依次进入皮肤、皮下组织或肌肉组织达到软组织肿瘤内，CT 扫描确定针尖在肿瘤组织内，拔出穿刺针针芯，接注射器，注射抗肿瘤药物，将肿瘤组织细胞灭活，注射完毕，拔出穿刺针，针孔用消毒纱布压迫数分钟，并用胶布固定纱布。

(4) 手术后患者平卧 4h，观察有无并发症发生。

注意事项：①软组织病根据在身体部位不同，其技术要求也不尽相同，要具体根据病情、病变部位不同而分别对待。②四肢软组织病灶选择穿刺点要根据血管、神经行走方向特点，决定穿刺路径，上肢血管、神经多位于上臂内侧行走，因而上肢穿刺点多选择外侧进路，下肢血管神经多位于下肢后侧行走，因此下肢穿刺径路多选择前方或侧向进入。椎旁软组织肿瘤应选择俯卧位从背部椎旁选择进针路线。③遇到混合肿瘤，质地软硬不一致，可根据情况选择，普通穿刺针或骨针穿刺。

第3章　超声引导靶向穿刺

超声引导靶向定位穿刺技术，通常是指在实时超声监视下，将穿刺针具或消融电极等器械，直接穿刺进入人体病灶处，进行活检，局部治疗。从广义上讲指各种超声引导下诊断与治疗。目前已发展有术中超声，内腔超声，侵入超声等。

超声引导靶向定位技术具有实时监控，引导准确、安全微创或无创、无X线损伤，操作简单或费用低等优点，近年来作为靶向定位活检和治疗首选使用设备。

现在超声靶向穿刺已发展有彩色多普勒超声、腔内超声、术中超声、自动弹射活检技术、三维超声、超声造影、超声导航技术应用。超声科已由原来辅助诊断检查科室，进入兼备治疗功能一线临床科室。

一、超声设备及针具

选用有实时显示功能，高分辨超声仪器配有引导功能穿刺探头或附加穿刺架，最好具有彩色多普勒功能。目前汕头B超研究所生产的彩色B超，配有穿刺附加器可满足临床诊断和治疗需要。目前使用超声穿刺探头有两类。

1. 专用穿刺探头

分三种类型，即中央孔型、侧旁孔型、中央槽型。

(1) 中央孔型：探头中央有V形导槽、其尖端处晶片缺失，在图像上出现垂直暗带，穿刺角度允许有10°范围内变动。该穿刺探头是利用探头中心暗带进行定位，将穿刺目标移至暗带的进路上，测量穿刺目标的距离后即可穿刺，定位操作十分简便、适宜于穿刺较浅的目标，并以较小的角度和较短的距离进入目标。这种探头中心晶片缺失，影响图像的显示，尤其病灶较小时，图像不清导致定位困难。当穿刺针垂直穿入时，因暗带影而导致针尖显示不清晰。另外，引导槽不能固定穿刺针，准确穿刺必须依赖于术者的经验。

(2) 侧旁孔型：探头中央V形引导槽移至偏中心的位置，并加辅助晶片，改善探头中心的分辨率，引导槽增加了具有角度调节装置的导向器可调节穿刺角度达

30°，克服中央型穿刺探头图像暗影弊端，使穿刺目标更准确（图3-1）。

(3) 中央槽型：探头的晶片中央设置宽2mm的缺口，其缺口长度与晶片长轴排列相平行，并一直延伸到一端，形成一狭长的穿刺槽，穿刺槽的两侧，原晶片被分成两半，故在超声图像上无晶片缺失所致暗影，并设有固定支架和角度显示器，便于穿刺操作和针体固定（图3-2）。

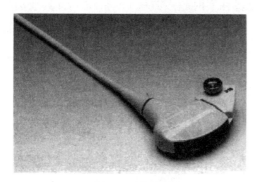 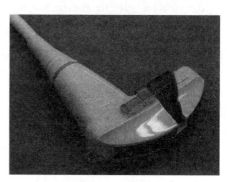

▲ 图3-1　侧旁孔型　　　　　　　　　　▲ 图3-2　中央槽型

2. 附加穿刺架探头

在普通探头上安装一个穿刺附加器（又称穿刺导向器），导向器安装在探头长轴的一端或一侧，引导穿刺针进入穿刺目标，扩大了普通探头用途，这种导向器可安装在多种探头上，探头接触面积小，而导向器又接近探头中央适用靶向定位引导穿刺（图3-3）。不同的穿刺探头特点如下。

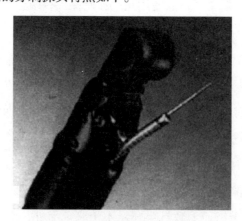

▲ 图3-3　腔镜超声探头穿刺针

(1) 线阵探头：可动态聚焦，分辨率高，图像清晰，视野开阔，图像呈长方形，探头较大，接触面宽，稳定性好，穿刺时便于固定。缺点是探头底宽灵活性差，用于通过肋间穿刺困难，一般多用于浅表部位引导穿刺。

(2) 凸阵探头：显像方式类似扇形，扫描图像结合了阵线扫查近场大和扇形扫查远场大优点。适用腹部脏器、浅表和深部超声引导穿刺。缺点是探头较大，凸面稳定性差，引导进针死角较大，皮肤进针距离目标较远。

(3) 相控阵探头：体积较小，比线阵扫描探头在技术上要求更精密复杂，可以扇形扫描或聚焦声束扫描 (图 3-4)，图像质量更高，图像呈扇形，图像两侧质量稍差，探头稳定性不如线阵探头。优点是探头接触面小，可用于肋间等狭小部位穿刺，便于加压，以缩短体表至穿刺病灶的距离，提高穿刺准确性，穿刺针接近探头中心位置，穿刺时不易偏离扫描平面，穿刺针与扇形扫描声束所形成角度大，反射信号强，显示清晰，是较理想的腹部穿刺探头。

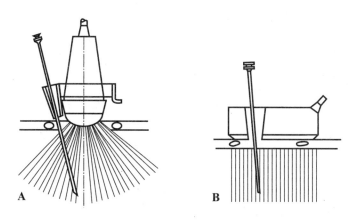

▲ 图 3-4　扇形和线阵穿刺探头，显示穿刺针位置的比较

A. 穿刺附加器扇形穿刺探头引导穿刺，针体和声束之间的夹角大，所得的反射声波信号强，显示针尖清晰；
B. 线阵穿刺针头引导穿刺，针体和声束之间夹角小或接近平行，反射声波信号弱，针尖显示较差

(4) 直肠、阴道探头：扫描夹角可达 240°，适用于经直肠和阴道检查和穿刺引导专用探头。

腹部超声穿刺一般选用凸阵或相控阵探头，探头频率一般 3.5～5MHz，浅表器官穿刺一般选线阵探头，探头频率一般 5～10MHz。

3. 穿刺针具

(1) 穿刺针基本结构由不锈钢针管和针芯两部分组成，穿刺针又由针尖、针干、针座三部分组成。

① 针尖：分为两类，一类针管与针芯长度平齐，针尖呈斜面；另一类是针芯略长针管 1～2mm，使针尖超出针管，针尖呈矛刺状，三棱针形，呈锥形。

②针干：是针的主体或称针管长度 5～35cm。

③针座：也称针柄，便于持针和接注射器（图 3-5）。

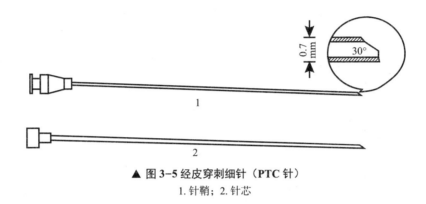

▲ 图 3-5 经皮穿刺细针（PTC 针）
1. 针鞘；2. 针芯

(2) 穿刺针规格：穿刺针具有长短、粗细不同的规格，国际通用的穿刺针管外径以 Gauge（G）表示，其冠以数码如 21G、18G 等，与国产规格数相反，G 号数越大，针管外径越细。国产针根针体外径分为不同型号以数字表示，如 6 号、7 号、16 号等，它们分别代表针管 0.6mm、0.7mm、1.6mm 的穿刺针（表 3-1）。

表 3-1　常用穿刺针的直径规格

国际规格	23G	22G	21G	20G	19G	18G	17G	16G	14G
国内规格	6 号	7 号	8 号	9 号	10 号	12 号	14 号	16 号	20 号
外径（mm）	0.6	0.7	0.8	0.9	1.0	1.2	1.4	1.6	2.0
内径（mm）	0.4	0.5	0.6	0.7	0.8	1.0	1.2	1.4	1.8

针的粗细划分是穿刺针的外径划分，一般 18G 以下为粗针（相当国产 12 号针，外径 1.2mm），粗针中以 18G 较适中，常用于活检，与 0.6～0.9mm 细针穿刺在并发症的发生率上区别不大。但粗针取材标本能满足病理要求。

(3) 穿刺针按用途分类。

①普通经皮穿刺针（PTC 针），相当于国外的 chiba 针，由针鞘和针芯组成，常用 6～8 号，相当于国外 21～23G，针尖斜面 25°～30°，穿刺针鞘与针芯等长，多用于穿刺治疗及细胞病理穿刺检查，8～10 号主要用于细胞取材，羊膜腔穿刺，脐带穿刺、囊肿穿刺、经皮肝胆管穿刺造影等（图 3-6）。

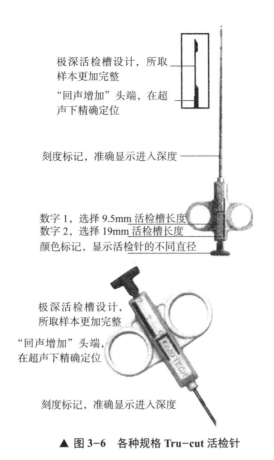

极深活检槽设计，所取样本更加完整

"回声增加"头端，在超声下精确定位

刻度标记，准确显示进入深度

数字 1，选择 9.5mm 活检槽长度
数字 2，选择 19mm 活检槽长度
颜色标记，显示活检针的不同直径

极深活检槽设计，所取样本更加完整

"回声增加"头端，在超声下精确定位

刻度标记，准确显示进入深度

▲ 图 3-6　各种规格 Tru-cut 活检针

② 经皮穿刺粗针：外径≥ 1.2mm，常用 12～16 号针，主要用于抽吸液体、脓肿、血肿。

③ 多孔穿刺针：外形和普通经皮穿刺针一样，针鞘前端侧方有 2～4 个小圆孔，配有针芯，针芯与针鞘等长，主要用于积液或囊肿抽吸引流，肿瘤内注药，一方面可以防止针孔阻塞，另一方面有利于药物分布均匀。

另一种多孔穿刺针，针鞘尖端为平行，针芯尖端为矛刺状露于针管外，此型多孔穿刺针使用更加安全，可防止穿破囊腔后壁。

④ 组织活检针：目前常用进口组织活检针有 Sure-cut（常用型号 21～23G）和 Tru-cut 针（常用型号 14～18G），国产主要有槽式穿刺切割针和多孔倒钩针 2 种，包括手动活检针、半自动活检针与活检枪配套的活检针。常用 16～18G。

Sure-cut 活检针：属负压抽吸式活检针，针芯、针鞘与注射器连为一体，针芯与注射栓相连，针尖露出针鞘，针鞘与注射器筒相连。针鞘前端锋利，活检进入病灶后，提拉注射器栓、针芯后退、固定注射器栓、针鞘内形成负压、病灶组织吸入针鞘、同时针鞘锋利的边缘完成切割过程。此针使用方便、迅速、安全、活检针只能一次性使用（图 3-7）。

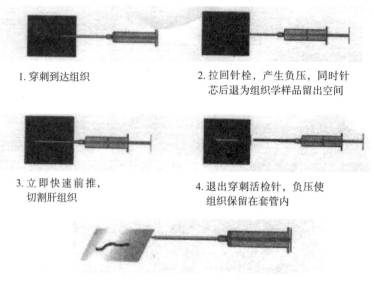

1. 穿刺到达组织

2. 拉回针栓，产生负压，同时针芯后退为组织学样品留出空间

3. 立即快速前推，切割肝组织

4. 退出穿刺活检针，负压使组织保留在套管内

▲ 图 3-7　负压抽吸活检步骤示意

Tru-cut 活检针：是目前临床上最常用的活检针，针芯尖端锋利，前端近尖端处有 2～2.5mm 的凹槽，使用时针芯的凹槽封闭在针鞘内，活检针进入病灶后，组织进入凹槽内，迅速推进针鞘，将凹槽内的组织切割下来并封闭在凹槽内，活检针与自动活检枪配套使用，能迅速完成活检。成功率高，标本好（图 3-8）。

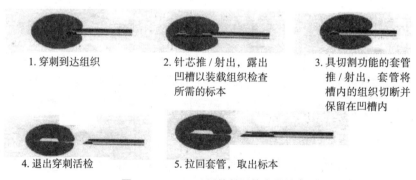

1. 穿刺到达组织

2. 针芯推/射出，露出凹槽以装载组织检查所需的标本

3. 具切割功能的套管推/射出，套管将槽内的组织切断并保留在凹槽内

4. 退出穿刺活检

5. 拉回套管，取出标本

▲ 图 3-8　Tru-cut 活检针活检步骤示意

4. 置管引流用具

常用的有经皮肝胆管造影导管、导管针，PTCD 引流管及导丝等（图 3-9）。

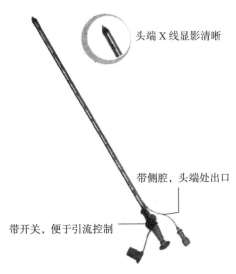

头端 X 线显影清晰

带侧腔，头端处出口

带开关，便于引流控制

▲ 图 3-9 常用的置管引流用具

(1) 导管针：由导管和穿刺针两部分组成，常用穿刺针为 9 号、12 号、14 号普通穿刺针（16～20G）附有相应的针芯，导管针是在穿刺针管外套上加塑料导管而成，导管由特殊分子结构塑料（聚乙烯）制成，长度比穿刺略短 1～2mm，管尖制成锥形，使其紧贴针管外壁，导管可以塑形，使其弯曲 J 形、直管形、猪尾形等及多侧孔形，便于引流。导管尾装有接头，以便拔出针后与注射器相接，穿刺前先将导管套在穿刺针管上，然后插入针芯，三者应彼此吻合、松紧合适，穿刺时导管随同穿刺针一同进入需引流腔隙。

(2) 导丝：用以引导导管选择性或超选择性进入要检查的管腔或加强导管的硬度以利于操控导管，导丝由内芯和外弹簧套管构成，内芯多为不锈钢丝，为导丝提供支撑，有硬度和韧度。外弹簧套管为不锈钢丝绕制成为弹簧状管圈。

5. 活检装置

以往活检取材组织条易碎，自动活检装置应用以后穿刺活检更加迅速、安全，标本完整，成功率高，目前穿刺活检装置较多，主要分为两大类：即手动活检（手动切割）活检针、手动负压抽吸活检针和自动弹射活检装置。自动弹射活检枪、活检枪切割效率高，取材质量好、活检枪配有 14～23G 号针，常用是 18G（12 号针）。

自动活检装置（活检枪）是利用内置弹簧弹射作用，自动完成穿刺组织切割操作，可使术者一手固定探头，一手穿刺自动获取活检组织。

活检枪可分为两类，一类是可重复使用，一类是一次性使用。

自动活检枪是枪把触发弹射自动切割组织活检机械装置，一次性活检针是内芯外套式针芯上有凹槽，定位时针芯在套筒内，自动活检时，首先将针芯推入病灶内，然后扣动活检枪的扳机，针套高速射出，将组织切割并封闭在针芯槽中，切割组织直径达 1～1.3mm，长度达 15～20mm，可满足病理检查要求（图 3-10）。

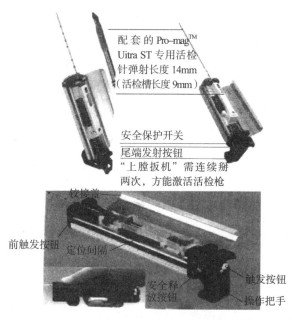

配套的 Pro-mag™ Uitra ST 专用活检针弹射长度 14mm（活检槽长度 9mm）

安全保护开关
尾端发射按钮
"上膛扳机"需连续扳两次，方能激活活检枪

铰接盖

前触发按钮
定位间隔

安全释放按钮

触发按钮
操作把手

▲ 图 3-10　各种类型自动活检枪

手动活检装置分两种，一种是切割活检装置：由针芯及针鞘构成，针芯带有切割槽，穿刺时活检针到达病灶表面，先推入针芯，然后推入针鞘，完成活检过程。另一种是旋切装置；由针芯及针鞘构成，活检针推到病灶，提拉针芯旋转切割。半自动活检枪：由针芯和针鞘构成，仅有一组弹簧装置，用于弹射切割组织，针芯有凹槽。穿刺前提拉针栓，压缩弹簧，穿刺进入病灶后，推进针芯，将针芯槽进入靶目标，触发弹簧完成切割活检。

自动活检装置分为两大类：一类是内槽切割式活检枪，由金属材料制成并可重复使用，配 Tru-cut 活检针，此装置是制两组弹簧的机械弹射作用，分别弹射针芯和套管针，高速自动完成组织切割取材，每次活检更新一次性活检针，多用 16～18G。另一类是负压抽吸式活检枪，采用机械弹射，快速提拉针芯在套管针内产生足够的负压的同时，高速将活检针射至一个特定的距离吸取组织，常用 18～21G Tru-cut 针，这种活检枪多为一次性使用塑料制品。

根据活检枪射程又分为固定长程活检枪是取材 17mm，固定短程活检枪是取材 6～10mm，射程可调式活检枪是取材 10～40mm，四档可调。

活检针的选择：用于细针活检穿刺主要分为两类：一类是有针芯活检针：针很细，通常外径只有 0.6～0.7mm（22～23G）并有活动针芯，针尖处截面成较短斜角，不是很锐利，用于经皮肝胆道穿刺，细针抽吸活检。另一类是无针芯活检，针略粗，直径 0.9mm（20G）针尖有较长的斜面，因而针尖锐利，使针尖截面增大，是常用抽吸活检针。细针活检时针连接 10～20ml 注射器，为了使针易于进行，可采用针吸手扳，这样一只手可以有效地控制抽吸穿刺，另一只手固定探头。也可将针连接导管由助手抽成负压，术者专心穿刺操作，达到病灶部位，由助手抽吸成负压完成手术操作。

二、超声引导靶向穿刺技术

（一）穿刺路径的选择

超声可以实时地显示病灶位置，与周围邻近组织，重要器官的关系，给选择穿刺的路径提供有力的依据。

选择穿刺路径的原则是要避开血管、胆管、神经、心肺大血管等重要脏器，并以最短的距离进入靶目标。

在妇产科靶向穿刺检查和治疗尽量减少对胎儿的损伤，降低胎儿并发症。

羊膜腔穿刺时，一般经腹壁路径，穿刺时要避开胎盘和胎儿。

绒毛膜活检时一般在超声引导下经子宫颈抽吸绒包膜，妊娠超过 2 周，胎盘位于子宫前壁，也可考虑经腹壁路径。

脐带穿刺一般经腹壁路径，前壁胎盘者多穿刺胎儿脐蒂部，但后壁胎盘，胎儿脐带部可能被胎体遮盖，可考虑胎儿游离脐带穿刺。

减胎术：8 周以内的多胎妊娠：一般经阴道超声引导下穿刺抽吸减胎，一般经腹向胎儿心腔内注射 10% 氯化钾等化学方法减胎。

宫内输血，一般经腹行胎儿脐蒂穿刺输血，这样容易固定穿刺针，避免输血时穿刺针移位脱落。

（二）穿刺针的显示

穿刺针的显示是超声引导靶向穿刺成败重要环节，在超声引导穿刺时穿刺针体几乎与声束平行。一般夹角仅 8°～15°，故探头几乎接收不到穿刺针的反射回声，实时超声穿刺时，针体通常为强回声点，针体一般难以显示或仅显示一段。关于针尖显示基本声学原理尚不清楚。目前认为是探头传导声束的声能量使针尖共振，这种共振的能量从针尖向各方向发散，一部为探头接收显示强回声点。穿刺针显示回声强度取决于综合因素，如探头频率与直径之间共振关系，针与声束间的夹角度关系和针腔内平滑程度及周围介质的声阻抗差等关系。

超声引导穿刺针尖、针体的实时显示十分重要，在实际操作中经常发生针尖，针体显示不清的情况时有发生，可以通过以下方式提高显示率。①尽可能加大穿刺针与声束的夹角。②穿刺针表面、内面或针芯打磨，增加回波信号，可用 50～100号的砂纸打磨或用机器作任意刻度，深约 0.1mm，虽然增加回声显示效果，但对软组织也有损伤，打磨针芯既不损伤软组织，也能增强回声效果。③使用专用穿刺针，增加穿刺针的反射信号。④轻轻提拉穿刺针，有利于穿刺针尖及针体的显示，或注入少量含有水的气泡，或针芯上下移动，或提拉针上下移动，针周围组织也移动，有时能鉴别到针尖位置。⑤在上下提动针时，可显示穿刺运动的彩色多普勒伪像或信号针体样异常血流图像。⑥近年来，有一种专门为超声显像用的穿刺针，这种针表面有一层薄层聚四氟乙烯，这层膜具有波纹形成无数小声界面，超声下容易看到针体轮廓，不会对软组织造成损伤。

（三）穿刺方式选择

1. 超声对病灶进行定位后，确定进针深度和方向，然后在无超声引导下对病灶进行盲穿，适用于较大的病灶，小的病灶穿刺效果不能令人满意。

2. 超声监视下徒手穿刺、超声定位、超声监视下（无穿刺架）将针穿刺经过皮肤，皮下组织，穿刺到病灶内，此穿刺过程无实时超声导向，不易显示针尖位置，其精确度受到一定的限制，适用于较大的浅表性病灶。

3. 使用穿刺架，配合显示屏上的引导线是目前最常用穿刺方法，也是目前首选穿刺方法，穿刺时将消毒穿刺架安放在探头一侧，穿刺架上有进针引道孔或凹槽，通过显示屏上引导穿刺线，可以通过实时监控程序准确地穿刺到病灶区。

（四）术前准备

1. 术前必须了解病史及超声图像检查情况，明确穿刺目的，制订治疗方案，严格掌握靶向穿刺诊疗适应证、禁忌证、选择穿刺路径。

2. 常规化验检查包括血常规，凝血功能，血型等，年龄较大或病情复杂患者检查，心、肺、肝、肾功能、血糖等检查。

3. 术前一周停用抗凝药物，腹部病变靶向穿刺禁食 12h，盆腔病变要清洁灌肠，排空小便，穿刺路径经过胃肠道，术前、术后用抗菌药等，术前用镇静剂。

4. 准备并消毒所需器械，包括穿刺架、穿刺针、活检枪、探头等。

5. 与患者及家属谈话，让其了解治疗目的，穿刺过程中可能会出现并发症，消除患者紧张，必须由患者或家属签知情同意书。

（五）B 超引导穿刺方法

1. 穿刺前先用普通探头扫查，进一步了解病灶位置、大小、形态与周围脏器、血管的关系，确定穿刺体位，开启穿刺引导线，选择穿刺路径、穿刺点，用 2% 结晶紫在皮肤表面标记好穿刺点，并测量穿刺点病灶的距离。

2. 穿刺点局部常规消毒，穿刺点局部用 1% 利多卡因浸润麻醉，B 超再次扫描，病灶在穿刺引导线内，固定好探头，穿刺针插入探头穿刺架穿刺孔内，依次进入皮肤、皮下组织，实时监控穿刺针方向，看到针体及针尖位置，穿刺到病灶内，B 超扫描确认针尖强回声影在病灶中心。

3. 拔出穿刺针芯，接注射器，注射抗肿瘤药物，在显示屏上可见高浓度药液回声增强声影，当药液回声增强影由病灶中心向周边扩散，并且见到药液回声增强影扩散到病灶边缘时，停止注射药液。

4. 拔出穿刺针，针孔用消毒纱布压迫数分钟，并用胶布固定纱布。

5. 嘱患者卧床休息观察 4h，观察生命体征，有无并发症发生。

6. 如病灶是囊性，内容物是流体，应先抽尽囊内液体，并记录量，送化验或病理细胞学检查，再注射抗肿瘤药物。

三、影响超声引导靶向穿刺的因素

（一）仪器的影响

对于小的病灶，应注意超声仪器的分辨率和厚度容积效应影响，有时显示针尖在病灶，不在病灶中央，因此对于小病灶应寻找最大切面，轻轻移动探头，病灶影像清晰，最大切面时才能穿刺到病灶内中心位置。

（二）引导穿刺架影响

按厂家生产配套穿刺架说明书安装好探头上，要固定牢固，不能松动，在穿刺前要调整好穿刺针的路线方向，必须与穿刺引导线平行，才能保证穿刺时的准确性。

（三）患者本身情况影响

胸、腹病灶随呼吸运动有不同程度范围移动，术前应训练患者均匀浅呼吸，穿刺进入胸腔、腹腔时禁止深呼吸，避免穿刺时针尖划破胸膜或肝脏，甲状腺疾病穿刺时嘱患者不要做吞咽动作或说话，以免损伤血管、神经、气管。

（四）穿刺目标影响

当穿刺针尖接触病灶时，病灶或多或少向对侧或旁边移位，使病灶偏离穿刺路线，特别是较硬肿物，包膜光滑，活度大的病灶，如乳腺病灶，肠系膜病灶，卵巢病灶等，穿刺达到病灶表面时，要迅速穿入病灶内。

（五）细针与病灶阻力过大影响

细长针（9号以下）具有弹性，穿刺时细针安全是优点，但遇到阻力大的组织和病灶，如患者皮肤厚实，筋膜、纤维结缔组织、肿瘤较硬，而且病灶不均匀，细长针则可能发生弯曲变形，而偏离病灶中心或因组织软硬不均匀，受力不均匀穿刺针也会变形弯曲偏离病灶，这时应更换粗针再穿刺。

四、超声引导靶向穿刺治疗

（一）颈部肿瘤靶向治疗

1. 适应证

(1) 甲状腺肿瘤、甲状腺结节、甲状舌骨囊肿。

(2) 颈部肿瘤发生颈淋巴转移灶。

(3) 颈部转移性肿瘤和原发性肿瘤。

(4) 颈部血管瘤、淋巴管瘤、颌下腺肿瘤。

2. 禁忌证

(1) 婴幼儿治疗不配合的患者。

(2) 有出血倾向、凝血功能异常者。

(3) 肿瘤压气管造成气管软化呼吸困难者。

(4) 有严重心、肺、肝、肾功能不全者。

3. 治疗方法（以甲状腺肿瘤为例）

(1) 根据病史，B 超检查进一步了解甲状腺肿瘤和结节大小、位置与周围邻近气管、颈动脉、颈静脉关系，有无颈淋巴结转移，选择穿刺路径。

(2) 患者取仰卧位、肩部用枕垫高。启动穿刺引导线，探查病灶位置，选择穿刺路径、穿刺点，在皮肤上用 2% 结晶紫标记好穿刺点。

(3) 穿刺点局部常规消毒，用 1% 利多卡因局部浸润麻醉，换带穿刺架消毒探头，开启穿刺引导线，移动探头当病灶在穿刺引导线内，固定好探头，将穿刺针插入穿刺架槽内，穿刺针依次进入皮肤、皮下、颈阔肌、甲状腺病灶内，B 超医师和术者确认针尖在病灶内。在实际操作过程中，病灶内针尖强回声影，很难看到，体表深度不足 2cm，可上下提拉针，看到甲状腺结节随针上下移动，结节随针上下移动可以间接证实针尖在结节内。

(4) 拔出针芯，接注射器注射抗肿瘤药后于病灶内（如甲状腺囊肿，注射器应先抽出囊内液体再注射药物），高浓度药液回声增强影，在显示屏可见病灶内回声增强。

(5) 注射完毕拔出针，针孔用消毒纱布压迫数分钟，并用胶布固定。

（二）肝内肿瘤靶向治疗

1. 适应证

根据影像资料了解肿瘤的大小、数目、位置及邻近组织关系。

(1) 肿瘤直径 3～5cm，肿瘤数目不超过 4 个，是靶向治疗最佳适应证。

(2) 肿瘤直径 5～8cm 是相对适应证。

(3) 肿瘤直径大于 8cm，可做肿瘤减荷治疗，使大部肿瘤灭活，配合综合治疗，改善症状，提高生活质量，延长生存期，带瘤生存。

(4) 肝肿瘤拒绝手术治疗者。

(5) 转移肝癌，肝内转移灶数目不超过 10 个，每次治疗 2 个转移灶。

(6) 肝肿瘤手术复发者和伴有远处肿瘤转移者，靶向治疗，可以减少瘤荷，配合综合治疗，改善症状，提高生活质量，延长生命。

2. 禁忌证

(1) 有出血倾向者，凝血酶原、凝血时间不正常者，血小板数小于 $5 \times 10^9/L$ 者。

(2) 肝功能较差 Child C 级的患者，一般不适宜做靶向药物治疗。

(3) 严重心、肺、肝、肾功能不全患者。

(4) 有大量腹水者。

(5) 全身情况差，出现恶病质者。

(6) 晚期巨大型肝癌者，弥漫性肿瘤者。

3. 术前准备

(1) 术前常规 B 超检查，CT 检查了解病灶情况，制订治疗计划。

(2) 三大常规检查和血凝五项检查，后者包括血浆凝血酶原时间（PT）、血浆活化部分凝血酶原时间（APTT）、血浆凝血酶原活动度（CPH）、血浆纤维蛋白原（FIB）、国际标准化比值（TNR），要求凝血酶原时间＜30s，凝血酶原活动度＞40%。

(3) 肝功能及血清酶检查，如治疗前血清白蛋白≤25g/L、血清总胆红素＜50mmol/L、有腹水者进行利尿、输白蛋白、中药治疗。

(4) 肿瘤标志物检查，甲胎球蛋白（AFP），癌胚抗原（CFH）、CA19-9 等。

(5) 糖尿病患者药物控制血糖在＜8mmol/L，高血压患者应控制血压接近正常。

(6) 年龄较大者应检查心、肺、肾功能。

4. 治疗方法

(1) 患者仰卧位，腰垫枕头，先用普通探头扫查，进一步了解病灶位置、大小，与周围邻近脏器和重要血管关系，选择穿刺路径。

(2) 开启穿刺引导线，探查病灶位置，选择穿刺路径，选择穿刺点，用 2% 结晶紫在皮肤上标记好穿刺点。

(3) 穿刺点局部常规消毒，用 1% 利多卡因局部浸润麻醉，换用带穿刺架消毒探头，开启穿刺引导线，调整病灶在穿刺引导线内，固定探头测量皮肤与病灶间的距离，将穿刺针插入穿刺架穿刺槽内（或孔），要实时监控进针方向，依次进入皮肤、皮下组织、腹壁肌、筋膜和腹肌、腹膜，进入腹腔、穿入肝脏被膜进入肝病灶处，进入肝肿瘤内有抵抗或坚韧感，B 超医师和术者确认穿刺针尖强回声影在病灶内。

(4) 拔出穿刺针芯，接注射器、注射抗肿瘤药物，在显示屏上可见到高浓度药液回声增强影，由肿瘤中心向肿瘤边缘扩散，当看到药液增强影扩散到肿瘤边缘时停止注射药液。

(5) 注射完毕拔出穿刺针，针孔用消毒纱布，压迫数分钟，并用胶布固定纱布。

(6) 嘱患者卧床休息 4h，严密观察生命体征，有无并发症发生。

（三）肾脏肿瘤靶向治疗

1. 适应证

(1) 一侧肾癌。

(2) 一侧肾癌已切除，对侧肾有转移癌或新发癌灶。

(3) 肾囊肿（单发性或双侧肾单个囊肿）。

(4) 晚期肾肿瘤、肿瘤已侵犯邻近肾结合管引起血尿，以止血目的或达到肿瘤减荷灭活肿瘤目的。

2. 禁忌证

(1) 肿瘤侵犯肾盂或输尿管。

(2) 晚期癌症出现恶病质、严重贫血、营养不良。

(3) 有严重凝血功能障碍，凝血酶原时间 > 30s，凝血酶活动度 < 40%，血小板 < 5×10^9/L。

(4) 肿瘤已非局限，发生全身转移。

3. 术前准备

(1) 三大常规检查，凝血功能检查，心、肝、肺、肾功能检查。

(2) 肿瘤标志物检查、影像检查。

(3) 术前了解影像资料，全面了解患者情况，制订治疗方案。

4. 治疗方法

(1) 根据病情、影像资料，全身检查情况，进一步了解肾肿瘤大小、位置与邻近器官的关系，有无转移、设计制订治疗方案，选择进针路径。

(2) 患者取俯卧、腹部垫枕头，普通探头扫描，开启穿刺引导线，探查病灶位置与周围邻近组织关系，选择穿刺起始路径穿刺点，在皮肤上用 2% 结晶紫标记好穿刺点。

(3) 穿刺点局部常规消毒，用 1% 利多卡因局部浸润麻醉，更换带有穿刺架消毒超声探头，开启穿刺引导线，当病灶在穿刺引导线内，测量好病灶与皮肤之间的距离，固定好探头，将穿刺针插入穿刺架针槽内，穿刺针依次进入皮肤、皮下组织、肋间肌或腰部肌肉到达肾肿瘤内，整个过程要实时监控针穿刺路径，B 超医师和术者确认针尖强回声影在病灶内。

(4) 拔出针芯，接注射器（如是肾囊肿先抽尽囊内液体，留作送检验，再注射药物）注射抗肿瘤药液，在显示屏上可见到高浓度药液回声增强影，在肿瘤内由中心向周围扩散，当药液强回声影扩散到肿瘤边缘时停止注射药液，注射完毕。

(5) 拔出针后，针孔用消毒棉球压迫数分钟，并用胶布固定。

(6) 术后平卧 4h，观察生命体征，有无并发症发生。

（四）盆腔肿瘤靶向治疗

1. 适应证

(1) 单发肿瘤直径 ≤ 8cm。

(2) 多发肿瘤直径在 3~6cm，数目 ≤ 3 个，一次治疗数目不超过 2 个病灶。

(3) 其他部位转移腹腔肿瘤直径 > 5cm，数目 ≤ 4 个，一次治疗 2 个病灶。

(4) 肿瘤紧邻肠管、输尿管、大血管等重要脏器，距离要大于 2cm。

2. 禁忌证

(1) 月经期、孕期、哺乳期者及盆腔炎症者。

(2) 严重凝血功能障碍。

(3) 肿瘤邻近大血管、肠管、输尿管，距离小于 2cm。

(4) 盆腔肿瘤广泛，周围界限不清。

(5) 严重心肺功能不全者。

3. 术前准备

(1) 三大常规检查：肝、肾、心、肺功能检查。

(2) 肠道准备、手术前服缓泻药，清除食物残渣，减少肠内气体，清洁灌肠减少肠道内气体，提高 B 超扫描时的清晰度。

(3) 如穿刺可能经过肠道，则按肠道手术准备要求，口服抗生素，术前禁食 24h。

(4) 术前用镇静药或止痛药，防止患者紧张。

(5) 术前排空小便。

4. 治疗方法（以子宫肌瘤为例）

(1) 根据病史，影像学资料，全身检查情况进一步了解肿瘤大小、位置、数目，与邻近器官关系，选择进针路径。

(2) 患者取仰卧位，用 B 超探查，病灶位置、大小。开启穿刺引导线探查病灶位置，在宫底、宫体子宫肌瘤从腹部进针，选择进针路径、穿刺点，在皮肤上用 2% 结晶紫标记好穿刺点，并测量皮肤与病灶之间的距离。

(3) 穿刺点局部常规消毒，用 1% 利多卡因局部浸润麻醉，更换带有消毒穿刺架超声探头，开启穿刺引导线，当病灶在穿刺引导线内，固定好探头，穿刺针插入穿刺架槽，穿刺针依次进入皮肤、皮下组织、腹壁肌肉、腹腔、子宫壁、子宫肌瘤内、针穿刺到肌瘤内有韧性感，B 超医师和术者确认针尖强回声影在肌瘤内，整个进针过程要实时监控。

(4) 拔出针芯，接注射器注射抗肿瘤药液，在显示屏上见高浓度药液回声增强影从肌瘤中心向周边扩散，当药液扩散到肌瘤边缘时，停止注射，拔出针后针孔用消毒纱布压迫数分钟，并用胶布固定。

(5) 术后平卧 4h，观察生命体征，有无并发症发生，用抗生素 3 天预防感染。

（五）软组织肿瘤靶向治疗

软组织肿瘤是人体最常见，发病率最高的肿瘤，大多数是良性肿瘤，常见有血管瘤、淋巴管瘤、脂肪瘤、纤维瘤、神经纤维瘤、皮肤软组织各种囊肿等良性肿瘤、恶性肿瘤，以纤维肉瘤、滑膜肉瘤、横纹肌肉瘤多见。

1. 适应证

(1) 良性肿瘤在面部手术瘢痕影响美观者。

(2) 良性肿瘤手术复发率高、风险大、出血多，并发症多，如血管瘤和淋巴管瘤首选靶向治疗。

(3) 恶性肿瘤，不愿手术者。

(4) 软组织黏液囊肿，如腘窝囊肿手术后复发者。

(5) 手术风险大、出血多、特殊部位肿瘤手术暴露有困难者，如口腔、面部、颈部软组织肿瘤等。

2. 禁忌证

(1) 患者有出血倾向，凝血功能异常者。

(2) 靠近神经干肿瘤，如颈神经鞘瘤。

(3) 软组织恶性肿瘤远位有转移者，或肿瘤邻近重要血管、神经，距离小于10mm者。

3. 治疗方法 [以血管瘤（腹壁海绵状血管瘤）为例]

(1) 根据病史，临床检查及影像学资料，全身检查情况，了解血管瘤位置、大小、周围邻近组织关系，选择穿刺路径。

(2) 患者取卧位，用B超扫描病灶的位置、深度与周围组织关系，开启穿刺引导线，选择进针路线、穿刺点，用2%结晶紫做穿刺点的标记。

(3) 穿刺点局部常规消毒，局部1%利多卡因浸润麻醉，更换配有穿刺架的消毒超声探头，开启超声穿刺引导线，当病灶在穿刺引导线内，固定好探头，将穿刺针插入穿刺架针槽内，穿刺针依次经皮肤、皮下组织（或经过腹壁肌肉）进入血管瘤病灶内，见强回声针尖影在病灶内，拔出穿刺针芯，接注射器抽有回血，确定在血管瘤内。

(4) 换注射器，注射器肿瘤灵药液，显示屏上见高浓度药液增强回声影在血管瘤扩散，当药液强回声影扩散到血管瘤边缘时停止注射药液，注射完毕，拔出针，针孔处用消毒纱布压迫数分钟并用胶布固定。

(5) 术后平卧4h，观察生命体征，有无并发症发生。

五、治疗反应及治疗后并发症

超声引导靶向穿刺治疗肿瘤是局部用对人体无毒害抗肿瘤药直接将肿瘤组织细胞灭活（产生无菌性炎性坏死），没有放疗、化疗抑制骨髓造血功能，抑制人体免疫功能的副作用。肿瘤细胞被灭活后，坏死肿瘤细胞含有的抗原成分能刺激人体免疫系统，发生免疫应答反应，产生特异性和非特异性抗肿瘤抗体，增强人体的免疫功能，促进肿瘤患者的康复。

（一）治疗反应

1. 发热

肿瘤内注射肿瘤灵药物后，肿瘤发生无菌性炎性坏死，少数患者发生一过性体温升高，体温在 38℃左右，白细胞增多，一般 1～2 天可恢复正常，无须特殊处理，是肿瘤组织细胞坏死吸收发热反应，如发热较重可对症处理。胸部肿瘤、腹部肿瘤靶向治疗后用抗生素预防或控制感染。

2. 肿胀疼痛

肿瘤内注射肿瘤灵抗肿瘤药物后，肿瘤内发生灭菌性炎性细胞浸润，肿瘤细胞胞质外渗，细胞脱水，细胞膜破裂，间质水肿，细胞核固缩，蛋白质变性，致使肿瘤细胞发生坏死，加上坏死肿瘤周围炎性细胞增多，局部肿胀、疼痛明显，但一般并不严重，患者多能耐受，2～3 天局部肿胀疼痛自行缓解，如肿胀疼痛严重可用地塞米松 5mg 加 0.9% 生理盐水 250ml 静脉滴注，抑制无菌性炎症肿胀充血水肿反应，使疼痛缓解。

（二）治疗后并发症

1. 感染

肿瘤靶向治疗后肿瘤组织细胞发生无菌性炎性坏死，肿瘤周围小血管发生广泛性微血栓，局部血液循环差，如其部位感染或表皮、口腔黏膜损伤引起暂时性菌血症，细菌被带到肿瘤坏死区域组织处，发生继发感染，表现局部肿胀、疼痛、发热等症状，应及时用抗生素控制感染，如腹腔、胸腔肿瘤靶向治疗后，需应用抗生素预防感染，特别是穿刺路径经过胃肠道，更应及时用抗生素控制感染，预防腹膜炎发生。

2. 出血

表现为咯血、血胸、腹腔出血、血尿等症状，出血原因多因穿刺路径中损伤了血管或脏器，如肝肿瘤靶向穿刺治疗或穿刺活检可导致肝内小血肿或肝包膜下出血可引起出血性休克；肾穿刺活检或治疗可引起肾包膜下血肿，肾周围囊血肿或血尿；胸部肿瘤穿刺治疗或活检可引起肺小血管损伤或胸膜损伤引起咯血、气胸；经直肠前列腺活检，可发生直肠出血；甲状腺肿瘤、乳腺肿瘤穿刺治疗或活检也可引起颈部或乳腺内血肿。一般出血多不严重，观察等待自己吸收，出血严重发生休克需输血，必要时手术止血。

3. 气胸

胸部肿瘤靶向穿刺治疗或活检可发生气胸，主要是针刺伤肺脏的肺泡和细小的气管，呼吸时空气进入胸膜腔、表现胸闷、气喘、心悸，胸透观察气胸严重程度，气胸在 30% 以下，可观察自行吸收，如气胸＞30%，应穿刺抽气，缓解症状。

4. 神经损伤

甲状腺肿瘤穿刺治疗可发生喉返神经损伤，腮腺肿瘤穿刺治疗可发生面神经损伤，臀部肿瘤穿刺治疗可发生坐骨神经损伤，四肢肿瘤穿刺治疗也可发生邻近神经损伤，应注意选择穿刺路径，避开神经损伤。

5. 呼吸道阻塞

舌根部、咽部、颈部肿瘤靶向穿刺治疗后，咽部、舌根或颈部肿瘤肿胀，压迫咽部影响呼吸和吞咽或压迫气管引起呼吸困难，应即时用地塞米松 5～10mg+0.9% 生理盐水 250ml 静脉输液减少无菌性炎症肿胀反应，缓解呼吸困难和吞咽困难。

6. 腹膜炎

腹腔肿瘤穿刺路径经过肠道，特别是胰腺癌穿刺治疗必须经肠道，一方面肠道内容物漏到腹腔可引起腹膜炎、胰腺癌穿刺治疗后发生无菌性炎性坏死，也可以引起残留正常胰腺组织发生胰腺炎，胰腺分泌液体渗到腹腔也引起腹膜炎，因此术前要充分做好术前准备，术后禁食，用抗生素预防或控制感染，用抑制胰腺分泌药物减少胰腺炎发生。

7. 趾、足、指坏死

四肢肿瘤穿刺治疗时，穿刺针尖误入小动脉内，药液进入血管内，引起小动脉血栓形成，造成动脉栓塞，肢体末端趾、足、手指、造成缺血性干性坏死，是少见的严重并发症。四肢肿瘤穿刺回抽有无回血，不要穿到血管内注药时，应缓慢注射，发现肢端剧烈疼，趾或指皮肤变白立即停止注射药液，防止药液误入动脉血管造成趾、指坏死。

8. 针道种植

针道肿瘤种植是一种少见并发症，由于穿刺针应用，超声引导穿刺肿瘤治疗或活检引起肿瘤种植并发症很少见，近期文献报道，穿刺引起肿瘤种植并发症发生率小于 1‰。

第4章 靶向坏死疗法

一、靶向坏死疗法原理

大量的研究资料表明，由于肿瘤细胞增殖速度快，比正常细胞生长周期短，因此所需营养要比正常细胞多，对其自身生长的环境变化较正常细胞更为敏感，这也是放疗、化疗、坏死疗法等治疗肿瘤方法的理论根据。人体组织新陈代谢过程主要是通过血液循环运输，提供营养物质供组织细胞生长发育需要，并将组织细胞生长发育过程中所产生的代谢废物，通过血液循环运输走，这些代谢废物经过肝脏的处理，变为无害物质再利用或经肾由尿排出体外或经肺气体交换或经肠道排出体外，以保持人体内组织细胞内环境的稳定，维持正常的人体生理机能。

笔者研制对人体无毒害抗肿瘤新药，已获国家新药发明专利（专利号 ZL01122551.3，国际分类号：A61K33/14），肿瘤灵直接注入肿瘤内，药液在肿瘤组织内均匀扩散，由于药物高渗透压作用，使肿瘤组织细胞或囊壁细胞发生脱水和炎性细胞浸润，血管壁通透性增加、充血水肿，白细胞、纤维细胞增多，血管内腔隙及毛细血管腔内大量微血栓形成，细胞脱水，胞质外渗，细胞壁皱缩、破裂、胞质外溢，细胞核固缩，线粒体破坏，溶酶体破裂，核膜破裂，核蛋白变性，最后导致肿瘤细胞及囊壁细胞死亡，纤维细胞增生、纤维化，使肿瘤或囊肿治愈。

总的来说，坏死疗法治疗肿瘤机制如下。

1. 肿瘤灵药物中 50% 以上的高浓度尿素（1.63% 为等渗液）对肿瘤组织或囊肿壁细胞有刺激作用，引起细胞脱水和炎性细胞浸润，细胞膜皱缩，通透性增加，高浓度尿素对细胞膜有溶解作用，使细胞膜破裂，高浓度尿素渗入细胞质内引起蛋白质变性、线粒体破坏、溶酶体破裂、细胞核固缩、核蛋白变性导致肿瘤组织细胞死亡，同时肿瘤内及肿瘤周围微血管广泛血栓形成，白细胞及纤维细胞增多，纤维组织增生使坏死肿瘤组织纤维化、机化。

2. 肿瘤灵药物中高浓度 10% 以上的氯化钠（0.9% 为等渗液）对肿瘤细胞或囊壁细胞有脱水作用，使细胞质外渗，高浓度氯化钠渗入胞质内使细胞器代谢紊乱，细胞核固缩，最后导致肿瘤组织细胞死亡。

3. 高浓度尿素和氯化钠，两种药物互相有协同作用，引起肿瘤细胞脱水及炎性细胞浸润，细胞质外渗，细胞膜 Na^+-K^+ 泵功能破坏，细胞膜溶解、破裂，大量高渗尿素及氯化钠进入细胞质内或直接进入核浆内，引起细胞质内细胞器的蛋白质变性、线粒体破坏、溶酶体破裂，释放出大量溶酶，促使细胞自体消化破坏，细胞核固缩、核膜破裂，最后导致瘤细胞死亡。高浓度药物使红细胞脱水，红细胞壁皱缩，部分红细胞壁被尿素溶解，表面粗糙，血浆蛋白及红细胞内血红蛋白变性，血小板破坏，促进肿瘤组织内及肿瘤周围组织毛细血管血液凝固，广泛微血栓形成，使肿瘤组织发生营养障碍，加速肿瘤组织细胞死亡。同时肿瘤内白细胞和纤维细胞增多，白细胞将坏死肿瘤细胞吞噬消化，毒素通过血液经肾脏由尿排出体外，使肿瘤消失，纤维细胞增多，发生纤维化，包绕坏死肿瘤组织，继而结缔组织增生，使肿瘤组织纤维化，达到治愈目的。

二、靶向坏死疗法药物"肿瘤灵"的抑瘤实验

笔者研制坏死疗法药物肿瘤灵的主要成分是尿素和氯化钠，对血管瘤、淋巴管瘤、甲状腺瘤、甲状腺癌、皮肤癌、肝癌、肺癌、乳腺癌、子宫肌瘤及各种囊肿等实质脏器肿瘤有很好的疗效，一般治愈率达到 90% 以上。现就肿瘤灵动物体内抑瘤实验结果介绍如下。

（一）肿瘤灵体内抑血管瘤实验

肿瘤灵主要成分为尿素和氯化钠，对血管瘤、甲状腺癌、肝癌等实质脏器肿瘤有很好的疗效。本试验采用肿瘤灵药物对公鸡鸡冠血管瘤样组织内注射，观察对鸡冠毛细血管瘤样组织抑制和杀伤作用。

1. 材料

(1) 肿瘤灵溶液，用生理盐水配制成 0.62g/ml 浓度备用（每毫升溶液含尿素 0.5g、氯化钠 0.12）。

(2) 动物：由养鸡场购买健康 1 岁公鸡。

2. 方法

鸡冠血管瘤样组织抑制杀伤实验：按新药临床前指导原则进行，将公鸡随机分成 0.5ml/ 只、0.25ml/ 只、0.125ml/ 只及空白对照组，每组 5 只公鸡，每天于鸡冠内固定位置分别注射肿瘤灵药液 0.5ml、0.25ml、0.125ml，空白对照组注射 0.5ml 生理盐水，连续 3 天，停药后 3 天，观察鸡冠组织，并切除注药部位及对照注射生理盐水部位的鸡冠。

3. 结果

(1) 肉眼观察：注射肿瘤灵 0.5ml 鸡冠颜色变黑，质地变硬发生坏死，颜色变黑坏死与正常鸡冠鲜红色界限清楚，坏死直径平均 0.8cm。注射肿瘤灵 0.25ml 鸡冠颜色紫黑色，质地变硬发生坏死，颜色变黑坏死与正常鸡冠鲜红色界限清楚，坏死直径平均 0.4cm。注射肿瘤灵 0.125ml 鸡冠颜色紫红，质地较软，紫红色直径平均 0.4cm，未见黑色坏死鸡冠。对照组鸡冠鲜红，注射部位与正常鸡冠颜色紫红，质地较软，紫红色注射部位与正常鸡冠颜色无差别。

(2) 显微镜下病理切片观察：0.5ml 组，细胞结构看不清，见破碎组织残片边缘白细胞、纤维细胞增多。0.25ml 组，细胞结构不清，有时可见破裂细胞碎片，边缘部分可见白细胞及纤维细胞增多。0.125ml 组，部分细胞浓缩，核深染，白细胞、纤维细胞增多，可见少数胞膜破裂，胞核固缩，见有少数血管内血栓形成。对照组鸡冠与正常鸡冠一样，无差别。

4. 小结

肿瘤灵注射鸡冠内，使鸡冠内毛细血管瘤样组织发生充血水肿无菌性炎症反应，对鸡冠组织有明显破坏作用，使其发生坏死。其中以 0.5ml/ 只、0.25ml/ 只破坏作用最明显，鸡冠发生坏死。0.125ml/ 只破坏作用不明显，少数血管血栓形成，细胞死亡，可被组织修复，没有发生明显坏死区域。说明肿瘤灵剂量越大，对血管瘤组织破坏作用越强，药物剂量和浓度的大小与血管瘤组织坏死呈正相关系。

（二）肿瘤灵体内抑肉瘤、肝癌实验

肿瘤灵主要成分为尿素和氯化钠，对甲状腺肿瘤、血管瘤等具有很好疗效。本实验采用小鼠腋窝皮下接种肉瘤 180（S-180）、肝癌实体瘤对肿瘤灵进行抑瘤实验，观察肿瘤灵的抑瘤作用。

1. 材料

(1) 肿瘤灵：溶于生理盐水，配制成 0.62g/ml 浓度备用(每毫升溶液含尿素 0.5g、氯化钠 0.12g)。

(2) S-180 瘤株、肝癌实体瘤株：由上海医药工业研究院药理室肿瘤组提供。

(3) 动物：昆明种小鼠，雌雄兼用，同批实验为同一性别，由江苏省药物研究所实验动物室提供，合格证号：苏动质 95038。

2. 方法

(1) 对 S-180 瘤的抑瘤试验：按新药临床前指导原则进行，S-180 瘤株接种：选择肿瘤生长旺盛无溃破、健康良好的荷瘤小鼠，处死，碘酒消毒皮肤，在超净台内无菌条件下剥肿瘤，按 1∶3 的比例加入无菌生理盐水，用组织匀浆器制成细胞悬液，于腋窝皮下接种 0.2ml。接种 3 天后随机分成肿瘤灵 12.5g/kg、6.25g/kg、3.125g/kg 及环磷酰胺（20mg/kg 腹腔注射），连续 3 天，腋窝处瘤体内注射，停药 3 天后称体重，解剖剥离瘤块，称瘤重，按下式计算抑瘤率，并作统计学处理。

$$肿瘤抑制率 = \frac{对照组平均瘤重 - 给药组平均瘤重}{对照组平均瘤重} \times 100\%$$

(2) 对肝癌实体瘤的抑瘤试验：接种方法及给药方式同 S-180 的抑瘤试验，停药 3 天后取瘤块，称瘤重，计算肿瘤抑制率，并做统计学处理。

3. 结果

(1) 肿瘤灵局部注射 S-180 实体瘤的抑制作用：结果表明，局部注射肿瘤灵（12.5g/kg）对小鼠腋窝皮下接种 S-180 实体瘤具有非常明显的抑制作用（$P < 0.01$），连续 3 次实验，抑瘤率分别为 40.57%、43.12%、40.85%。局部注射肿瘤灵（6.25g/kg）对小鼠腋窝皮下接种 S-180 实体瘤具有明显的抑制作用（$P < 0.05$），连续 3 次实验抑瘤率分别为 35.38%、41.25%、33.33%，剂量在 3.125g/kg 以下抑瘤作用不明显（$P > 0.05$），抑制率仅在 20% 左右。局部注射肿瘤灵 6.25g/kg 以上剂量，瘤体出现坏死，但动物无死亡现象，结果见表 4-1。

表 4-1　局部注射肿瘤灵对小鼠 S-180 实体瘤的作用

序号	实验组别	剂量 (g/kg)	动物数（只）		体重（g）		瘤重（g）	抑制率（%）
			开始	结束	开始	结束		
1	肿瘤灵	12.5×3	10	10	19.35±0.65	23.76±0.50	0.63±0.01**	40.57

序号	实验组别	剂量（g/kg）	动物数（只）		体重（g）		瘤重（g）	抑制率（%）
			开始	结束	开始	结束		
1	肿瘤灵	6.25×3	10	10	18.65±0.77	24.05±0.81	0.68±0.01	35.85
	肿瘤灵	3.125×3	10	10	18.25±0.42	24.85±0.75	0.84±0.05	20.75
	环磷酰胺	20mg/kg×3	10	10	18.48±0.79	17.88±1.45	0.10±0.01**	90.57
	对照		10	10	19.05±0.30	25.50±0.45	1.06±0.09	
2	肿瘤灵	12.5×3	10	10	18.75±0.44	25.25±0.30	0.91±0.12**	43.12
	肿瘤灵	6.25×3	10	10	19.25±0.35	24.55±0.15	0.94±0.18**	41.25
	肿瘤灵	3.125×3	10	10	20.56±0.89	25.88±1.43	1.17±0.31	26.87
	环磷酰胺	20mg/kg×3	10	10	20.68±0.45	20.22±1.06	0.14±0.01**	97.50
	对照		10	10	18.60±0.27	24.25±0.60	1.60±0.63	
3	肿瘤灵	12.5×3	10	10	17.84±0.67	22.96±1.78	0.62±0.17**	40.85
	肿瘤灵	6.25×3	10	10	19.30±0.72	25.15±0.81	0.70±0.20*	33.33
	肿瘤灵	3.125×3	10	10	18.75±0.22	24.05±0.17	0.89±0.06	15.23
	环磷酰胺	20mg/kg×3	10	10	18.68±0.43	19.56±1.48	0.07±0.01**	93.33
	对照		10	10	18.25±0.14	24.25±0.76	1.05±0.08	

注：$X \pm SD$ 与对照组比较

*. $P < 0.06$；**. $P < 0.01$

（2）肿瘤灵局部注射肝癌实体瘤的抑制作用：结果表明，局部注射肿瘤灵（12.5g/kg）对小鼠腋窝皮下接种肝癌实体瘤具有非常明显的抑制作用（$P < 0.01$），连续3次实验，抑瘤率分别为47.57%、40.18%、47.17%。局部注射肿瘤灵（6.25g/kg）对小鼠腋窝皮下接种肝癌实体瘤具有明显抑瘤作用（$P < 0.01$），连续3次实验，抑瘤率分别为40.48%、34.28%、38.68%，剂量在3.125g/kg以下抑制作用不明显（$P > 0.05$），抑制率仅在20%左右。局部注射肿瘤灵6.25g/kg以上剂量，注射后瘤体出现坏死，但动物无死亡现象，结果见表4-2。

表 4-2　局部注射肿瘤灵对小鼠肝癌实体瘤的作用

序号	实验组别	剂量(g/kg)	动物数（只）		体重（g）		瘤重（g）	抑制率（%）
			开始	结束	开始	结束		
1	肿瘤灵	12.5×3	10	10	18.47±0.56	24.08±1.21	0.54±0.19**	47.57
	肿瘤灵	6.25×3	10	10	18.66±0.42	23.87±0.46	0.61±0.19	40.78
	肿瘤灵	3.125×3	10	10	19.02±0.81	24.85±0.98	0.83±0.29	19.42
	环磷酰胺	20mg/kg×3	10	10	18.22±0.34	19.08±0.77	0.09±0.01**	91.26
	对照		10	10	19.33±0.47	25.69±0.89	1.03±0.20	
2	肿瘤灵	12.5×3	10	10	18.56±0.44	23.66±0.78	0.93±0.21**	40.18
	肿瘤灵	6.25×3	10	10	19.48±0.21	24.42±0.56	1.02±0.18**	34.28
	肿瘤灵	3.125×3	10	10	18.09±0.78	25.66±0.44	1.29±0.23	17.40
	环磷酰胺	20mg/kg×3	10	10	18.78±0.88	18.56±0.48	0.13±0.05**	91.67
	对照		10	10	19.42±0.55	26.79±0.77	1.56±0.23	
3	肿瘤灵	12.5×3	10	10	18.03±0.34	24.08±0.48	0.56±0.21**	47.17
	肿瘤灵	6.25×3	10	10	17.89±0.56	23.48±0.78	0.56±0.28**	38.68
	肿瘤灵	3.125×3	10	10	18.44±0.48	25.22±1.24	0.72±0.17	32.07
	环磷酰胺	20mg/kg×3	10	10	18.72±0.52	18.47±1.32	0.11±0.08**	89.62
	对照		10	10	17.98±0.66	24.69±1.42	1.06±0.31	

注：$X \pm SD$ 与对照组比较

**. $P < 0.01$

4. 小结

局部注射肿瘤灵对小鼠腋窝皮下接种 S-180 实体瘤、肝癌实体瘤均具有一定的抑瘤作用，12.5g/kg 剂量的肿瘤灵抑瘤率在 40% 以上，6.125g/kg 剂量的抑瘤率为 35% 以上，3.125g/kg 以下剂量无明显抑瘤作用，抑瘤率仅 20% 左右。局部注射肿瘤灵能引起实体瘤溃烂、坏死，但没有引起动物死亡。

实验结果与临床抑瘤率 90% 以上结果相差很大，分析原因，可能实验小鼠实瘤体积很小，只有芝麻粒大小（实验小鼠肿瘤直径只有 2mm 左右大小），肿瘤灵药液很难准确定位注射于瘤体中心。第 2 次注射药物时，由于局部病灶，更难准确定位注射到肿瘤体内，有时注射到肿瘤边缘，未能发挥药物有效杀死肿瘤组织作用，而引起周围组织坏死。临床上治疗甲状腺瘤等实体肿瘤，瘤体均在 1cm 以上，所以能准确靶向定位，药物注射到肿瘤中心使肿瘤完全坏死，所以小鼠抑瘤实验效果没有临床治疗肿瘤效果好。

（三）肿瘤灵的急性毒性实验

肿瘤灵用于治疗甲状腺肿瘤、血管瘤等。本实验按照新药毒理学研究指导原则，对肿瘤灵进行静脉和肌内注射两种给药途径的急性毒性实验。实验结果表明，小鼠静脉注射给药的最大耐受量大于 12g/kg。小鼠肌内注射给药的最大耐受量大于 15g/kg。

1. 材料

(1) 肿瘤灵：实验药物溶于灭菌生理盐水，配制成实验所需浓度（每毫升溶液含尿素 0.5g、氯化钠 0.12g）。

(2) 动物：昆明种小鼠，体重（20±1）g，雌雄各半，由江苏省药物研究所实验动物室提供，合格证号：苏动质 97012。

2. 方法

(1) 小鼠静脉注射肿瘤灵急毒实验：预实验结果表明，12g/kg 静脉注射未见动物死亡。取健康小鼠 20 只，雌雄各半，按 12g/kg 剂量 1 次静脉注射给药，在 30s 推注完毕，观察给药后 1 周动物症状及死亡情况。1 周后处死存活的小鼠，观察其主要脏器有无异常。

(2) 小鼠肌肉肿瘤灵急毒实验：预实验结果表明，15g/kg 肌内注射未见动物死亡。取健康小鼠 20 只，雌雄各半，按 15g/kg 剂量 1 次腿部肌内注射给药，观察给药后 1 周动物症状及死亡情况。1 周处死存活的小鼠，观察其主要脏器有无异常。

3. 结果

小鼠静脉注射及肌内注射肿瘤灵的动物死亡情况及最大耐受量见表 4-3。

表 4-3　小鼠静脉注射及肌内注射肿瘤灵的急性最大耐受量

给药途径	剂量（g/kg）	动物数（只）	死亡数（只）	死亡率（%）	最大耐受量（kg）
静脉注射	12.0	20	0	0	＞12.0
肌内注射	15.0	20	0	0	＞15.0

小鼠 1 次静脉注射肿瘤灵 12.0g/kg，30s 推注完毕，小鼠 1 次肌内注射肿瘤灵

15.0g/kg，给药后动物活动、进食等均正常，7 天后各组体重明显增加，未见由药物引起的异常反应。7 天内动物无死亡，存活 7 天的小鼠解剖，肉眼观察主要脏器，未见明显异常。

4. 小结

本实验对肿瘤灵进行小鼠静脉注射和肌内注射两种途径的最大耐受量测定，测量小鼠静脉注射肿瘤灵的最大耐受量大于 12g/kg；测得小鼠肌内注射肿瘤灵的最大耐受量大于 15g/kg，未见药物引起的毒性反应。

从以上的实验结果表明：肿瘤灵对血管瘤、肝癌、肉瘤有很好的抑瘤作用，其抑瘤机制为除药物直接杀死肿瘤细胞外，还有炎性细胞浸润，发生无菌性坏死。由于肿瘤灵药物主要成分是尿素和氯化钠，对机体无毒副作用，所以肿瘤灵急性毒性实验是阴性结果。

三、靶向坏死疗法对细胞结构及功能的影响

细胞是人体结构和功能单位，体内所有的生理功能和生化反应，几乎都是在细胞结构的物质基础上进行的，包括：①细胞内的生理和生物化学过程，通过细微的细胞内结构来完成新陈代谢同化作用和异化作用。②细胞和周围环境的物质交换过程，通过细胞膜进行细胞质和细胞间组织液的物质交换，组织间组织液又与血管和淋巴管间存在着物质交换过程。③神经 - 内分泌参与调节。

坏死疗法对肿瘤细胞杀伤机制：主要通过以下几个方面在细胞内直接破坏细胞代谢过程：①高渗作用：高浓度尿素和氯化钠注入肿瘤组织内，造成肿瘤组织细胞或囊壁组织细胞高渗透压环境，细胞质内液体向外渗透，而药液向细胞质内渗入，使细胞质蛋白质变性，细胞核固缩。②细胞膜溶解作用：尿素具有角质溶解作用，可使细胞膜发生溶解、破裂、细胞质外溢，导致细胞死亡。③药物直接破坏作用：高渗尿素和氯化钠渗入细胞质内或通过破裂的细胞膜直接进入细胞质内，引起细胞质内的蛋白质变性，线粒体破坏，溶酶体破坏，核膜破裂，溶酶体破裂而释放大量的溶酶，溶酶发挥消化作用使细胞消化自己，加速细胞死亡。

细胞结构大致可分为 3 部分，即细胞膜、细胞核、细胞质。在普通光镜下只能把细胞分成这 3 部分，而对它们的微细结构只有用电子显微镜才能观察到。关于细胞概念，可以认为细胞主要是由以上 3 部分及一系列微细结构所构成。细胞的表面

有细胞膜，使细胞与周围环境分开，细胞质内含有结构与功能不同的各种细胞器，即线粒体、内质网、高尔基体、溶酶体、核膜。除了这些细胞器外，细胞质基质中还有游离的核蛋白体、微丝、糖原和脂肪滴等。细胞核有核膜、染色质及核仁等结构（图 4-1）。

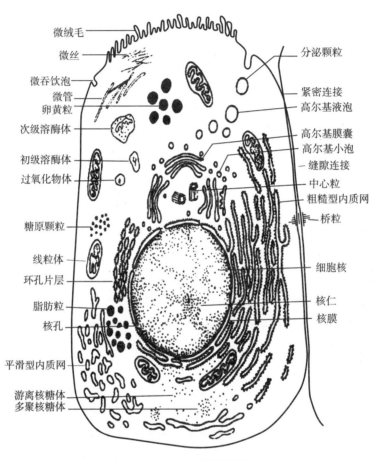

▲ 图 4-1　细胞超微结构模式

（一）细胞膜

一切细胞都包绕着一层薄膜，称细胞膜，除细胞膜外，细胞核、内质网、高尔基体，线粒体等也存在膜性结构，统称为生物膜。生物膜在结构上都以双分子层磷脂为基架，其中镶嵌着蛋白质和其他脂类。

细胞膜不仅仅起包裹作用以防止细胞内容物流出，其上还有各种受体蛋白和酶类，它们可根据作用在膜上的化学信号改变自己的活性。另一些细胞如淋巴细胞上有特殊的抗体物质存在，当其和相应的抗原作用时可引起免疫反应。坏死疗法中癌组织变性坏死的生物大分子、蛋白性物质即能刺激机体产生免疫反应物质，可被视为内源性抗原与免疫原。坏死的肿瘤组织作为抗原可激发机体免疫系统产生免疫应答反应、抗体的形成及淋巴细胞致敏，并释放出生物活性物质，参与细胞免疫反应。

关于细胞膜泵已被医学及物理学界公认。就细胞膜而言，细胞内 K^+ 正常时其浓度超过膜外很多，约达 30 倍，Na^+ 在细胞外浓度高，这是由于膜上存在一种 Na^+-K^+ 泵（简称 Na^+ 泵）。坏死疗法中，高浓度尿素能使细胞溶解，渗透性增高，使 Na^+ 泵作用受到破坏或直接使细胞膜溶解破裂，胞质外渗或外溢，细胞内环境破坏，导致瘤细胞死亡。

（二）细胞质

细胞质并非均匀一致的溶胶状物质，其中含有各种具有一定结构并进行着一定功能活动的小器官，称作细胞器及基质（基质含大量蛋白质、糖类等）。

1. 线粒体

线粒体是细胞的"发电厂"，糖、脂类和氨基酸在线粒体内被转化为水和二氧化碳，放出能量转为腺苷三磷酸（ATP），供给机体的一切生理活动所需的能量。线粒体具有复杂的特有结构，外围以双层膜包绕，外层膜平滑，内层膜向内皱褶而形成许多小嵴，并被嵴分成许多相通的小室，嵴之表面覆盖有大量的球形颗粒。

线粒体的主要功能是使作用物脱下的氢通过电子传递体系逐步传递给氧，同时进行氧化磷酸化，物质在线粒体中氧化所释放的能量有 50% 可形成 ATP 中的高能磷酸键，人体生命活动所需的能量绝大部分是在线粒体生成的，故线粒体如细胞内的"发电厂"，线粒体的外膜、内膜（包括伸入基质的嵴）、膜间隙及间液中均含有很多酶，据报道，在一个 $0.5\mu m \times 2\mu m$ 线粒体内估计至少有 25 种以上的酶系，而且每种酶系在线粒体内有特定位置，这种现象与生物化学反应有密切关系。因此在线粒体受轻微损伤时，如膨胀或收缩等情况下，就可能影响其功能，其中大部分酶是和生物氧化有关的。对线粒体氧化磷酸化的结构基础观察可见嵴上的突起，大部分呈球形，它以柄部和内膜基底部连续，头部、柄部和基底部共同组成三分子体，后者重复排布，镶嵌磷脂和结合蛋白，组成内膜。

一般认为头部相当于 ATP 合成酶（偶联因子 F1），柄部是棒状蛋白分子，可能是将氢和氧化合时所释放的能量转给二磷酸腺苷（ADP）生成 ATP 的部分，与偶联过程有关。基底部可能是电子传递系统所在。在上述三分子体的基底部，四周环绕着4种电子传递复合物，基底部和4种复合物之间由双层磷脂，胆固醇和结构蛋白镶嵌充填，在偶联磷酸化时，三分子体可与复合物靠拢，将磷脂挤出，完成偶联磷酸化作用。

线粒体中有一些蛋白质可与Ca^{2+}结合，因此它也是细胞内储存Ca^{2+}的装置，另外有"Ca^{2+}泵"作用。在坏死疗法中，高渗尿素和氯化钠渗入胞质内，使胞质蛋白质变性，线粒体膜溶解破坏，导致线粒体破裂，最后引起细胞死亡。

2. 内质网

分布于整个细胞质中，特别是在靠近细胞底部特别发达。由单层膜构成的大小不等的小泡或管状的膜性结构，其中大量核糖体，颗粒附着者称粗面内质网，为外输性蛋白的合成处。表面无核蛋白体附着者为滑面内质网，与类固醇激素合成、糖原合成、盐酸分泌有关，内质网与高尔基体相通，浆细胞中粗面内质网发达，覆盖上皮细胞中较少。

3. 核蛋白体

由RNA和蛋白质构成，亦称核蛋白体，其所含的核糖核酸称核蛋白粒核糖核酸（rRNA），是在细胞核内合成的，每个核蛋白由两个单位合成，分别称大亚单位和小亚单位，大小亚单位沉淀系数（S）分别为60S和40S。

核蛋白体是制造蛋白质的小器官，只有当蛋白质合成开始进行时，核蛋白体的两个亚单位才结合在一起，一旦蛋白质合成停止，核蛋白粒就解离为它的亚单位。另外常如串珠般连在一起，小串为几个，大串可达40～50个，系在一条信息核糖核酸（mRNA）链上进行蛋白合成，叫多聚核蛋白粒。游离在细胞质中的核蛋白体，称游离核蛋白体，它主要合成结构蛋白，也称内源性蛋白质。随着在内质网膜上的核蛋白体，称固着核蛋白体，它主要合成分泌蛋白或输出蛋白质。Mg^{2+}对核蛋白体的稳定很重要，Mg^{2+}减少到一定程度时核蛋白体就解离为两个小亚单位。

在分裂繁殖活跃的胚胎细胞、幼稚血细胞、浆细胞中游离的核蛋白体较丰富、分化不良，生长迅速的肿瘤细胞中核蛋白体也往往较多，可解释为大多数癌细胞的胞质在显微镜下呈嗜碱性染色，因为它的磷酸基团对木精等碱性液有亲和力。

4. 高尔基体

亦称为网器，是一种特殊的滑面内质膜，由许多扁束、大泡和小泡构成，在功能上和一些内分泌细胞进一步加工有关。内质网有通路到高尔基体，糖、脂肪、蛋白质的结合加工均在其中进行，溶酶体的外膜也在其中形成。

5. 溶酶体

常分布于核与细胞顶之间，为卵圆形或椭圆形小体，为微小的膜性囊泡，含有大量的水解酶。为细胞消化器官，也有防御保护功能，能将吞饮和吞噬的物质分解。瘤细胞内溶酶体的情况随其组织学类型、代谢活性、分化状况等因素而异，在侵袭力强的瘤细胞中溶酶体的数目增多，而起到分解瘤细胞本身作用，称自噬现象。坏死疗法中，尿素和氯化钠用小剂量时细胞缩小，核固缩，核膜内陷，线粒体肿胀，空泡变性、溶酶体肿胀或破裂。大剂量时细胞结构模糊或消失，发生溶酶体的破裂可导致瘤细胞死亡。

6. 中心体、微管、微丝

中心体由两个中心粒组成，后者由 9 个平行微管三联体构成，呈中空的圆筒状，中心体有丝分裂时向细胞两极拉开，借纺锤体（微管）将染色体牵向两端，故在分裂繁殖活跃的肿瘤中易于见到中心体。微管由 13 条微细的丝状结构所组成，可作为细胞支架，细胞传导器及物质在细胞内流动轨道，特别与有丝分裂有关。微丝长短不一，可为钙盐沉着提供支架。以上丝状成分普遍存在于细胞质之中，按其粗细分成 3 类，最细为肌动蛋白，直径只有 6nm；直径较粗的是肌球蛋白和微管，直径为 16～22nm；直径较细为 7～11nm 称中间丝。根据化学成分和免疫特点中间丝分为 5 大类，它们广泛存在于上皮细胞的角蛋白、发生在肌肉中的结蛋白、间充质起源的波形纤维蛋白、神经中的神经丝蛋白和星形细胞中的胶原纤维蛋白。中间丝在病理诊断上已广为应用。

（三）细胞核

细胞核在结构上可分为 4 部分，即核膜、核液、核仁及染色质。

1. 核膜

系包绕在细胞核外面的粗面内质网，故由两层膜构成，核膜上有小孔，称作核膜孔，其作用是调节或控制核液和细胞质之间的物质流通。已知 RNA 是由细胞核移至细胞质的，蛋白质则可向两方向移动，核膜的外面还和细胞质中其他膜性细胞器如内质网等相连接。

2. 核仁

是核内的球形小体，不同的细胞中核仁形态和数目不同。神经元细胞核仁大，肌肉细胞核仁小，核仁固体中约 80% 是蛋白质、11% 是 RNA、8% 是 DNA。

3. 核液

是指核仁和染色质以外的液体部分，含有制造 RNA 的原料及有关的酶类等。细胞核的含核糖核酸内约占细胞的含量 30%，其中约有 20% 在核仁。

4. 染色质

在细胞不分裂静止期，细胞核中染色质以伸展形式存在，不易见到。在细胞进行分裂期间，染色质浓缩为染色体。人体含 23 对常染色体，1 对性染色体。染色体主要由核酸和蛋白质组成，其中的 DNA 最有特征性。细胞结构和功能决定于所含的蛋白质，合成何种蛋白质取决于核内 DNA 的结构和调节。细胞核的化学组成有 DNA 和 RNA 两类核酸，碱性组蛋白和非组蛋白的其他蛋白质以及磷脂和 K^+、Ca^{2+}、Mg^{2+} 等。

细胞核中组蛋白属于碱性蛋白，等电点 pH $\geqslant$ 10，组蛋白带正电荷，可借静电引力与 DNA 结合，形成染色质。染色质以两种方式存在，若 DNA 双螺旋结构紧密盘曲，凝聚成团者叫异染色质；若结构松懈而伸展，稀疏呈线者称常染色质。

恶性肿瘤的细胞核体积大，形状不规则。核膜皱褶，内陷或外凸，核膜厚，核仁体积大且数目多，不规则，核仁丝粗，反映合成蛋白质功能的旺盛，正常细胞发生癌变反映细胞核代谢的调节障碍。

局部组织或细胞的死亡称为坏死。肿瘤细胞的坏死主要表现为核固缩→核碎裂→核溶解，最后胞核、胞质，胞膜全部崩解。在坏死疗法中高浓度的尿素和氯化钠通过细胞膜进入胞质内，使细胞膜及细胞核膜溶解破裂、胞核固缩、核蛋白变性、胞核破碎，或细胞结构模糊不清，致使细胞死亡。

四、靶向坏死疗法的临床应用

临床上应用靶向坏死疗法治疗肿瘤时间相对较短，但作者研究 30 多年，临床应用已有 30 年。目前已治疗各种肿瘤 6000 多例、其中甲状腺肿瘤 2000 多例、甲亢 1000 多例、子宫肌瘤 100 多例、各种囊肿 1500 多例、血管瘤 1000 多例、淋巴管瘤及其他肿瘤 500 多例。由于治疗药品没有批量生产，导致靶向坏死疗法未能推广应用，迄今为止，临床报道不多。

1984 年笔者开始用肿瘤灵治疗血管瘤，首先对 60 例血管瘤进行靶向坏死疗法治疗。临床观察显示，对范围较大的海绵状血管瘤（直径＞6cm）疗效不满意，不能使血管瘤组织达到完全坏死目的。笔者又继续寻找新的药物，在原有肿瘤灵药物基础上，又添加一些药，增强药物对肿瘤细胞杀灭作用，研制出肿瘤灵第二代产品称肿瘤灵 II 号，治疗 80 例血管瘤，其中海绵状病 36 例、毛细血管瘤 28 例、混合性血管瘤 18 例、蔓状血管瘤 4 例、囊状血管瘤 4 例。3～5 天治疗 1 次，3～4 次为 1 疗程，本组血管瘤经 1 疗程治疗后，76 例治愈，治愈率为 95%，随访 62 例患者中有 3 例复发，经再次治疗治愈，无并发症发生。

1984 年采用靶向坏死疗法治疗甲状腺囊肿、甲状舌骨囊肿 64 例，临床观察效果满意，经 1 疗程治疗后全部治愈，随访 3～5 年，54 例患者中有 1 例甲状舌骨囊肿复发，远期治愈率为 98%，无并发症发生，完全达到手术治疗效果。

1985 年用靶向坏死疗法治疗甲状腺瘤 50 例，临床观察表明对甲状腺瘤直径在 4cm 以下效果较好，而对肿瘤直径大于 4cm 疗效较差，不能使肿瘤组织达到完全坏死，以后改用肿瘤灵 II 号药物治疗，效果较好。

1986 年开始用肿瘤灵 II 号治疗甲状腺瘤 330 例（其中甲状腺瘤手术后复发 86 例，甲状腺癌 15 例），临床观察经 1 疗程治疗后，治愈 311 例，治愈率 95.5%，随访 3～5 年，在 232 例中有 12 例又发生甲状腺瘤，其中 7 例是对侧生长甲状腺瘤，本组无并发症发生。

1987 年开始用靶向坏死疗法治疗各种囊肿 500 多例，其中卵巢囊肿 62 例、腱鞘囊肿 265 例、甲状腺囊肿 128 例（包括甲状舌骨囊肿 24 例）、肝囊肿 8 例、肾囊肿 9 例、淋巴囊肿 15 例、其他囊肿 25 例。经肿瘤灵 II 号 1 疗程治疗，治愈 482 例（治愈率 96.49%），未愈 18 例均是腱鞘囊肿，随访病例中基本上无复发，完全达到或超过手术疗效。

1991 年开始采用靶向坏死疗法治疗甲状腺功能亢进 160 例，临床观察经 1 疗程治疗后治愈 132 例，治愈率 82.5%，随访 2～3 年 106 例中有 19 例复发，复发率为 17.8%，经再次治疗治愈。本组无并发症发生，无甲状腺功能减退发生。

1995 年用靶向坏死疗法治疗转移性肝癌 22 例，在 B 超超声导向引导下，用细针穿刺至肝脏转移肿瘤灶内，注射肿瘤灵 II 号药液，使肝内转移性肿瘤发生坏死，配合全身化疗。观察疗效，有效率为 90.9%，随访 2～3 年，生存期半年到 3 年不等，其中生存 1 年 18 例、生存 2 年 13 例、生存 3 年 9 例，治疗效果比单纯化疗好。

1996 年开始用靶向坏死疗法治疗子宫肌瘤 110 例，其中壁间肌瘤 82 例、浆膜下肌瘤 12 例、内膜下肌瘤 15 例，经超声导向坏死疗法治疗后，治愈 78 例（70.9%），显效 15 例（13.6%），有效 10 例（9.9%），大部分子宫肌瘤可以治愈，又能保全正常子宫解剖形态和功能。

2007 年开始用坏死疗法治疗转移性肺癌治疗，转移性肺癌及肺癌转移胸膜腔血胸治疗，达到肿瘤减荷，改善症状，提高生活质量，延长生存期。

肿瘤灵治疗用药剂量

肿瘤灵主要成分是由尿素和氯化钠等组成，尿素和氯化钠按 4∶1 配方组成，使用时用 0.5% 利多卡因溶液稀释成 50% 以上尿素和 12% 以上氯化钠混合液作瘤体内注射用。肿瘤灵的用量是按肿瘤的体积计算的，由于肿瘤形态不规则，很难准确计算它的体积，临床上常用是简便的肿瘤体积计算方法，是测出三个互相垂直径线的乘积，再乘上一个常数，得出肿瘤体积，如下所示。

V（体积）＝［H（高）×D（厚）×W（长）］×0.5（0.5 是找出的适当常数）

肿瘤灵用量是肿瘤体积的 1/4～1/3，一次用量不超过 1ml/kg 体重。

肿瘤灵Ⅱ号用量是肿瘤体积的 1/6～1/5，一次用量不超过 0.5ml/kg 体重。

第5章 靶向坏死疗法肿瘤细胞减灭术

联合国卫生署提出肿瘤的治疗最好是早期发现、早期治疗，达到治愈目的。但是，目前肿瘤患者到医院诊治时多数是中晚期，特别是发展中国家肿瘤患者到医院诊治时大多数肿瘤患者已是晚期，已经失去早期治疗最佳时期，这时医师治疗目的是改善症状，提高生活质量，与瘤共存，延长生存期。不要放弃治疗，给患者信心，应该给患者继续治疗，给患者带来生的希望，使患者与瘤共舞或平安地离开人世。肿瘤细胞减灭术就是治疗中晚期肿瘤患者综合治疗方案中最好治疗途径。

一、肿瘤细胞减灭术概述

肿瘤细胞减灭术的含义有不同的理解：大多数人认为肿瘤病灶减少到每个病灶小于直径 1cm 为限，也有人提出肿瘤病灶减少到直径小于 1cm 最好，现在一般认为肉眼看见肿瘤病灶减少到看不见为止，这样肿瘤细胞减灭术，患者预后较好。

晚期腹腔肿瘤发生弥漫性转移，在 20 世纪 50—60 年代，认为是不可能切除的，自 1975 年 Griffiths 报道了晚期卵巢癌彻底切除或比较彻底切除，手术后化疗可以改善患者的预后，这时人们才认为肿瘤细胞减灭术的可行性，近年来满意肿瘤细胞减灭术（达到）肉眼看不到肿瘤微小灶逐年提高，医生要有信心和耐心将可以切除的肿瘤病灶尽可能地切除，达到改善患者症状，提高生活质量，延长生存期的预期目的。

肿瘤细胞减灭术效果：随着医师对肿瘤细胞减灭术逐渐认可，在中晚期肿瘤患者中已普遍开展。目前有资料显示肿瘤细胞减灭术对晚期肿瘤患者在选择综合治疗中，已显示出很好的效果。如晚期卵巢癌初次手术切除肿瘤细胞减灭术是否彻底是影响预后的重要因素，肿瘤细胞减灭术成功和不成功，生存率有显著差异，5 年生存率分别是 50% 和 10% 左右。

肿瘤细胞减灭术的临床效果应该肯定，但是对于很晚期（非常晚期）癌症患者，肿瘤细胞减灭术手术创伤很大，即使患者能承受手术，术后长期效果，有待进一步观察和研究。

由于第一次肿瘤细胞减灭术，没有达到预期或不能达到预期治疗效果，如肿瘤扩散与周围邻近组织界限不清，手术很难分离，先用化疗、使肿瘤缩小再进行一次手术肿瘤减灭术，称第二次肿瘤细胞减灭术，如有一些腹腔盆腔晚期肿瘤治疗时需要进行第二次肿瘤细胞减灭术。

在晚期肿瘤的治疗过程中，有时需要进行第二次肿瘤细胞减灭术，有以下几种情况需进行第二次肿瘤细胞减灭术。

1. "化疗间隔期"或"化疗中间期"肿瘤细胞减灭术。

(1) 如果肿瘤减灭术难度大，不易达到肿瘤细胞术成功效果（残存癌≥1cm，应先用化疗，使瘤灶缩小后再进行肿瘤细胞减灭性。通常表现为三种情况。

① 开腹后肿瘤活检→化疗→间隔期做手术肿瘤细胞减灭术→化疗。

② 初次手术肿瘤细胞减灭后，没有达到成功标准→化疗→间隔期做手术肿瘤细胞减灭术→化疗。

③ 各种检查（包括CT、腹腔镜检查）估计肿瘤细胞减灭术达不到成功标准，先进行化疗→间隔期手术肿瘤细胞减灭术→化疗。

(2) 化疗药物大多数是顺铂联合化疗（如胃癌是以氟尿嘧啶为主联合化疗），一般以4～6个疗程为好，有些情况，不经过初次手术即先化疗，化疗后不再手术或初次手术后未达到肿瘤减灭术成功标准，即进行化疗，化疗后又不能手术，其治疗作用主要依靠化疗，亦称"肿瘤减灭性化疗"。

(3) 间隔期肿瘤细胞减灭术效果：大多数报道直接进行第一次肿瘤细胞减灭术不易达到成功标准的患者多属Ⅲ～Ⅳ期肿瘤，一般预后差，这种间隔期间肿瘤细胞减灭术只是一种对症性姑息治疗。

2. 对第二次探查阳性病例，再做肿瘤细胞减灭术：患者经过手术、化疗后、临床病情缓解而进行二探手术，手术发现仍有肿瘤存在进行第二次肿瘤细胞减灭术，多数能获得成功，对生存有所改进，但总生存率并不高。

3. 对复发性肿瘤再次肿瘤细胞减灭术：肿瘤患者手术、化疗后、病情缓解一段时间（≥6个月）临床出现复发，但再次做肿瘤细胞减灭术效果并不满意，预后都不好。

二、靶向坏死疗法肿瘤细胞减灭术的适应证及优点

第一次肿瘤细胞减灭术没有达到减灭术标准，需进行第二次肿瘤细胞减灭术，多属肿瘤晚期，患者全身情况差，用间隔化疗减灭肿瘤细胞，多数患者因体质差不能耐受化疗毒副作用，如进行二探进行扩大根治术，包括受侵犯的受累脏器，肝叶切除、脾切除、淋巴结清扫、肠管切除等，创伤过大，并发症多，风险大，患者承受不了再手术打击，反而使生活质量降低，生存期并不延长，有过度治疗之嫌。因此在二探手术中，发现转移灶，在术中直视下，用细针穿刺到肿瘤内注射肿瘤灵Ⅱ号药液，使病灶表面发灰白色（如肠管浆膜有转移灶，注射药液不能扩散到肠管肌层，以免发生肠坏死，肠穿孔并发症发生）。即转移灶发生较多，只要术者有信心，有耐心，逐个转移灶进行穿刺注射治疗，使肉眼能见到的转移灶都治疗，达到转移灶坏死灭活目的，完全能达到肿瘤细胞减灭术标准，再配合腹腔化疗、中药治疗、免疫细胞治疗等综合治疗，能改善症状，提高生活质量，延长生存期。

（一）适应证

1. 晚期肿瘤已失去手术治疗时机，可采用坏死疗法肿瘤细胞减灭术，如肺癌晚期，肿瘤侵犯到胸膜引起血胸、疼痛、气喘，可以 CT 引导定位靶向治疗，用针穿刺到肺癌组织内及胸腔内，注射肿瘤灵Ⅱ号药物肿瘤细胞灭活达到肿瘤细胞减灭术目的，（如肿瘤过大可隔日分 2～3 次治疗）再配合综合治疗，达到减少瘤荷，改善症状，提高生活质量，延长生存期目的。

2. 转移性肿瘤，原发灶手术切除，但转移灶无法手术，可采用靶向坏死疗法肿瘤细胞减灭术，灭活转移灶癌细胞，如直肠癌手术后，但转到肝内左右两叶多发性病灶不能手术，采用在 CT 或 B 超引导定位下靶向定位治疗，用针穿刺到肝转移灶内，注射肿瘤灵Ⅱ号药液，将转移灶灭活，一次可治疗 2～3 个转移灶，可隔日治疗一次，逐个将另一些转移灶灭活，达到手术不能解决的治疗效果。

3. 中晚期肿瘤，患者年龄大，体质差伴有三高、心、肺、肝、肾功能不全，不能接受手术治疗，可采用靶向坏死疗法肿瘤细胞减灭术，在 CT 或 B 超引导下，精准定位后进行靶向治疗，用针穿刺到病灶内注射肿瘤灵Ⅱ号药液，将肿瘤灶灭活，达到手术治疗效果。

4. 一些双侧器官肿瘤，如做病灶单纯摘除手术复发率高，如卵巢巧克力囊肿，

双侧肾囊肿采用靶向坏死疗法肿瘤细胞减灭术，在 CT 或 B 超引导下定位，用针穿刺到病灶，先抽尽囊内液体，再注射肿瘤灵Ⅱ号药液将囊肿壁细胞灭活，完全达到手术或超过手术疗效，不但治愈囊肿，而且保留器官功能。

5. 婴儿先天性肿瘤：如颈部巨大淋巴囊肿，压迫气管引起呼吸困难，手术风险大，复发率高，一直使外科医师感到十分棘手，采用靶向坏死疗法肿瘤细胞减灭术，在 B 超引导定位下用针穿刺到囊肿内，抽尽囊液，注射肿瘤灵Ⅱ号药液，将囊肿壁瘤细胞灭活，完全达到手术或超过手术疗效，而且不复发，安全无副作用，没有手术瘢痕，不影响美观。

6. 颈、面部肿瘤由于局部解剖复杂，手术出血多，风险大，并发症多，如甲状腺肿瘤，面部海绵状血管瘤，手术后留有瘢痕影响美观，患者多不愿接受手术治疗，采用靶向坏死疗法肿瘤细胞减灭术，在 B 超引导定位下，用针穿刺到病灶内注射肿瘤灵Ⅱ号药液，将病灶灭活，完全达到手术或超过手术疗效，没有手术瘢痕，不影响美观，患者乐于接受治疗，安全无明显不良反应。

7. 口腔内范围较大的良性肿瘤，如淋巴管瘤、血管瘤、舌部血管瘤、口腔内手术视野小，出血多，止血困难，手术后创面缺损很难修复，采用靶向坏死疗法肿瘤细胞减灭术，用穿刺针穿刺到病灶内注射肿瘤灵Ⅱ号药液，直接病灶灭活，达到或超过手术疗效，安全、无明显不良反应，口腔创面小，不需要修复，不影响舌功能。

8. 晚期肿瘤发生转移病灶引起局部剧烈疼痛，如肿瘤转移到肺、肝，引起疼痛不能入睡，可以通过 CT 引导定位靶向坏死疗法肿瘤细胞减灭术，减少瘤荷，缓解疼痛，改善症状，提高生活质量，延长生存期。

靶向坏死疗法肿瘤细胞减灭术，是在 B 超或 CT 影像学引导下靶向定位，直接用针穿刺到肿瘤内，注射肿瘤灵药物，迅速将肿瘤组织细胞灭活，连同肿瘤周围封闭因子及小的卫星灶一道全部灭活，大部分（90% 以上）肿瘤被灭活，肿瘤细胞不再产生免疫抑制因子，使被肿瘤抑制因子抑制免疫系统功能得到恢复。同时坏死肿瘤细胞尸体含有的抗原成分能刺激机体免疫系统产生免疫应答反应，产生特异性和非特异性抗肿瘤抗体，机体与肿瘤的力量对比发生根本变化，有利于唤醒被抑制的免疫 T 细胞、B 细胞、吞噬细胞等免疫细胞及体液抗体功能的恢复，同时还能调动周边及全身免疫功能作用，再适当配合综合治疗，有利肿瘤患者康复。

（二）优点

1. 直接将对人体无毒抗肿瘤药物肿瘤灵注射到肿瘤内，将肿瘤组织细胞灭活，迅速将肿瘤细胞杀死，肿瘤细胞还没有来得及反应就被杀死。没有化疗、放疗在长时间治疗过程中产生耐药性和抑制人体免疫功能及抑制造血功能，也没有手术切除肿瘤过程中肿瘤受挤压，肿瘤细胞通过血液转移扩散风险。

2. 颈面部肿瘤术后有瘢痕影响美观，许多患者难以接受手术治疗，采用靶向坏死疗法肿瘤细胞减灭术，属非手术治疗，能达到手术疗效，但没有手术瘢痕影响美观，患者乐于接受治疗，既治好肿瘤又不影响美观。

3. 口腔内范围较大肿瘤，如血管瘤、淋巴管瘤，由于口腔内视野小，手术出血多，止血困难，风险大，手术创面很难修复，一直使外科医师感到十分棘手，而采用靶向坏死疗法肿瘤细胞减灭术，是非手术治疗达到手术疗效，治愈后口腔没有创面，不需修复。

4. 有些常见肿瘤，如血管瘤、淋巴管瘤，由于肿瘤没有包膜，与周围正常组织没有明显界限，因此，手术出血多，风险大，并发症多，复发率高，一直使国内外外科医师感到十分棘手，特别是范围较大的海绵状血管瘤、淋巴管瘤被认为是手术禁忌证，而采用靶向坏死疗法肿瘤细胞减灭术，是非手术治疗，而且能超过手术疗效，安全无副作用，是治疗血管瘤、淋巴管瘤首选治疗方法。

5. 子宫肌瘤、卵巢巧克力囊肿，目前手术治疗是主要治疗方法，手术切除使妇女失去子宫和卵巢，提前进入更年期，采用保留子宫和卵巢微创剔除病灶手术，复发率高。用靶向坏死疗法肿瘤细胞减灭术，安全有效，既能达到手术疗效，又能保留子宫和卵巢正常功能，患者乐于接受治疗。

6. 许多肿瘤患者年龄较大，伴有三高合并有心血管、肺部及其他脏器病变，不能耐受手术创伤，而采用非手术靶向坏死疗法肿瘤细胞减灭术，完全达到手术疗效，没有禁忌证，安全有效，作者曾治疗几位 80 岁高龄甲状腺癌患者，肿瘤压迫气管呼吸困难，因患高血压、冠心病、糖尿病，不能耐受手术治疗，经靶向坏死疗法肿瘤细胞减灭术后治愈，颈部包块消失，呼吸恢复正常。

7. 我国肿瘤患者就诊时大多是晚期，许多患者发生远位转移，已失去手术治疗机会，而且体质差，也不适宜化疗、放疗。采用靶向坏死疗法肿瘤细胞减灭术，能有效地减少瘤荷、改善症状，提高生活质量，延长生命，带瘤生存。

8. 从理论上讲，采用非手术坏死疗法肿瘤细胞减灭术后。

(1) 有利于化疗药物杀灭癌细胞，因为减少了肿瘤负荷量，化疗药物作用更容易得到发挥。

(2) 坏死疗法肿瘤细胞减灭术后残存微小灶，充血水肿，增加对放疗、化疗药物的敏感性。

(3) 大部分肿瘤减灭后，使处于静止期瘤细胞代偿性进入分裂期，有利于放疗、化疗药物发挥细胞毒效应，提高放疗、化疗药物疗效。

(4) 大块肿瘤细胞被减灭后，剩余微小灶肿瘤直径大约 1cm，有利于放疗、化疗药物发挥杀伤肿瘤细胞作用，有文献报道肿瘤直径＞1cm 化疗药物杀伤瘤细胞作用较差。

(5) 靶向坏死疗法肿瘤细胞减灭术后，大部分肿瘤细胞被灭活，坏死癌细胞抗原成分可刺激机体免疫系统产生免疫应答反应，产生特异性和非特异性抗体，增强人体免疫功能，改善人体全身情况，促进患者康复。

9. 靶向坏死疗法肿瘤细胞减灭术，方法简单，易于操作，安全有效，无创伤，治愈后没有面颈部手术瘢痕，不影响美观，患者乐于接受治疗。

中 篇

肺癌相关基础知识

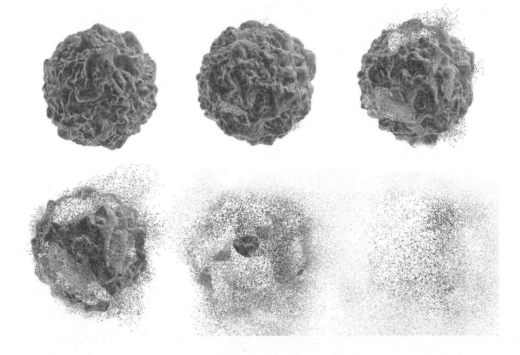

第6章 肺部解剖与组织学结构

一、肺部解剖

肺在胸腔内，位于膈肌的上方，纵隔的两侧。肺的表面覆盖胸膜。正常肺呈浅红色，质柔软呈海绵状，有弹性。成人的肺重约为自身体重的1/50，男性平均为1000～1300g，女性平均为800～1000g。健康成年男性两肺的空气容量为5000～6500ml，女性小于男性。

（一）肺的外形与分叶

1.肺的外形

两肺外形不同，右肺宽而短，左肺狭而长。肺外形呈圆锥形，包括一尖、一底、三面、三缘。肺尖圆钝，经胸廓上方突入颈部根部，在锁骨中内1/3交界处向上伸至锁骨上方达2.5cm。肺底在膈肌之上，受膈肌压迫肺底呈半月形凹陷是膈面。肋面与胸廓的外侧壁分前壁、后壁相邻。纵隔面即内侧面，与纵隔相邻，在该面的中央部位为椭圆形凹陷，称为肺门。左肺前缘下部有心切迹，切迹下方有一突起称为左肺小舌。后缘为肋面与纵隔面在后方的移行处，位于脊柱两侧的肺沟中。下缘为膈面，其位置随呼吸运动而上下移动。

(1)肺尖：肺尖钝圆，与胸膜顶紧密相贴。肺尖在锁骨内侧1/3处后方突向上2～3cm，经胸廓上方深入颈根部。有少数达第1肋软骨上3～4cm，但一般不超过第1肋骨顶的高处。在颈根部，肺尖与上纵隔各结构的毗邻。右肺尖内侧面前后有头臂静脉、气管和食管，左肺尖内侧有左颈总动脉、左锁骨下动脉、气管和食管。

(2)肺底：肺底又称膈面，位于膈肌上方，由于膈肌的压迫，肺底呈半月形的凹陷，肝右叶的位置较高，压迫肺底，右肺的膈面比左肺膈面高，凹陷更明显。右肺肺底隔膈肌与肝右叶的上面相邻，左肺肺底隔膈肌与肝左叶的上面、胃底和脾相邻。

(3)肋面：与胸廓的前后和外侧壁相接触面。由于肋骨的影响，形成与肋骨数目相等、方向一致的斜行浅沟，称为肋骨压迹。

(4) 纵隔面：纵隔面，分前、后两部分。前部与纵隔相接触，称纵隔部，占内侧面前方的大部分；后部与胸椎体相接触，称脊柱部，占内侧面的小部分。两肺的纵隔部与心相邻处有凹陷，称为心压迹，由于心脏偏向左侧，所以左肺的凹陷更明显。肺门在心压迹的后方，是支气管和肺血管等出入肺处，称为第一肺门，另外将肺叶支气管、动脉、静脉、淋巴管、神经出入肺叶之处称为第二肺门。肺根为第一、二肺门各结构的总称，由疏松结缔组织连接，胸膜包绕组成。两侧肺根的长度为 1cm 左右。左、右肺根主要由主支气管、肺动脉和肺静脉组成，因为肺的分叶、血管和主支气管的行程不同，它们在肺根内的位置由上而下，两侧不同，左侧依次是肺动脉、左主支气管及下肺静脉，右侧是上叶支气管、肺动脉、右主支气管及下肺静脉。由前向后，两侧排列相同，依次是上肺静脉、肺动脉及主支气管。

2. 肺的分叶

肺由叶间裂分叶，左肺的叶间裂称为斜裂，由后上斜向前下，将左肺分为上、下两叶。右肺的叶间裂包括斜裂和水平裂，它们将右肺分为上、中、下三叶。肺的表面有毗邻器官压迫形成的压迹。如两肺门前下方均有心压迹；右肺门后方有食管压迹，上方是奇静脉；左肺门上方毗邻主动脉弓，后方有胸主动脉。

(1) 左肺的分叶：左肺被斜裂分成上、下两叶。左肺斜裂，起于肺门的后上方，经过肺的各面而终止于肺门的前下方。

① 左肺上叶：位于叶间裂的前上方，较下叶小，包括肺尖、肺前缘、肋面的前上部，膈面的一小部分及内侧面前上方的大部分。左上叶额外裂的大部分位于第一心切迹处。左肺上叶可分 5 个面，即肋面、前内侧面、后内侧面、斜裂面和膈面。

② 左肺下叶：呈锥体形，位于叶间裂的后下方，较上叶大，包括肺底的绝大部分，肋面的大部分，内侧面的一部分及后缘的大部分。左肺下叶可分为 4 个面，即前面、肋面、椎旁面和膈面。前面的大部分与左肺上叶相接触，称叶间区，其余部分与心包相接触，称心区。肋间可分为后、后外侧及外侧 3 个部分。肋面以叶间线与前面分界，一钝圆的肋椎旁面与椎旁面相分隔。椎旁面与脊椎和胸主动脉相接，从肺根和肺韧带与前面分界。膈面凹陷，与膈肌穹隆的上面邻近。

(2) 右肺的分叶：右肺位于气管、食管、心脏及大血管的右侧，胸腔右侧，由于心脏偏左侧胸腔和膈肌的影响，右肺大于左肺。右肺有斜裂外，还有水平裂，把右肺分为上、中、下三叶。右肺斜裂经过的位置与左肺相似，右肺水平裂，在肋面起于斜裂，约与第 4 肋骨的经过一致，水平向前内方，至第 4 肋软骨的胸骨端与肺前缘交叉，然后转向内侧面向后止于肺门前方。

① 右肺上叶：位于斜裂的前上方，右肺水平裂的上方，包括肺尖、肺前缘的上方大部分、肋面和内侧面的上部。上叶可分为 5 个面，即肋面、前内侧面、后内侧面、斜裂面和水平裂面。前缘将肋面与前内侧面分开；裂间缘介于水平裂面与斜裂面之间；下外缘将肋面与水平裂面及斜裂面分开；后缘钝圆，介于肋面和后内侧面之间。

② 右肺中叶：是一锥形叶，较小，其底为肋面，锥尖朝向肺门。右肺的中叶和上叶与左肺的上叶类似。中叶包括肋面和内侧面的前下部、前缘的下部及肺底的一部分。中叶分 5 个面，即水平裂面、内侧面、斜裂面、膈面和肋面。各面名称标志了它们所邻近的部位相对应。中叶各面的大小变化很大，如膈面大的可以占右肺全膈面的 1/3；膈面小的仅占全膈面的 1/12。肋面和上面的大小也有很大变化。中叶与上、下叶之间常有肺实质融合现象。

③ 右肺下叶：呈锥体形，尖向上，底向下呈凹陷形。下叶位于叶间裂的后下方，包括肺底的绝大部分、肋面的大部分、纵隔面的后下部及后缘的大部分。右肺下叶有 4 个面，即前面、肋面、椎旁面和膈面。前面有裂间嵴，嵴以上部分与上叶相接，称为上叶面；嵴以下部分与中叶相接，称为中叶面；肋面与胸壁相接；膈面与膈肌相邻，为下叶的底面。分隔各面的缘有，外侧缘为前面与肋面的分界线，肋椎旁缘钝圆而不明显，为肋面与椎旁面的分界线；下缘为膈面与其他 3 个面的分界线；前面与内侧面借肺门和肺韧带分隔。

（二）支气管及支气管肺段

在肺门处，左、右主支气管分出 2 级支气管，进入肺叶，称为肺叶支气管。左肺有上叶和下叶支气管；右肺有上叶、中叶和下叶支气管。肺叶支气管进入肺叶后，陆续再分出下一级支气管，即肺段支气管。各级支气管在肺叶内如此反复分支呈支气管树形态。

左、右支气管经肺门入肺。左支气管分两支，右支气管分三支。分别进入肺叶，称为肺叶支气管（第二级支气管）。在肺叶内再分支称为肺段支气管（第三级支气管）。每一支肺段支气管及其所属的肺组织称支气管肺段，简称肺段（是每一肺段支气管及其分支分布区域的全部肺组织的总称）。支气管肺段呈圆锥形，尖端朝向肺门，底朝向肺的表面，构成肺的形态学和功能学的独立单位。左、右肺内各有10 个肺段。有时左肺可出现共干肺段支气管，如后段和尖段，前底段与内侧底段支气管形成共干，此时左肺只有 8 个支气管肺段。

每一肺段均有一肺段支气管分布，因此，临床上也常以肺段为单位进行肺段切除。在肺段内，肺动脉的分支与肺段支气管的分支伴行，但肺静脉的属支却在肺段之间走行，接受相邻两肺段的静脉血。因此，这些段间的静脉又可作为肺叶分段的标志。相邻两肺段之间除表面包有肺胸膜外，还被少量疏松结缔组织相分隔。

二、肺的组织学结构

肺是机体与外界进行气体交换的器官。支气管、血管、淋巴管和神经由肺内侧的肺门进入肺。脏胸膜覆盖在肺表面，并且在肺门处反折与壁胸膜相连续。肺组织分为实质和间质两部分。肺实质指肺内各级支气管直至终端的肺泡；间质指肺内结缔组织、血管、淋巴管和神经等。主支气管由肺门进入肺内，形成一系列分支管道，形状像一棵倒置的树，称为支气管树。支气管树一般分为 24 级，人肺支气管的分支和分级见表 6-1。其中，从叶支气管到终末支气管，称为肺导气部；从呼吸细支气管开始，以下各段均出现肺泡，称为肺呼吸部。每个细支气管连同它的分支和肺泡构成一个肺小叶。每叶肺有 50～80 个肺小叶。肺小叶呈锥形，尖端向肺门，底向肺表面，肺小叶之间有结缔组织间隔，在肺表面可见肺小叶底部轮廓，直径1.0～2.5cm。肺小叶是肺的基本结构单位，

表 6-1　人肺内支气管分支和分级

分支级别	名　称	直　径
0	气管	18mm
1	支气管	12mm
2	叶支气管	8mm
3～4	段支气管	6mm
5～10	小支气管	2mm
11～13	细支气管	1mm
14～16	终末细支气管	1～0.5mm

（续表）

分支级别	名　称	直　径
17～19	呼吸细支气管	0.5mm
20～22	肺泡管	0.5～0.4mm
23	肺泡囊	
24	肺泡	244μm

（一）肺导气部分

肺导气部分包括叶支气管、小支气管、细支气管和终末细支气管。

1. 叶支气管至小支气管

从叶支气管至小支气管，管壁结构与气管及肺外支气管相似，由黏膜、黏膜下层和外膜三层构成。但是，随着管径变细，管壁变薄。黏膜上皮也是假复层纤毛柱状上皮，由纤毛细胞（占61%）、杯状细胞（占6%）、基细胞（占32%）和小颗粒细胞构成。每个纤毛细胞有200多根纤毛，每分钟摆动200多次，朝着鼻部方向摆动，将空气中灰尘、小颗粒异物和细菌及气管内黏液向鼻孔方向排出。支气管从肺门进入肺后，外膜内的软骨环变成不规则的软骨片，软骨片也逐渐减少，其间出现环形、斜行或螺旋形排列的平滑肌层。

2. 细支气管

细支气管（bronchiole）的内径约为1mm。其上皮由假复层纤毛柱状上皮逐渐变为单层纤毛柱状上皮，上皮内杯状细胞的数量很少或消失；管壁内腺体和软骨片的数量也很少或消失；平滑肌的数量逐渐增多。

3. 终末细支气管

终末细支气管（terminal bronchiole）的内径为0.5mm。其上皮为单层柱状或立方上皮，上皮内的杯状细胞完全消失；管壁内的腺体和软骨片也均消失；上皮外有完整的环形平滑肌。细支气管和终末细支气管管壁上平滑肌的收缩和舒张受自主神经支配，从而改变细支气管和终末细支气管的管径大小，起到调节气流量的作用。

细支气管和终末细支气管上皮内有两种细胞，即纤毛细胞和无纤毛细胞。无纤毛细胞除了少量基细胞、刷细胞和小颗粒细胞外，大多数为克拉拉细胞（Clara cell），也称细支气管细胞（bronchiole cell）；此外，还有神经上皮小体。

克拉拉细胞在小支气管已经出现，在细支气管和终末细支气管较多。是高柱状，游离面呈圆顶状凸向管腔，胞质染色浅。电镜下，顶部胞质内有许多致密的分泌颗粒，圆形或椭圆形；胞质内有内质网和糖原等细胞器。细胞的功能尚不清楚，据推测可能有 3 种功能；①细胞分泌稀薄的分泌物，覆盖在细支气管处的腔面，参与构成上皮表面的黏液层。细胞的分泌物主要是蛋白质和水解酶，能分解黏液，防止其堆积于管腔，影响气流的通行；分泌物可能还具有降低表面张力的作用，但与 Ⅱ 型肺泡细胞分泌的表面活性物质有所不同。②细胞内含有细胞色素 P_{450} 氧化酶系，可对许多药物和外来毒性物质进行生物转化，使其减毒或易于排泄，并能激发某些脂溶性和水溶性化合物的代谢。③当细支气管上皮受损时，克拉拉细胞能够分裂增殖，形成纤毛细胞。

K 细胞（Kulttschizky cell），又称嗜铬或嗜银细胞或 Feyrter 细胞，具有特殊的分泌功能，属于神经内分泌细胞。K 细胞主要分布在肺的细支气管上皮内，细胞质内有密集的致密核心小泡。新生儿的 K 细胞数量较少，细胞质内含有降钙素（CT）免疫反应阳性颗粒；正常成人肺内较难看到 K 细胞。目前发现，某些肺癌细胞起源于神经内分泌细胞，患者常伴有高降钙素血症。K 细胞可以发展为肺小细胞癌和肺支气管癌。

在人类肺的发育过程中，神经内分泌细胞呈离心型分化，即从支气管逐渐向周围分支发展变化。在胚胎第 5～12 周，肺内支气管呈单层柱状或单层立方上皮，上皮内神经内分泌细胞主要为 P_1 型；在胚胎第 16 周支气管树完全形成时，肺内的神经分泌细胞有 3 型，即 P_1 型、P_2 型和 P_3 型；在胚胎第 18～25 周，肺内细支气管末端部分均有神经内分泌细胞存在，细胞的位置通常是在靠近基膜下方的毛细血管或平滑肌。

肺神经内分泌细胞的数量随胚胎生长数量逐渐增多，在胎儿第 20 周时，数量达到最高值，而且细胞也已经发育成熟并出现分泌活动。胎儿出生后 1 个月，细胞数量开始下降，成人时维持在最低水平。在胎儿肺，神经内分泌细胞分泌的 5-HT 可维持肺内动脉的紧张性；除此之外，它还有旁分泌的作用，能够调节周围上皮细胞的分化和分泌作用。

肺神经内分泌细胞主要分布于支气管分支的上皮（72%）、细支气管上皮（24%）及肺泡管上皮（4%）。正常情况下，肺内神经内分泌细胞的分布不随年龄增长而改变。经常接触烟雾者，肺内神经内分泌细胞数量增多；产前经常接触尼古丁或烟雾者，其子代肺内神经内分泌细胞数量增加；新生儿的小支气管发育异常或巨噬细胞浸润，也可以引起肺内神经内分泌细胞数量增加。

神经上皮小体是分布在呼吸道上皮内的神经内分泌细胞群，主要分布在支气管远端的各级分支内。在 HE 染色切片上，神经上皮小体细胞呈卵圆形，胞质着色浅，与周围的上皮细胞明显不同。

（二）肺呼吸部分

肺呼吸部分包括呼吸性细支气管、肺泡管、肺泡囊及终端的肺泡。呼吸性细支气管是由终末细支气管分支形成的，每个终末细支气管分支形成 2 支或 3 支以上的呼吸性细支气管。

1. 呼吸细支气管

呼吸细支气管管壁结构不完整，管壁上有少量肺泡的开口。管壁上皮由单层纤毛柱状上皮逐渐移行为单层柱状或立方上皮，上皮内没有杯状细胞，上皮外有分散的平滑肌、弹性纤维和胶原纤维。人肺呼吸细支气管近端的上皮有两种类型。一种是支气管型上皮，由纤毛细胞、柱状细胞和基细胞构成，这种类型的上皮靠近肺动脉分支处，与终末细支气管相连续；另一种是肺泡型上皮，以立方形和扁平形细胞为主，其中立方形细胞是Ⅱ型肺细胞的前身。

2. 肺泡管

肺泡管是由呼吸支气管分支形成的，每支呼吸支气管分支形成 2～11 个肺泡管。肺泡管管壁上有许多肺泡开口，故其自身的管壁结构很少，仅在相邻肺泡开口之间存在光镜下看，呈现为相邻肺泡开口之间的结节状膨大。结节状膨大表面是单层扁平或单层立方上皮，上皮下有弹性纤维、网状纤维和少量的平滑肌。肌纤维环绕在肺泡开口处，收缩时管腔明显缩小。

3. 肺泡囊

肺泡管分支形成肺泡囊，一支肺泡管分支形成 2～3 个肺泡囊。囊壁结构和肺泡管相似，是多个肺泡共同开口的一个区域。与肺泡管不同的是，肺泡开口处没有结节状膨大，仅有少量的结缔组织。

4. 肺泡

肺泡是气道的终端部分。肺泡是半球形的小囊，直径 200μm。肺泡开口于呼吸性细支气管、肺泡管或肺泡囊，是肺进行气体交换的部位。成人肺有 3 亿～4 亿个肺泡。吸气时表面积可达 140m²。肺不同部位的肺泡大小不完全相同，通常肺上部的肺泡较大，下部的肺泡较小。肺泡壁很薄，由表面的肺泡上皮和深部的结缔组织构成。肺泡上皮由两种细胞构成，即 Ⅰ 型肺泡细胞和 Ⅱ 型肺泡细胞。

(1) Ⅰ型肺泡细胞（type Ⅰ alveolar cell）：细胞是扁平形，形态不规则，细胞除含核部位略厚外，其余部分菲薄，只有 0.2μm，光镜下很难辨认。电镜下，核周胞质内含有少量线粒体、高尔基复合体和内质网；周边部的胞质内细胞器很少，有少量微丝和微管，靠近细胞膜部位有较多的吞饮小泡，吞饮小泡的内容物是空气中的微小尘埃，这些物质将被转运到肺间质中。Ⅰ型肺泡细胞覆盖肺泡表面积达 95% 以上，是肺与血液进行气体交换的结构组成部分。细胞游离面覆盖糖蛋白，基底部附着在基膜上，相邻 Ⅰ 型肺泡细胞之间及 Ⅰ 型肺泡细胞与 Ⅱ 型肺泡细胞形成紧密连接，可以防止组织液向肺泡渗入。Ⅰ型肺泡细胞是高度分化的细胞，没有自我增殖能力，损伤后由 Ⅱ 型肺泡细胞增殖补充，通常在几天内完成修复过程。

(2) Ⅱ型肺泡细胞（type Ⅱ alveolar cell）：Ⅱ型肺泡细胞散在分布于 Ⅰ 型肺泡细胞之间，约覆盖肺泡表面积的 5%。细胞呈立方形或圆形，表面凸向肺泡腔，细胞核圆形，体积较大，胞质染色较浅。电镜下看，细胞游离面有发达的微绒毛；细胞质内有较多的粗面内质网、高尔基复合体、线粒体及溶酶体，核上区有较多高电子密度的分泌颗粒，因为颗粒含同心圆或平行排列的板层状结构，故称板层小体。板层小体的颗粒内容物主要为磷脂。Ⅱ型肺泡细胞通常以胞吐的方式释放颗粒内容物，分泌物在肺泡上皮细胞表面铺展开形成一层薄膜，称为表面活性物质（pulmonary surfactant, PS）。

PS 的主要成分是二棕榈酰卵磷脂。PS 的主要功能是降低肺泡表面张力，稳定肺泡大小。呼气时，肺泡缩小，PS 密度增加，降低了表面张力，可防止肺泡塌陷；吸气时，肺泡扩大，PS 密度降低，肺泡回缩力增加，可防止肺泡过度膨胀。正常情况下，PS 是不断更新的。当肺循环发生障碍时，PS 分泌减少，肺泡表面张力增加，引起肺不张。一般胎儿发育到 30 周出生的早产儿缺乏 PS，肺泡表面张力增加，血氧不足，肺泡毛细血管通透性增加，血液中的血浆蛋白和液体渗出，在肺泡表面形成一层透明膜样物质，使肺泡难以扩张和进行气体交换，导致进行性呼吸困难，称为新生儿透明膜病（neonatal hyaline membrane disease），也称新生儿呼吸窘迫综合征（infant respiratory distress syndrome，IRDS）。在妊娠晚期，羊水中 PS 的含量较少或缺乏，胎儿出生后易患新生儿呼吸窘迫症。

（三）肺泡隔

肺泡隔（alveolar septum）是指相邻肺泡间的薄层结缔组织及丰富的毛细血管。

毛细血管为连续性的，其内皮细胞厚度为 0.1～0.2μm，游离面有薄层糖衣，基底面有基膜、外膜细胞和肌成纤维细胞等。细胞器大多位于核周，线粒体、粗面内质网、高尔基复合体及吞饮小泡常见，其中吞饮小泡为内皮细胞结构特征之一，细胞内大分子物质主要以此种方式转运。内皮细胞之间虽有紧密连接，但仍有一定通透性，如 HRP 和血红蛋白等可通过细胞间隙，静脉端毛细血管通透性更大。

毛细血管紧贴肺泡上皮，两层基膜大部分部位融合，厚度为 0.1～0.2μm；有些部位有间隙，间隙中含弹性纤维、胶原纤维、网状纤维及基质，还有成纤维细胞、浆细胞、巨噬细胞及少量的肥大细胞。吸气后的回缩力主要与弹性纤维有关，老年人弹性纤维退化，弹性消失，故易发生肺气肿，吸烟可加速退化进程。

气 - 血屏障（blood-air barrier）是指肺泡内气体与血液内气体之间进行交换所通过的结构，主要由肺泡表面活性物质层、I 型肺泡细胞、基膜、薄层结缔组织、毛细血管基膜与内皮构成。其总厚度为 0.2～0.5μm，气体弥散的速度与气 - 血屏障的厚度成反比。气 - 血屏障的损伤不仅会妨碍气体交换，而且还会因毛细血管通透性改变引起肺水肿或形成透明膜，导致呼吸困难。第 19 周的胎儿肺可看到气 - 血屏障结构，第 20～22 周较厚，之后逐渐变薄，至第 27 周时明显较薄，肺气体交换功能基本建立。

（四）肺泡孔

肺泡孔（alveolar pore）是相邻肺泡之间气体流通的小孔。小孔呈圆形或卵圆形，直径 10～15μm，少量弹性纤维及网状纤维环绕其周围，为相邻肺泡之间气体沟通均衡的通道。该结构存在有利有弊，若有某支气管阻塞时，气体可由肺泡孔建立侧支通气；但若有某部位感染，炎症也可由肺泡孔扩散蔓延。

除肺泡孔外，导气部细支气管的远端与邻近肺泡之间也有管道相通，直径 20～30μm，称为支气管 - 肺泡交通支或称 Lambert 管道。相邻细支气管之间亦存在孔道相通，直径 120μm，也有侧支通气作用。

（五）肺巨噬细胞

肺巨噬细胞（pulmonary macrophage，PM）来源于骨髓干细胞，单核细胞进入肺间质，分化为巨噬细胞，分布广泛，数量约 10^7 个。根据其存在部位可分为肺泡巨噬细胞（AM）、间质巨噬细胞（IM）、胸膜巨噬细胞和支气管壁巨噬细胞。

肺巨噬细胞体积较大，直径 $20\sim40\mu m$，胞体形态不规则，胞核为卵圆形，胞质丰富。细胞膜有明显的突起和微皱褶，胞质含线粒体、内质网和高尔基复合体，还有大量吞饮小泡、溶酶体、空泡、多泡体及中间丝、微丝和微管。当肺巨噬细胞吞噬灰尘颗粒之后即称尘细胞（dust cell），于肺泡隔和各级支气管附近常见。心力衰竭的患者，由于肺循环淤血导致肺泡隔毛细血管充血渗出，肺巨噬细胞吞噬红细胞，将其所含血红蛋白转化为棕黄色含铁血红素颗粒，此时的肺巨噬细胞通常被称为心力衰竭细胞（heart failure cell）。若此种细胞随痰液咳出，则形成铁锈色痰。

肺巨噬细胞的寿命为 $1\sim5$ 周，有活跃的吞噬功能，发现细菌、尘埃或细胞碎片等抗原时，肺巨噬细胞会伸出伪足包围，形成吞噬体，吞噬体和初级溶酶体合成次级溶酶体，分泌多种水解酶，分解消化所吞噬的异物。肺巨噬细胞属于机体的单核吞噬细胞系统（MPS），是机体防御系统的重要组成部分，具有清除细菌、病毒、异物、衰老细胞及肿瘤细胞的功能。在某些条件下也可产生病理损害，如肺巨噬细胞过度集聚并活化，可释放活性氧、中性蛋白酶类、血纤维蛋白溶酶原激活因子、IL-1、弹性酶和胶原酶等生物活性物质，这些物质与免疫系统、凝血系统和纤维蛋白溶解系统相互作用，损伤肺组织，引发肺气肿及间质纤维化等疾病。

（六）肺的血管

肺内有两套血管系统，一是肺循环血管，是肺进行气体交换的功能性血管；二是支气管循环血管，是肺组织的营养血管。

1.肺循环

肺动脉经肺门入肺，与分支和各级支气管分支伴行，末端在肺泡隔形成毛细血管网。肺动脉前 6 级分支为弹性动脉，血管腔大管壁薄，其余分支较多，管径至 1mm 时变为肌性动脉。前毛细血管无明显括约肌，而且管壁较体循环同等级血管薄。毛细血管网总面积约为 $35m^2$，有利于肺泡气体与血液中气体的迅速交换。肺毛细血管网的血容量约占肺血容量的 50%。肺静脉由呼吸性细支气管、肺泡管、肺泡囊、肺泡及肺胸膜处的毛细血管汇合而成，小静脉走行于肺小叶之间的结缔组织，引流周围肺小叶的血液，并不与小动脉伴行，较大静脉才与动脉伴行，并终止于肺门处汇合为肺静脉。

2. 支气管循环

支气管动脉起于胸主动脉和锁骨下动脉，位置及数目均有较大个体差异，为肌性动脉，管壁肌层较厚，管径较肺动脉细。动脉由肺门支气管后入肺，分支供应从支气管至呼吸性细支气管管壁及肺动脉、肺静脉、结缔组织、肺门部淋巴结和胸膜等部位。支气管动脉分支穿入支气管分支管壁的外膜，深入平滑肌形成毛细血管网，并向黏膜层发出分支，亦形成毛细血管网。毛细血管为有孔型，通透性大，便于大分子物质转运。每条支气管动脉的分支均可供应 1 个以上的肺小叶，此种血供特点可以保证当一条支气管动脉分支阻塞时，可以由其他分支供血。但也有研究认为，支气管动脉和肺动脉的分支规律地分布在同一个肺泡壁上，即肺泡一侧接受肺动脉分支供血，对侧接受支气管动脉分支供血。支气管循环内的静脉血一部分汇入肺静脉，另一部分汇入支气管静脉。肺组织内还有支气管动脉与肺动脉的交通支（正常状态下关闭）。

（七）肺的神经

肺内有内脏神经和感觉神经。神经纤维于肺门形成肺丛，并伴随血管伴行入肺，沿其走行可见神经细胞。内脏神经和感觉神经分布在各级支气管管壁的腺体、平滑肌及血管。内脏神经为副交感神经，属于胆碱能神经，其兴奋可引起腺体分泌，导致各级支气管管壁平滑肌松弛及血管扩张。感觉神经为交感神经，属于肾上腺素能神经，其兴奋可抑制腺体分泌，导致各级支气管壁平滑肌收缩及血管收缩。神经末梢可分布于肺泡隔内、肺泡管的管壁和 II 型肺泡上皮细胞。

肺组织内除胆碱能神经和肾上腺素能神经外，还有非肾上腺素能非胆碱能（NANC）神经。NANC 神经末梢可释放具有双向作用的肽类神经递质，即可诱导支气管收缩和舒张，分别称为兴奋性（eNANC）神经和抑制性（iNANC）神经。大多数学者认为 iNANC 神经支配是人体唯一的神经源性支气管舒张途径。另外，或许是 iNANC 神经介质之一的血管活性肠肽（VIP）可抑制乙酰胆碱的释放。呼吸道 iNANC 神经对支气管的扩张作用可能主要通过 NO 实现，在 NANC 神经内有 NO 合成酶（NOS）存在，因此可以推断 NO 可能是 NANC 神经内的重要神经递质。神经肽、SP 和降钙素基因相关肽（CGRP）可介导 eNANC 神经反应。

（八）肺的淋巴管

肺的淋巴管由浅丛和深丛组成。浅丛位于肺胸膜中，有数支淋巴管汇入肺门淋巴结。淋巴管壁内膜向腔内突起并反折形成瓣膜，保证淋巴仅向肺门方向流动，防止反流。深丛位于各级支气管管壁内及肺动脉、肺静脉周围，有数支淋巴管汇入肺门淋巴结。肺癌扩散时，癌细胞常先侵犯支气管周围及血管周围淋巴间隙，沿着淋巴管顺肺段、肺叶向肺门部扩散，进一步流至支气管及气管旁淋巴结。转移的癌细胞导致肺门部淋巴回流障碍时，淋巴可反流至肺的浅丛，即胸膜淋巴渗透，可见胸膜上显现出灰白网状细纹。

（九）肺的年龄变化

肺的组织学形态结构会随年龄增长发生一定变化，60 岁之后变化更为明显，主要表现为支气管软骨钙化、弹性减弱、管壁变硬、口径增粗等。老年肺的肺泡管、肺泡囊、肺泡腔扩大，管壁弹性退化、毛细血管减少和肺泡孔增多。30 岁时肺泡表面积约为 75m^2，此后每 10 年递减 4%；20 岁时肺组织与肺泡腔容积之比为 11%，80 岁时减少至 7%。老年肺的胶原蛋白和弹性蛋白增多，同时胶原纤维亦增多，常于肺泡隔中的毛细血管与肺泡上皮细胞之间出现胶原层和弹性板，弹性蛋白胶链增多，降低弹性纤维伸缩性，肺弹性回缩力下降还与糖胺多糖、透明质酸和软骨素等减少有关。老年肺的功能改变主要表现在肺活量减小、气体弥散功能减弱、通气反应能力下降及氧饱和度降低。

第7章 肺癌的流行病学与病因学

一、肺癌流行病学

　　肺癌的发病率与死亡率有明显的地区差异，多发地区为欧洲、俄罗斯、北美、南美、澳大利亚、东南亚、中国等地，男性肺癌年龄标化发病率分布范围从 2.5/10 万（西非）到 73.6/10 万（北美），说明肺癌发病率地区差异很大，最高和最低比值达 29 倍，目前全球新肺癌发病例中 50.1% 发生在发达国家，近 30 年来发展中国家的肺癌发病率明显增高。欧洲和美国的肺癌调整死亡率（世调率）男女分别为 57.2/10 万和 25.1/10 万。我国则为 29.7/10 万和 11.7/10 万。

　　我国不同地区肺癌死亡率差异也很大，20 世纪 90 年代恶性肿瘤抽样调查，显示中国肺癌死亡率是 17.54/10 万，其中男性为 24.3/10 万，女性为 10.66/10 万，全国各地肺癌死亡率有所不同，为 7.84/10 万（甘肃）至 43.58/10 万（上海），肺癌的死亡率城乡有明显差异，城市居民中肺癌死亡率为 35.36/10 万，农村为 15.83/10 万，说明城市肺癌死亡率明显高于农村。

　　1990—1992 年全国恶性肿瘤抽样调查中，肺癌死亡率最高 3 个地区是重庆市 58.74/10 万，广州市荔湾区 58.21/10 万，其他肺癌死亡率高发区是天津、东北、内蒙古、山东、江苏、四川、广东等省市。

　　肺癌的发病率和死亡率在世界各国中，男性均高于女性，肺癌的发病率从 20 世纪 30 年代开始迅速上升，到 50 年代成为发达国家男性癌症死亡主要原因，近年来女性肺癌发病率也开始上升，与吸烟和被动吸烟有关。

　　肺癌病理类型男女也有差异，男性吸烟者以鳞癌多见，女性以腺癌多见。不同年龄肺癌发生情况也不同，可能与免疫状态及不同年龄段暴露于致癌物质时间长短有所不同，肺癌随年龄的增加而上升，10 岁前罕见有肺癌发生，40 岁前后开始上升，到 70 岁达到高峰。

　　近年来我国肺癌发病率和死亡率迅速上升，肺癌在癌症发病率由原来第六位上升到第一位，占癌症死亡患者中 22%，我国每年新肺癌发病人数约 70 万。

二、肺癌病因

原发性肺癌病因比较复杂，肺癌致病因素已发现有 1000 多种可在动物身上实验引起肺癌，目前了解比较多的环境性致癌因素有大气污染、吸烟、职业因素、化学物质、电离辐射、遗传因素等。

（一）吸烟

吸烟者引起肺癌是不吸烟者 10 倍以上，吸烟量与肺癌发生呈正相关系，戒烟后可以减少肺癌发生的危险性，吸烟与肺癌发生和开始吸烟年龄、吸烟年限、吸烟量、烟草种类有关。烟草在点燃过程中局部温度可达 900℃以上，形成 4000 种新化学物质，其中大部分对人体有害，危害最大的是尼古丁（烟碱）、一氧化碳和烟焦油。烟焦油是导致肺癌主要原因，烟焦油含有以多环芳烃和亚硝胺两类为主的多种致癌物及酚类促癌物。烟含有的一些致癌物质可直接损伤 DNA，引起基因损害，另一些致癌物（如多环芳烃类和亚硝胺类化合物）则需要代谢激活后才能损伤 DNA。吸烟者肺鳞癌发病率较高，吸烟不但危害吸烟者本人的健康，而且由于污染了室内环境，还会危害不吸烟者的身体健康。发现重度吸烟者的非吸烟妻子患肺癌的危险性增高，而且存在剂量呈正相关系。综合分析，发现非吸烟者的妻子因丈夫吸烟而患肺癌的危险性增加 30%，发病高峰期年龄为 60—74 岁。

（二）大气和环境污染

大气和环境污染是导致肺癌发生的主要危险因素之一。城市大气和环境污染主要来源于机动车辆尾气、燃煤取暖及工业燃烧废物等，从污染大气中，已查明的致癌物有多环芳烃、脂肪族巯基化合物等，是不吸烟者肺腺癌发病显著上升的主要因素。研究认为目前肺腺癌发生率升高与采用的低焦油含量香烟并不一致，而与空气污染日益严重有关。烹饪时使用的燃料和油烟是女性肺癌发生的危险因素。上海市对女性肺癌的病例对照研究发现，烹调时室内烟雾弥漫的女性肺癌危险度比室内无或少烟雾的女性高约 60%。

（三）职业暴露

流行病学、病理学和实验证实，职业和生活环境中接触细小的致癌物质颗粒或烟尘被认为是肺腺癌发病率增加的主要原因。长期接触或大量吸入放射性物质（如铀、镭及其衍化物氡等），长期接触煤气、含放射性金属矿及微波辐射等均可诱发肺癌。职业性短期接触二氧化硅、无机砷、石棉、铬、镍、煤焦、焦油、二氯甲醚、甲基氯甲醚等，均可使肺癌发病率增高。

（四）肺部慢性病

如肺结核、慢性支气管炎、硅沉着病（矽肺）、肺纤维化瘢痕等肺部慢性疾病也可发生肺癌。

（五）遗传因素

肺癌的发生是个体对环境危险因素的易感性与环境致癌因素相互作用的结果。早在 1960 年 Tokuhata 和 Lilienfeld 就提出了肺癌有家族聚集现象。这一观点在第 11 届世界肺癌会议上得到了英国学者 Matakidou 等的研究证实。该项研究是目前最大的有关女性肺癌家族聚集性的病例对照研究，对 1999—2004 年的 1482 例女性肺癌患者和 1079 例对照的一级亲属患肺癌情况进行了对比，结果发现一级亲属患肺癌的人数与肺癌风险具有显著相关性；< 60 岁患病者，肺癌机会比为 2.22，尤其是具有家族史的非吸烟女性患肺癌风险增高更明显。基因不稳定性可以增加非小细胞肺癌的发生。大量资料提示肺组织癌变可能与细胞遗传物质多次改变有关，其中包括染色体的丢失，重排及突变，第 1、3、11、13、17 染色体上异常变化，致癌基因（ras、raF、Fur、mye 等）的活化或抑制癌基因（P53、Rb 等）丢失，导致细胞生长失控，或提供细胞发生癌变有利条件，最终导致细胞恶变。

（六）其他

机体免疫功能低下，使人体正常细胞中的原癌基因和抑癌基因异常改变，失去对细胞调控的平衡能力，即发生肺癌。肾移植患者长期使用免疫抑制剂，癌症发生率高达 5% 左右。油炸食品、烧烤食品、营养不良、缺乏蔬菜水果摄入、肺部既往病史、内分泌失调等可能与肺癌的发生有一定关系。激素水平、心理及精神因素对肺癌发生的影响亦被人们重视。

第8章 肺癌的病理学

一、肺癌分型

肺癌大体分型是根据肺癌发生部位和形态分为中央型，周围型和弥漫性三种。

（一）中央型

癌灶位于肺门部，右肺多于左肺，上叶比中下叶多见，癌灶由肺段支气管以上至总支气管发生，浸润气管壁使气管壁增厚，管腔变狭窄甚至闭塞，进一步发展引起支气管扩散，并累及周围肺组织及淋巴结，在肺门部融合成环绕支气管形成巨大肿块，肿块周围有卫星灶。

（二）周围型

癌灶发生在肺段以下支气管，常在胸膜内形成 3~8cm 球形或结节状无包膜肿块，与周围肺组织界限较清晰，而与支气管关系不明显，本型发生淋巴结转移较中央型迟。Pancost 癌是位于肺上叶顶部，可由胸膜长入胸壁。

（三）弥漫性

少见，癌组织沿肺泡弥漫浸润生长，很快侵犯大部分肺叶或全肺、呈肺炎样或大小不等结节，分散在肺叶内。

近年来有学者将肿块直径＜2cm，并局限于管内和管壁浸润，无淋巴结转移列为早期肺癌。临床及常规 X 线检查为阴性，痰癌细胞检查为阳性。

肺癌组织学结构多种多样，一般分为鳞状细胞癌、腺癌、小细胞癌、大细胞癌四种基本类型。

绝大多数肺癌均起源于各级支气管黏膜上皮，起源于支气管腺体或肺泡上皮细胞较少。肺鳞癌主要起源于段及亚段支气管黏膜上皮，经鳞状化增生，变异增生和原位癌等阶段演变为浸润癌。肺腺癌来自支气管腺体。细支气管肺泡癌来自细支气管分泌黏液上皮或含糖原 Clara 细胞或者来自 Ⅱ 型肺泡上皮细胞；小细胞肺癌来源于位于支气管黏液腺和支气管黏膜内的 Kultschitzky 细胞（嗜银细胞）。

二、鳞状细胞癌

鳞状细胞癌（squamous cell carcinoma，SCC）是肺癌中最常见的组织学类型，占肺癌 50%～70%，尸检统计占 35%～45%。患者以老年男性占绝大多数，是肺癌最常见一种类型，超过 90% 有吸烟史。大多数肺鳞状细胞癌发生在位于中心的主干、叶或段支气管，易被纤维支气管镜检查发现，痰脱落细胞学检查阳性率高，可达 80% 以上。肿块生长较慢，转移较迟。

【大体标本】肿瘤常呈灰色或白色，实性程度依据纤维化的程度不同而不同，中央有局部碳素颗粒沉着，肿瘤体积较大者可形成空洞。中央型肿瘤形成腔内息肉状或侵犯支气管壁到周围组织，并可能阻塞支气管腔而导致分泌物潴留、肺不张、支气管扩张、阻塞性脂质性肺炎和感染性支气管炎。

【细胞学】鳞状细胞癌的细胞学表现根据组织分化程度和标本类型而不同。肿瘤细胞，伴有不规则的深染的核，位于中央，有一个或多个小核仁，细胞质丰富。肿瘤细胞常散在分布，可呈多样的形状，如梭形和蝌蚪形，也可表现黏附性聚集，通常呈扁平片状伴有拉长的或梭形核。

【显微镜观察】依据癌细胞角化、角化珠形成和细胞间桥等特征，可把肺鳞状细胞癌分为高、中、低分化三个级别。

(1) 高分化鳞癌：角化珠明显，有细胞内角化和发育良好的细胞间桥，核大小不等，染色质颗粒状，核分裂少见。

(2) 中分化鳞癌：癌细胞巢界限尚清楚，癌巢周边区域的椭圆形核有向巢中央呈栅栏状排列的倾向，有细胞内角化，但无角化珠形成。

(3) 低分化鳞癌：无细胞角化现象或角化珠，癌细胞大小不等、松散，细胞间桥不明显，核异型性明显，染色质粗颗粒状，核仁大，核膜厚。

【预后因素】肺鳞状细胞癌术后 5 年生存率平均为 25%～70%，预后比腺癌好。影响预后的因素主要为临床分期和肿瘤体积大小。肺鳞状细胞癌生长较腺癌快，但转移比腺癌晚，晚期鳞癌多发生肺门淋巴结和纵隔淋巴结转移，远处转移少见。

三、腺癌

肺腺癌（adenocarcinoma），有腺样分化或有黏液产生，表现为腺泡样、乳头样、细支气管肺泡样、具有黏液形成的实性巢或以这些形式混合生长的恶性上皮性肿瘤。肺腺癌发生率在肺癌中占第三位。

【大体标本】肿块直径多在 4cm 以上，常累及胸膜，周围型肺癌中近 60% 为腺癌，常有肺门淋巴结转移。肺腺癌可表现为单一性或多发性病变，病变大小各不相同。绝大多数肺腺癌可表现为以下 6 种大体类型之一，有些类型也可混合存在。

第一种最常见的类型是周围型肿瘤，灰白色中央纤维化伴胸膜皱缩。位于皱缩胸膜下的中央区域常常是一炭样色素沉着的结缔组织增生性纤维化的 V 形区。肿瘤边缘可呈分叶状或星状，边界不清。具有明显的非黏液型细支气管肺泡癌（nonmucinous-bronchioalveolar carcinoma，NM-BAC）的小肿瘤的结节性实性成分边缘可存在一些肺泡结构，这些病变与放射检查片中所示的磨玻璃状阴影相对应。一些周围型腺癌由于黏液分泌丰富而呈胶质状。

第二种类型是中央型或支气管内肿瘤。肿瘤可呈斑块状或息肉样生长，表面仍覆盖一层黏膜组织。随着支气管腔阻塞程度的增加，远端的肺实质可表现阻塞性"金色"（脂样）肺炎。

第三种类型为弥漫性肺炎样生长，肺叶实变并保留原有的组织结构。典型的病变有黏液型细支气管肺泡癌（mucinous-bronchio-alveolar carcinoma，M-BAC）。

第四种类型为弥漫性双侧肺部病变。在一些病例中可表现为广泛分布的结节（大小不同）并涉及所有的肺叶。癌细胞沿淋巴管广泛扩散而导致的间质性肺炎。

第五种类型肿瘤首先侵犯并沿着脏胸膜广泛播散，导致外皮样增厚，类似于恶性间皮瘤（假间皮瘤样癌）。

第六种类型为纤维化，可以存在局限性瘢痕，或是弥漫性间质纤维化。

【细胞学】肺腺癌细胞学诊断是单个细胞形态和细胞簇结构特征相结合。腺癌细胞可表现为单个分布或呈三维的桑葚状、腺泡状、假乳头状及具有纤维血管核心和（或）层状细胞的真乳头结构。细胞簇边界非常清楚，细胞胞质含量各不相同，但通常较为丰富。与鳞状细胞癌相比，肿瘤细胞呈嗜碱性伴半透明状。大多数细胞的胞质呈均一性或颗粒状，而其他细胞由于含有丰富的不清晰的小泡而呈泡沫状。在一些病例中可见到含有单个充满黏液的大空泡的细胞，膨胀的胞质将细胞核挤向一侧，形成所谓的印戒细胞。

肿瘤细胞常表现为单个核，位于细胞一侧，圆形至卵圆形，外形较光滑，轻度不规则，染色质呈细颗粒状。在分化较好的肿瘤中染色质呈均匀散在分布，而在分化差的肿瘤中呈粗糙状不规则分布或表现为深染。肿瘤中核仁表现明显，特征呈单个巨大的核仁，外形从圆形至不规则形。

【显微镜观察】主要组织学亚型模式有腺泡型、乳头状型、细支气管肺泡型和实性腺癌伴黏液分泌。与混合型相比，单纯由某一种模式组成的腺癌较少见。腺泡型和乳头状型肿瘤可分高、中、低的分化程度。细支气管肺泡肿瘤常表现为中等或较好的分化。

(1) 腺癌混合型：是最常见的亚型，约占手术切除腺癌病例的 80%，除了与相混合的组织学亚型外，不同程度的分化（好、中、差）和细胞不典型（轻、中、重）均可表现。

(2) 腺泡状腺癌：由立方状或柱状细胞组成的腺泡和小管构成，这些细胞可分泌黏液，类似于支气管腺或支气管相衬的内皮细胞，包括 Clara 细胞。高分化腺癌癌巢呈腺管样结构，可伴有黏液分泌；低分化腺癌的癌巢呈筛状或实体状；未分化腺癌的癌细胞呈高度异型性，可呈肉瘤样结构。

(3) 乳头状腺癌：以纤维血管为轴心的乳头状结构，中间可见杂乱排列的二级、三级分支状乳头，表面附腺癌细胞，乳头状结构应占肿瘤细胞的 75% 以上为诊断标准。

(4) 细支气管肺泡癌：1999 年世界卫生组织将 BAC 严格定义为肿瘤细胞沿原有肺泡结构生长（鳞片状生长）的病变，并且没有间质、脉管或胸膜侵犯的证据。实际上是将 BAC 作为原位癌来看待。分为 3 个亚型，包括非黏液型（NM-BAC）、黏液型（M-BAC）、混合型，大多数 BAC 是非黏液型，25% 的病例是黏液型，混合亚型非常少见。

大体上，BAC 可呈现为一个孤立结节，多发结节或弥漫实变类似肺炎（肺炎型）。孤立结节通常见于非黏液型，肺炎型通常见于黏液亚型。

组织学上 NM-BAC 显示细支气管 Clara 细胞和（或）Ⅱ型肺泡细胞分化。Clara细胞通常呈柱状，细胞质淡嗜酸性，核常位于顶端。Ⅱ型肺泡细胞是立方或圆顶样伴有小的胞质空泡或透明乃至泡沫样胞质，可见嗜酸性核内包涵体。M-BAC 细胞呈高柱状，核位于基底和淡染胞质，有时像杯状细胞含大量胞质黏液并产生黏液在周围肺泡间隙形成黏液池。

免疫组化染色肺腺癌可表达 CK7、TTF-1、CAM5.2、CK8、CK18 和 CK19，其中 CK7 在 95.83% 的肺腺癌中表达，但在 100% 的肺小细胞癌和 88.57% 的肺鳞状细胞癌中为阴性表达。NM-BAC CK7 阳性，甲状腺转录因子 -1（TTF-1）阳性，CK20 阴性。M-BAC 中 CK7 阳性，CK20 阳性，TTF-1 阴性。当 M-BAC 与结直肠转移癌形态学鉴别困难时，可加染 CDX-2，肺结肠转移癌 97% 为阳性，而 M-BAC 为阴性。

(5) 伴有黏液分泌的实性腺癌，有 2 种类型。

① 胎儿型腺癌：又称肺内胚叶瘤或上皮性肺母细胞瘤，是一种腺体成分类似于肺母细胞瘤，是无间叶成分的肿瘤。好发年龄 40—50 岁，无性别差异，以肺外周区多见。WHO 的概念为由类似胎儿的肺小管、富于糖原、无纤毛细胞组成的小管，形成腺样结构，腺体成分有明显的子宫内膜样表现，出现透亮的细胞核，常见桑葚体。

② 透明细胞腺癌：癌组织主要是由透明细胞构成，任何种类腺癌都可发生局灶性透明细胞改变，只有透明细胞成分超过 50% 才能诊断为透明细胞腺癌。

【预后】女性肺癌患者总生存率相对较好，腺癌比鳞癌患者预后好。

非黏液型预后最好，小于 2cm 的孤立型 BAC，可手术切除治愈，黏液型倾向形成卫星结节和肺炎型，预后比非黏液型差；具有 BAC 特征的腺癌，预后好于单纯的腺癌，且 BAC 成分越多，预后越好。

四、小细胞癌

肺小细胞癌（small cell lung cancer，SCLC）发生率在肺癌中居第二位，临床统计占肺肿瘤的 30% 以上，尸检统计占 15%～25%。患者男多于女（20：1），发病年龄在 35—60 岁。SCLC 亦多发生于肺中央部，生长迅速，常早期转移，恶性程度高，5 年生存率仅 1%～2%。

【大体标本】肿瘤呈白褐色、质软、易碎的肺门周围肿块，表现广泛性坏死和淋巴结侵犯。在肺内，肿瘤以黏膜下和环状生长方式沿支气管扩散，常侵犯淋巴管。

【细胞学】为疏松的和不规则的或合胞体样的细胞簇，也可表现为单个肿瘤细胞呈线状排列。在黏附性细胞聚集物中可观察到明显的核切迹，核分裂象常见。肿瘤细胞的核浆比较高，外形呈卵圆形至不规则形。固定良好的细胞特征是可见到细颗粒状均匀分布的染色质，呈典型的椒盐状外观，而固定不好的细胞可见染色质呈无结构状且深染，缺乏明显的核仁或极少见。由于恶性细胞核的脆性，在所有类型的切片上常可见到条纹状染色质，特别是在抽吸活检和刷取标本中。切片标本中常存在凋亡小体和颗粒性坏死碎屑。

【显微镜观察】SCLC 的癌细胞很小，呈短梭形或淋巴细胞样，有些细胞呈梭形或多角形，细胞质甚少，形似裸核。癌细胞常密集成群，由结缔组织分隔。有时癌细胞围绕小血管排列成假菊形团或管状结构。

SCLC 起源于支气管黏膜和黏液腺内 Kultschitzky 细胞，是一种具有异源性内分泌功能的肿瘤。可见到与其他神经内分泌肿瘤相同的结构模式，包括巢状、小梁状、周围栅栏状和玫瑰花结状生长。也常表现为层状生长而不伴有上述常见的形态模式。肿瘤细胞常小于 3 个静止期小淋巴细胞的大小，具有圆形、卵圆形或梭形核，细胞质稀少，核染色质呈细颗粒状，核仁缺乏或不明显，细胞边界不清，核切迹常见，核分裂数高，平均超过 $60/2mm^2$。在较大的标本中肿瘤细胞大，可见散在分布的多形性肿瘤巨细胞，染色质疏松，核仁明显，坏死病变广泛，细胞凋亡活跃，以及挤压假象伴血管周围碱性 DNA 壳形成（Azzopardi 效应）。复合性 SCLC 指与非小细胞癌相混合的小细胞癌，包括鳞状细胞癌、腺癌和大细胞癌，少数为梭形细胞或巨细胞癌。

【免疫组化】当光镜下诊断为小细胞癌时，电镜观察表明至少在 2/3 的病例中存在直径约 100nm 神经内分泌颗粒。免疫组化研究提示大多数病例表现 Syn、CgA 和 CD56 阳性。< 10% 的 SCLC 可表现所有神经内分泌标记物阴性，90% 以上的病例表现 TTF-1 阳性；肿瘤细胞增殖指数高，Ki-67 标记 50%～80%。

【预后】少数病变早期的肿瘤可成功切除。一般发现就已有远处转移，其对放化疗比较敏感，经过治疗后肿瘤体积会减少，看似缓解得很好，但是不久还会复发。

五、大细胞癌

肺大细胞癌（large cell carcinoma），是一种未分化的非小细胞肺癌，因细胞体积大且形态多样，故称未分化大细胞癌。大细胞肺癌缺乏 SCLC 的细胞学及组织学病理结构特征，缺乏腺状或鳞状分化，分为大细胞神经内分泌癌、复合性大细胞神经内分泌癌、基底样癌、淋巴上皮癌样癌、透明细胞癌、大细胞癌伴横纹肌样表型 6 个亚型。大细胞未分化癌约占肺癌总数的 9%。除基底样癌以外，多为外周型肺癌。大细胞肺癌（除淋巴上皮癌样癌以外）以男性、吸烟人群多见。发病年龄在 60 岁左右。淋巴上皮癌样癌是一种罕见肿瘤，但在中国可占肺癌总数 1%，女性多见，40% 为吸烟者。

【大体标本】大细胞肺癌为体积较大的外周型肿物，亦可侵犯亚段或较大的支气管。肿物常侵犯肺脏胸膜、胸壁或毗邻组织结构。肿瘤切面多为粉红或棕褐色，常伴坏死，偶有出血，空洞形成较少见。大细胞神经内分泌癌多为外周型，而基底样癌多侵犯支气管壁生长。

【细胞学】大细胞肺癌没有标志性的细胞学特征。大部分细胞涂片具有合胞体，少部分涂片细胞为分散状。肿瘤细胞边界不清，合胞体分布紊乱。细胞核形态各异、染色质分布亦不均匀，核仁通常十分明显。细胞质为嗜碱性，胞质比较多的细胞少见。大细胞神经内分泌癌具有神经内分泌特征，与小细胞肺癌不同的是其核显著，细胞核直径是小淋巴细胞的 3 倍。基底样癌细胞涂片既有单个肿瘤细胞，又有合胞体聚集。发育良好的细胞核呈栅栏状排列，可看作是一些合胞体的边缘。淋巴上皮癌样癌具有凝聚性的平坦合胞体。肿瘤细胞呈纺锤形，具有大的孤立性细胞核，核仁巨大，常混有大量的小淋巴细胞。

【显微镜观察】大细胞癌是一种排除鳞癌、腺癌及 SCLC 分化差的肿瘤，常由片状或巢状大多形细胞组成，具有囊状细胞核，核仁显著，细胞质中量。在超微结构中常有极少的鳞状或腺状分化。癌细胞形成实体性癌巢或较大团块，主要由胞质丰富的大细胞组成，癌细胞高度异型。有时也可出现数量不等的多核癌巨细胞或胞质空亮的透明细胞。此型恶性程度较高，生长快，容易侵入血管形成广泛转移。

【预后】手术切除率较 SCLC 高，一般 5 年生存率高于 SCLC，低于分化较好的腺癌或鳞状细胞癌。大细胞肺癌预后较同样分期的鳞状细胞癌或腺癌差，放化疗敏感性亦较鳞状细胞癌和腺癌差。局限期病变手术切除后 5 年生存率为 62.5%，可切除病变 5 年生存率为 35%，低于 Ⅰ～Ⅱ期的鳞癌及腺癌。

六、肺类癌

肺或支气管类癌占肺部肿瘤的 1%～2%，其中典型类癌（typical carcinoid, TC）

占 80%～90%，非典型类癌（atypical carcinoid，AC）占 10%～20%。

TC 60%～70% 发生在主支气管或叶段支气管，属于中央型，由于其中央气道阻塞临床出现症状较早。类癌的发病，平均年龄为 46 岁。年轻人患类癌的比率较高，是儿童肺部最常见的原发性肿瘤，绝大多数见于青春期后。多发于大气管内，呈孤立的、息肉样包块，亦可侵犯管壁，甚至肺实质。

光镜下癌细胞较小，大小形状一致，多排列成巢或条索小梁状，核分裂象罕见，间质有丰富血管，一般无坏死。电镜下细胞器发达，含较多的神经内分泌颗粒，较大，直径为 100～450nm，细胞基底部可见基膜。

AC 患者平均年龄较典型类癌患者大，与吸烟有关（83%～94%），常见于男性。AC 多发于肺外周部，可见肺内圆形或卵圆形肿块，轮廓光滑或分叶状。光镜下癌细胞小，但比 SCLC 大，常排列成巢状、条索状或小梁状，胞核深染，细胞呈多形性，并可见梭形细胞，其边缘细胞排列呈栅栏状，癌巢中常有坏死，间质可有淀粉样沉着。电镜下可见神经内分泌颗粒，但数量较典型类癌少，分布不均，细胞器中等量。不典型类癌在以下几个方面不同于典型类癌：①核分裂象增加，每 1～2 个高倍野可见 1 个核分裂象；②胞核呈多形性、着色深，且核浆比异常；③细胞较多的区域组织形态不规则；④肿瘤有坏死。

【免疫组化】嗜银染色和电镜检查有助于确诊神经内分泌癌，因为从 TC 到 SCLC，神经内分泌颗粒逐渐减少。神经特异性烯醇化酶（NSE）对鉴别亚型没有帮助。但术前血清 NSE 水平或许在区别 TC 和 AC 上有意义。角蛋白、5- 羟色胺、CgA、Leu7 等在鉴别诊断上有帮助。有学者提出放射性核素 [123] I 或 [111] In 标记的闪烁扫描可辅助诊断。此外，电镜研究显示从 TC 到 SCLC，DNA 含量明显增多，这对类癌的鉴别诊断亦有帮助。用免疫组织化学染色则可以显示类癌合成的肽类，如 5- 羟色胺、降钙素等。在不同类型的神经内分泌肿瘤中，对神经内分泌激素标记的免疫组化染色，以 TC 的百分比、分布和强度最高，嗜铬粒蛋白是鉴别神经内分泌细胞最有效的免疫组化标记，其次是突触素和 Leu7。TC 和 AC 均可见非整倍体，所见比例分别为 5%～32%、16%～79%。

所有的非整倍体类癌的生物行为都不是侵袭性的，一项研究表明，非整倍体类癌的患者中，58% 生存期达到 5 年。

【预后】典型类癌在诊断时多为早期，仅 3% 有淋巴结转移，故手术范围相对较小，对于无淋巴结转移或无远端阻塞性肺脓肿者，可行支气管、肺段切除或楔形切除。如术前诊断不明，则应作常规肺叶切除术。TC 的手术效果好，5 年生存率高于 90%，10 年生存率可高达 84%。

由于 AC 患者就诊时半数已是Ⅲ期，48% 的患者淋巴结转移，22% 有纵隔淋巴结转移，故对浸润型的 AC 要扩大切除。

七、涎腺型肿瘤

肺的原发性涎腺型肿瘤很少见，不足所有肺肿瘤的 1%，可能来源于黏膜下支气管腺体，多数位于主支气管。分以下三种。

（一）黏液表皮样癌

肺黏液表皮样癌（mucoepidermoid carcinoma），在所有肺肿瘤中所占比例少于 1%，性别分布无差别，年龄范围在 3—78 岁，50% 的患者小于 30 岁，该肿瘤是主要的儿科支气管内肿瘤。

【大体标本】高分化者，可有不完整包膜或假包膜，直径＜ 5cm，切面实性，灰白，含多少不等的黏液小囊。低分化者，无包膜，界限不清，常侵犯周边组织，切面呈灰白色，质偏硬，囊腔少见。

【显微镜观察】

(1) 肿瘤以 3 种细胞为特征即柱状或杯状的黏液细胞、多角形的表皮样细胞（鳞状细胞）和较小的中间细胞；偶见胞质透亮，细胞界限清楚的透明细胞，黏液和糖原染色为阴性。

(2) 瘤细胞组成多个不规则瘤巢，呈实性或囊性上皮岛样排列，伴黏液外渗和炎症促纤维间质变化。囊性腔隙衬覆黏液细胞并可以伴有中间细胞或表皮样细胞。

(3) 组织学分型：根据细胞成分及分化程度分为高、中、低分化三型。

【免疫组化】表皮样细胞和中间型细胞 CK EMA 呈阳性，黏液细胞 CEA 阳性。

【预后】肺黏液表皮样癌 5 年生存率与组织分型相关，25%～95% 不等。

（二）腺样囊性癌

常见于主支气管及气管，性别分布均等，好发于 40—60 岁，多数为无痛性生长，常有淋巴转移。

【大体标本】肿瘤边界清，无包膜，呈圆形或结节状，较小，直径多在 2～4cm，常侵犯神经及周围组织，浸润性生长，切面灰白色，质硬，实性肿块。

【显微镜观察】

(1) 两种细胞组成，是导管状上皮细胞，二是肌上皮细胞。

(2) 还有少量透明细胞。

(3) 根据细胞形成组织结构分为三型：①管状型，导管形成完好，由内层的上皮细胞和外层的肌上皮细胞形成，中央为管腔；②筛状型，最常见，为圆形、卵圆形或不规则形的上皮细胞巢，其间含有大小不等的囊性腔隙，呈筛孔状，与藕的横断面相似，囊内充满透明或嗜碱性黏液样物质；③实性型，较少见，瘤细胞构成实性团片，缺乏管状和微囊结构，应寻找具有诊断价值的筛状或导管结构。

发生于涎腺的腺样囊性癌，临床行为常表现为生长缓慢、弥漫浸润、远处转移，主要是肺和骨。

【免疫组化】腺样囊性癌中的腺上皮对 CK5/6、CK8、CK12、EMA、CEA 均呈阳性表达，导管细胞对抗淀粉酶、LF、溶菌酶等可呈阳性反应，表明这些细胞具有分泌功能，肿瘤性肌上皮细胞胞质内有丰富的 actin 及 myosin 的肌微丝及 S-100 蛋白，这些细胞分布于腔腺的周边部、筛状结构及小导管外周，或散在于上皮团块之中，P63 染色阳性。

【预后】肿瘤的主要治疗是外科手术切除，放射治疗可使肿瘤明显缩小，但通常难以切除干净，故复发率和死亡率都很高。发生于肺的腺样囊性癌的 5 年和 10 年生存率分别为 55% 和 39%。

（三）上皮 – 肌上皮癌

上皮 – 肌上皮癌（epithelial–myoepithelial carcinoma）为气管支气管癌中所发生的各种涎腺肿瘤之一，发病年龄范围在 33—71 岁，无明显性别区分。

【大体标本】肿物多结节状，有宽的基底，被膜不明显并与周围组织粘连。切面实性，灰白或灰黄色，可见出血及囊性变。

【显微镜观察】

(1) 分叶状生长，管状和实性混合存在。

(2) 由两种细胞按不同比例构成典型的"双套管"样腺管结构：内层为腺上皮细胞，立方或矮柱状，细胞质细颗粒状，构成的管腔内含嗜酸性分泌物；外层为肌上皮细胞，单层或多层，细胞体大、呈柱状、卵圆形或多角形，边界清，细胞质呈特征性透明状，核呈空泡状，肌上皮细胞团块间可伴有基膜或玻璃样物质。

(3) 细胞大小较为一致，异型较小，透明细胞团中可见 0～2 个核分裂象 /10 个高倍镜视野。

(4) 腺上皮细胞和肌上皮细胞所占比例不等，有时以透明细胞为主，呈片或巢状。

(5) 肿瘤可侵犯周围神经和血管，偶见骨转移。

【免疫组化】腺上皮细胞 CK 强阳性，EMA 弥漫强阳性，细胞近腔面及管腔内黏液 CEA 呈阳性；肌上皮细胞 SMA、actin、myosin 和 S–100 染色阳性；腺管周围基膜样物对Ⅳ型胶原反应阳性。

【预后】外科切除是治疗的选择，并且通常是可治愈的。

八、肺癌的扩散和转移

肺癌的生长发展速度及扩散和转移的发生，取决于肿瘤细胞组织学类型，分化程度，生物学特性及患者的免疫功能状态，一般有下述几种扩散途径。

（一）局部直接蔓延扩散

肿瘤灶在支气管壁生长后，可向支气管腔内生长，也可以向支气管腔外生长，侵犯周围肺组织，再蔓延扩展侵犯邻近的器官组织，如食管、心包、靠近肺边缘部位的周围型肺癌，则可侵犯胸膜引起胸腔积液和胸膜腔种植转移。

（二）淋巴转移

淋巴转移是肺癌常见扩散途径，未分化小细胞肺癌，在早期即可发生淋巴转移，鳞状上皮细胞癌经淋巴转移多见，腺癌常经血行转移，亦可发生淋巴转移。癌细胞经在支气管和肺血管周围的淋巴管先侵入邻近的肺段或肺叶，支气管旁淋巴结，然后根据肺癌所在部位到达肺门，气管隆嵴下，纵隔、气管旁淋巴结，再累及锁骨上淋巴结，前斜角肌和颈部淋巴结。

（三）血行转移

肺癌晚期发生血行转移，小细胞肺癌早期即可出现血行转移，腺癌血行转移较鳞癌多见，通常癌灶细胞侵入肺静脉系统，然后回流到左心，随血液循环血流而转移到全身各器官和组织，最常见的转移部位有脑、肾上腺、骨骼、肾、肝等部位。

（四）直接播散

少数肺癌患者脱落肺癌细胞可经过气管，支气管播散，植入同侧或对侧肺叶或肺段，形成新的肿瘤病灶。

九、2011年国际多学科肺腺癌分类

世界卫生组织（WHO）曾于1967年、1981年、1999年和2004年先后多次出版了肺癌的组织学分类，其中前3次都是单纯的形态学分类，2004年的分类引入了一些分子遗传学和临床资料。近年来，肺腺癌在病理学、肿瘤学、分子生物学、放射医学和外科学等基础和临床研究方面都取得了很大的进展，尤其是确定肺腺癌中存在着表皮生长因子受体（EGFR）等基因突变，并且发现以EGFR基因突变等为靶点治疗的药物应用（如小分子酪氨酸激酶抑制药吉非替尼和埃罗替尼能明显改善肺癌患者的预后）。因此世界卫生组织（WHO）2004年版分类，从多学科角度对肺腺癌进行综合性分类，从而达到组织学分类、诊断术语和诊断标准统一。

（一）肺腺癌新分类

新分类对肺腺癌进行分层分类（表8-1），分为浸润前病变、微浸润性腺癌及浸润性腺癌等。

1.浸润前病变

(1) 不典型腺瘤样增生（atypical adenomatous hyperplasia, AAH）：新分类中AASH的诊断标准同2004年WHO分类，指肺内小的（≤0.5cm）局限性、Ⅱ型肺泡细胞和（或）Clara细胞增生性病变。增生细胞呈圆形、立方形、低柱状，有轻至中度异型性，核圆形或卵圆形，核内包涵体异常，细胞间常有空隙、相互不延续，

表 8-1　2011 年 IASLC/ATS/ERS 多学科肺腺癌分类

浸润前病变
- 不典型腺瘤样增生
- 原位腺癌（≤ 3cm，以前的细支气管肺泡癌）
  - 非黏液性
  - 黏液性
  - 黏液/非黏液混合性

微浸润性腺癌（≤ 3cm 贴壁为主型肿瘤，浸润灶≤ 5cm）
- 非黏液性
- 黏液性
- 黏液/非黏液混合性

浸润性腺癌
- 贴壁为主型（以前的非黏液性细支气管肺泡癌，浸润灶> 5mm）
- 腺泡为主型
- 乳头为主型
- 微乳头为主型
- 实性为主型伴黏液产生

浸润性腺癌变型
- 浸润性黏液腺癌（以前的黏液性细支气管肺泡癌）
- 胶样型
- 胎儿型（低度和高度）
- 肠型

沿肺泡壁生长，有时累及呼吸性细支气管。AAH 可以表现为富于细胞和异型性，此时形态学鉴别 AA 原位腺癌非常困难，而细胞学方法几乎无法将两者鉴别。新分类不推荐将 AAH 再分低级别和高级别。影像学上，AAH 通常为≤ 0.5cm 的磨玻璃样结节（GNN），很少超过 1.2cm，有时需要在高分辨率 CT（HRCT）上方才能显示。AAH 可长期稳定不变，临床不需特殊处理，通常每年一次 CT 随访。

(2) 提出"原位腺癌"的概念：由于原位腺癌在组织学上无浸润的证据，新分类将其和不典型腺瘤样增生归类为浸润前病变。原位腺癌（adenocarcinoma in situ，AIS）定义为一类局限的、小的（≤ 3cm）腺癌，相当于原来≤ 3cm 的 BAC，癌细胞完全沿着原来的肺泡壁呈贴壁性生长，但没有浸润和破坏肺泡壁，肺泡壁可增厚无间质、脉管或胸膜浸润，无乳头或微乳头结构，肺泡腔内无癌细胞聚集。AIS 全部切除后预后极好，5 年无病生存率达 100%。

影像学上，AIS 的典型表现为纯的磨玻璃样结节，在 HRCT 上比 AAH 密度稍高，有时可为部分实性或实性结节，其大小不一，但多数≤ 2cm，临床上不需要立即干预。对于≤ 1cm 的 AIS，通常每年至少一次 CT 随访。

2. 肺腺癌中区分出微浸润性腺癌

新分类将微浸润性腺癌（minimally invasive adenocarcinoma，MIA）从浸润性腺癌中区分出来，作为肺腺癌的一个独立类型单独列出。并且对 MIA 的诊断标准做了明确规定。指出 MIA 是一类小的（≤ 3cm）、局限性腺癌，癌细胞以贴壁生长方式为主，任一视野下间质浸润的最大径≤ 5mm。如何确定 MIA 的浸润成分？

(1) 肿瘤除贴壁生长外，还见到腺泡状或乳头状、微乳头状、实性等生长方式。

(2) 癌细胞浸润至肌成纤维细胞间质中，成纤维细胞增生明显。如果肿瘤侵犯淋巴管、血管或胸膜，或出现肿瘤性坏死，则不诊断 MIA，而应该直接诊断为浸润性腺癌。MIA 可用于诊断多发性病变，MIA 通常为非黏液性，黏液性 MIA 罕见。

肺 AIS 和 MIA 诊断的建立一定应该是在对肺手术切除标本全面检查的基础上。多数文献报道肺 AIS 和 MIA 大小在 2～3cm 或更小，实际上，AIS 和 MIA 大都 < 2cm，而较大的结节则多数可能属于浸润性腺癌。

3. 浸润性腺癌类型的变化

新分类废除 1999/2004 年 WHO 分类中"混合型腺癌"的概念，将其进行细化分类，按照最主要的组织学亚型进行分类，首先筛选出肿瘤的最主要类型，以此种类型命名，同时还要依次列出其他 > 5% 的次要类型。共分为贴壁为主型、腺泡为主型、乳头为主型、微乳头为主型和实性为主型伴黏液产生共 5 个亚型。

(1) 贴壁为主型：贴壁为主型腺癌（lepidic predominant adenocarcinoma，LPA）指肿瘤细胞沿肺泡壁生长，形态学与 AIS 和 MIA 相似，但至少一个浸润灶最大直径 > 5mm，但如果肿瘤侵犯血管、淋巴管或胸膜或者出现肿瘤性坏死，则直接诊断为 LPA。出现贴壁生长方式以外的组织学类型或者肿瘤细胞浸润肌成纤维细胞间质。贴壁生长方式可以出现在浸润性黏液腺癌和转移性癌之中，新分类中 LPA 术语专指贴壁为主型的非黏液腺癌，而以前的黏液性 BAC 则归为新分类浸润性腺癌变型中的浸润性黏液腺癌，因此 LPA 不能用来诊断"伴贴壁生长方式为主的浸润性黏液腺癌"。贴壁生长的孤立性小腺癌的预后是很好的，Ⅰ 期的 LPA5 年无复发率达 90%。

(2) 腺泡为主型：腺泡为主型腺癌（acinar predominant adenocarcinoma，APA）由类似于细支气管腺或细支气管被覆上皮的立方或柱状细胞构成圆形或卵圆形的腺泡和腺管，中心具有管腔，细胞质和管腔内可含有黏液，有时肿瘤细胞聚集成圆形结构，核朝向外周而中央腺腔不明显。

(3) 乳头为主型：乳头为主型腺癌（papillary predominant adenocarcinoma，PPA）

主要由具有纤维血管轴心的分支乳头构成，乳头表面被覆立方或低柱状细胞。如果腺癌呈贴壁生长而肺泡腔内充满乳头结构，该肿瘤应归类为乳头状腺癌，不管是否有肌纤维母细胞间质。有些病例的乳头状结构与甲状腺乳头状癌非常相似，需加以鉴别。

(4) 微乳头为主型：微乳头为主型腺癌（micropapillary predominant adenocarcinoma, MPA）是新分类中新增加的一种浸润性腺癌的独立类型，MPA 是指肿瘤细胞形成无纤维血管轴心的乳头状细胞簇，与肺泡壁连接或彼此分离或呈环样、腺样结构 "漂浮" 在肺泡间隙内。肿瘤细胞小，立方形，核有轻度异型。脉管或间质侵犯常见，可见沙砾体。最近的研究表明，微乳头为主型腺癌侵袭性强，易发生早期转移，同实体为主型腺癌一样，预后差，即使早期诊断，早期治疗，仍然预后不良。

(5) 实体为主型腺癌伴黏液产生：实体为主型腺癌伴黏液产生（solid predominant adenocarcinoma with mucin production, SPA）主要由片状多角形细胞组成，缺乏可辨认的腺癌结构，如腺泡、乳头、微乳头或贴壁生长。肿瘤呈 100% 实性生长，但常有黏液出现，每 2 个高倍视野中有 1 个视野至少有 5 个肿瘤细胞含有黏液，黏液可通过组织化学染色证实。鳞状细胞癌和大细胞癌有时可见到少量的黏液产生，此时要注意与实体为主型腺癌加以鉴别。

4. 浸润性腺癌的变型

(1) 浸润性黏液腺癌：新分类中浸润性黏液腺癌相当于以前的黏液型 BAC，将黏液型 BAC 与非黏液型 BAC 分开，列入浸润性肺腺癌的变型。过去黏液性 BAC 和非黏液性 BAC 都归为 BAC，属于同一类型。但近年发现，两者无论是在病理、遗传，还是临床、影像方面都有很大的差别。黏液性 BAC 主要与 KRAS 突变有关，很少有 EGFR 突变，而非黏液性 BAC 主要是 EGFR 突变。现在认为过去诊断的绝大多数黏液性 BAC 都具有浸润成分，应诊断为浸润性黏液腺癌。浸润性黏液腺癌由含有黏液的杯状细胞或柱状细胞组成，浸润性黏液腺癌也可显示形态学的异质性，除贴壁生长形式外，还表现为腺泡、乳头、微乳头及实性结构的相互混合，浸润间质时肿瘤细胞常显示胞质内黏液减少和异型性增加。

偶尔可见肿瘤黏液性和非黏液性成分混合存在，若黏液性和非黏液性成分都超过 10%，则诊断为 "黏液性和非黏液性混合型腺癌"。

在新分类中，黏液型 BAC 应根据贴壁生长或浸润的程度分为黏液性原位腺癌（黏液性 AIS）、黏液性微浸润腺癌（黏液性 MIA）和浸润性黏液腺癌，前两者极少见。浸润性黏液腺癌可从以下几点与黏液性 AIS 及黏液性 MIA 相鉴别，如肿瘤直径＞ 3cm、浸润灶直径＞ 0.5cm、多个癌结节、肿瘤界限不清楚，以及周围肿瘤组织内粟粒状播散。浸润性黏液腺癌常呈多中心、多肺叶或者双侧肺累及的表现，往往反映是气道播散。

(2) 胶样腺癌：胶样腺癌（colloid adenocarcinoma）与 2004 年 WHO 分类基本相同，不同的是将极为罕见的黏液性囊性囊腺癌归类为胶样腺癌，视为胶样癌囊性变的一种表现，诊断为"胶样腺癌伴囊性变"，并且强调要注明类似于过去分类的黏液性囊腺癌。胶样腺癌常混合有其他组织学类型，仍然需要按照 5% 递增的方法记录其他组织学类型。

(3) 胎儿型腺癌：胎儿型腺癌（fetal adenocarcinoma）多见于年轻患者，形态学诊断标准与 2004 年 WHO 分类相同，表现为富于糖原的无纤毛细胞组成的腺样结构，常出现特征性的核下或核上空泡，腺腔内可见桑葚体，类似于子宫内膜样结构。当胎儿型腺癌混合其他成分时，仍然按照某种类型为主型原则进行分类。大多数胎儿型腺癌为低级别，预后较好。当胎儿型腺癌伴有肉瘤样原始胚基时，应属肺母细胞瘤。此外，新分类提到了分子学改变在胎儿型腺癌发病机制中作用，认为 β-catenin 基因突变可能是促使胎儿型腺癌发病的重要机制，免疫组化染色能够检测到肿瘤上皮细胞核和细胞质异常表面 β-catenin，提示 Wnt 信号通路分子如 β-catenin 表达上调在低级别胎儿型腺癌和双向分化的肺母细胞瘤的发病中发挥重要作用。

(4) 肠型腺癌：肠型腺癌为新分类中新增加的一种亚型，列为一类独立的浸润性腺癌的变型，此型少见。当肠型分化成分超过 50% 就可以归类为肠型腺癌。肠型腺癌具有结、直肠腺癌的一些形态学和免疫组化特征，由腺样和（或）乳头样结构组成，可伴筛状结构，通常肿瘤细胞呈高柱状，假复层排列，可见管腔内坏死及明显的核碎片，分化差时形成更多的实性结构。免疫组化染色肠型腺癌至少表达 1 种肠型分化标记（如 CDX-2、ECA、CK20 或 MUC2）。但肠型腺癌与转移到结、直肠腺癌不同，肠型肺癌常显示组织学异质性，表现为混合其他常见的组织学类型，如贴壁状生长；有半数病例表达 TTF-1，CK7 呈一致性表达。对于形态学与结直肠腺癌相似但免疫组化不表达肠型分化标记的肺原发性腺癌，新分类认为使用"肺腺癌伴肠癌形态学特征"比"肺腺癌伴肠型分化"这一术语更加合适。

（二）新分类推荐的小活检和细胞学标本的分类

约 70% 的肺癌在病理诊断时已属晚期或已发生转移，只能通过小活检和细胞学标本做出诊断。新分类（表 8-2）主张小活检和细胞学标本要尽可能将非小细胞肺癌（non small cell lung carcinoma，NSCLC）进一步准确分类，尤其要尽可能区分为倾向腺癌或倾向鳞状细胞癌，以提供药物治疗选择。肺腺癌对靶点抗叶酸药物培美曲塞（Pemetrexed）和抗血管内皮生成药物贝伐单抗（Bevacizumab）治疗有效，而鳞状细胞癌对培美曲塞治疗效果不如腺癌，用贝伐单抗治疗可导致致命性大出血。目前发现，肺腺癌 EGFR 的突变率比鳞状细胞癌要高，更有必要做基因检测，适合靶向治疗的可能性也更大。

表 8-2　IASLC/ATS/ERS 推荐的肺癌小活检标本 / 细胞学分类

2004 年版 WHO 分类	IASLC/ATS/ERS 小活检标本 / 细胞学分类
腺癌 ● 混合型 ● 腺泡状 ● 乳头状 ● 实性	具有明确的腺癌生长方式的形态 腺癌，形态学特征可被识别（包括 2004 年 WHO 未明确分类的微乳头结构） 注：如果"纯"贴壁生长，要注明由于样本太小，浸润癌不能除外
● 细支气管肺泡癌（非黏液型）	腺癌伴贴壁生长（如果"纯"贴壁生长，要注明：浸润癌不能除外）
● 胎儿型	腺癌伴胎儿型特征
● 黏液（胶样）	腺癌伴胶样特征
● 印戒样	腺癌伴（×× 已知类型）及印戒样特征
● 透明细胞腺癌	伴（×× 已知类型）及透明细胞特征
2004 年 WHO 分类未列出——大部分是实性腺癌	形态学无腺癌特征（需特殊染色证实）非小细胞癌，倾向于腺癌
鳞状细胞癌 ● 乳头型、透明细胞、小细胞、基底样	形态学具有明确鳞癌特征：鳞状细胞癌
2004 年 WHO 分类未列出	形态学无鳞癌特征（需经染色证实）非小细胞癌，倾向于鳞癌
● 小细胞癌	小细胞癌
● 大细胞癌	非小细胞癌，非特殊类型（NOS）

（续表）

2004 年版 WHO 分类	IASLC/ATS/ERS 小活检标本 / 细胞学分类
● 大细胞神经内分泌癌（LCNEC）	非小细胞癌伴神经内分泌特征（神经内分泌标记阳性），可能是 LCNEC
大细胞癌伴神经内分泌特征	非小细胞癌伴神经内分泌特征（神经内分泌标记阴性），注：肿瘤为非小细胞癌，疑为 LCNEC，但染色未能证实神经内分泌分化 形态学具有鳞癌和腺癌特征
腺鳞癌	非小细胞癌，伴有鳞癌和腺癌特征，注：可能为腺鳞癌
2004 年 WHO 分类未列出	形态学无鳞癌或腺癌特征，但免疫组化染色显示腺癌或鳞癌成分，非小细胞癌，非特殊类型（指明免疫组化结果并加以说明），注：此癌可能为腺鳞癌
肉瘤样癌	关分化非小细胞癌伴有梭形和（或）巨细胞癌（如果存在腺癌或鳞癌，需要注明）

1. 形态学符合 2004 年 WHO 分类标准的可明确诊断鳞癌或腺癌。

2. 如果 NSCLC 缺乏鳞癌或腺癌形态学表现，可选用免疫组化辅助诊断。为了尽量保留更多的组织标本进行分子学检测，新分类建议先使用一个腺癌和一个鳞癌标记进行鉴别诊断。迄今为止，TTF-1 被认为是最好的单一腺癌标记，75%～80%的肺腺癌 TTF-1 阳性，Schiff 碘酸和黏液卡红染色也有助于腺癌的鉴别诊断，p63 是可靠的鳞癌标志物，CK5/6 也有鉴别诊断价值。形态特征，通过 NE 标记如 CD56、嗜铬素和突触素等可以证实，提示肿瘤可能是大细胞神经内分泌癌（large cell NE carcinoma，LCNEC）。当小活检标本怀疑但又不能明确诊断 LCNEC 时，新分类认为最恰当的诊断术语是 NSCLC，LCNEC。腺癌和鳞癌中经免疫组化证实的 NED 成分不影响患者的预后和治疗。

3. 如果肿瘤具有明确的腺癌或鳞癌形态学表现，同时显示肉瘤样特征，新分类仍然主张诊断为腺癌或鳞癌。大细胞癌、多形性癌、癌肉瘤和肺母细胞瘤很难通过小活检标本明确诊断。

4. 小活检和细胞学标本不做 AIS 和 MIA 的诊断。因为小活检和细胞学标本难以看到肿瘤是否存在浸润，也不能反映整个肿瘤的组织学亚型。

5. 除了使用辅助染色以外，病理医师还可以利用多学科相关知识帮助诊断，如一份形态学表现为 NSCLC-NOS 的小活检标本来自于不吸烟亚裔女性，CT 显示磨玻璃样结节（ground-glass nodules，GGN），提示可能是腺癌，并且可能存在 EGFR

基因突变。

6.新分类还推荐，如有可能，小活检与细胞学最好做配对检测。细胞学在鉴别腺癌和鳞癌时非常有用，与术后诊断标本相比，其正确率高达 96%。细胞学可做免疫组化检测，细胞块还可高效（98%）检测 EGFR 及 KRAS 基因突变，有助于靶向药物的选择。

在 N 分期中，通过 N 分组分析生存率发现，受累淋巴结的解剖位置影响较小，肿瘤比淋巴结解剖位置对生存率有影响，应把 N 分期为 N_{1a}（单一 N_1 期淋巴结），N_{1b}（多个 N_1 期淋巴结），N_{2a}（单一 N_2 期淋巴结）或 N_{2b}（多个 N_2 分期的淋巴结），并应把各个 N 分期和各个 T 分期逐一组合进行分析。

第9章　肺癌的分子生物学

一、DNA 和基因组分析方法

1985 年美国 PE–cetus 公司人类遗传研究室 Mullis 发明具有划时代意义的聚合酶链式反应（PCR）技术并于 1992 年获得诺贝尔奖。

聚合酶链式反应是一种用于放大扩增特定的 DNA 片段的分子生物学技术。PCR 最大特点是能将微量的 DNA 大幅增加，因此，无论化石中古生物、历史人物残骸，还是 80 年前凶杀案中遗照、血液、毛衣。只要能分离出一点 DNA，就能用 PCR 加以放大，扩张。

PCR 是利用体外 95℃高温将 DNA 双链变成单链（经常是 60℃）时引物与单链碱基互相配对的原则结合，再将温度调至 DNA 聚合酶最适宜反应温度（72℃左右）DNA 聚合酶沿着磷酸到五碳的糖（5′ –3′）方向成互补链，基于聚合酶制造的 PCR 仪实际上就是一个温控设备，能在变温（高温、降温、复温等）延伸温度之间很好地进行控温。并且 PCR 可与分子物理学方法（如核酸杂交）和免疫学方法（如 ELISA）相结合应用，广泛用于基因克隆、修饰、改建、构建 CDNA 文库、遗传病、传染病诊断、法医鉴定、生物转化分析、流行病学等方面，应用前景十分广阔。

（一）聚合酶链式反应

聚合酶链式反应（polymerase chain reaction，PCR）是体外酶促合成特异 DNA 片段的方法。由高温变性、低温退火及适温延伸等几步反应组成一个周期，循环进行，使目的 DNA 得以迅速扩增，亦称无细胞分子克隆技术。一个循环周期由变性 – 退火 – 延伸三个基本反应步骤构成：①变性是指 DNA 双链在一定条件下多链解链成为单链 DNA 的过程，为下一步的反应提供了引物和 DNA 聚合酶（Taq 酶）结合的模板；②退火是指在合适的温度条件下，寡核苷酸引物与 DNA 模板的互补序列相结合的过程；③延伸是指在合适的温度条件下，在 DNA 聚合酶的作用下，DNA

模板与引物按碱基配对与半保留复制原理，合成一条新 DNA 链。合成的新链又可成为下次循环的模板。如此循环往复，经过 n 个周期循环后，理论上可获得（2^n-1）个双链 DNA 分子。

其基本步骤包括：①反应模板的制备。PCR 反应的模板可以是从组织或细胞中直接提纯的 DNA，亦可以是 RNA 反转录所得到的 $_c$DNA，甚至未分离的病毒、DNA 粗提物、总 RNA 都可以作为模板。② DNA 的 PCR 扩增。在高温（90～95℃）下，待扩增的靶 DNA 双链变性为两条单链，然后在 37～65℃条件下，引物与 DNA 模板退火形成部分双链，Taq DNA 聚合酶在最适温度（72℃）下，以引物 3′ 端为合成起点，以单核苷酸为原料，催化延伸反应进行延伸。这样变性、退火和延伸反复循环，最终达到指数性扩增出需要 DNA 量。

常用的 PCR 技术在肺癌研究中的应用如下。

1. 普通 PCR 技术

大多数肿瘤是由致癌基因和抑癌基因突变导致的，筛选突变频率较高的基因为肿瘤的早期检测及预后评估和治疗选择提供可靠的参考。2010 版《中国肺癌临床指南》中指出一旦诊断为 NSCLC，应先考虑 EGFR 的检测，确定是否为 EGFR 突变性肺癌，如果不是，才进行组织学的分类。Lynch 等利用 PCR 技术研究发现 EGFR 酪氨酸激酶抑制药吉非替尼对 NSCLC 中 EGFR 基因突变病例的靶向治疗有效率近乎 100%，而对 EGFR 野生型病例的治疗基本无效，其中 EGFR 基因突变约 90% 发生在第 19 号和 21 号外显子上，在女性、非吸烟者患腺癌居多。目前，在 NSCLC 中，抗表皮生长因子受体（EGFR）和干扰血管内皮细胞生长因子受体（VEGFR）的制剂已经进入临床应用。

优点：①特异性强。序列分析证明其扩增的 DNA 序列与原模板序列一致，在扩增中单核苷酸的错配率低（其概率仅为 1/10 000）。②灵敏度高。PCR 能以 2 倍的速度对 DNA 进行扩增，因此可以检测到极其微量的 DNA。③快速。一般 PCR 样本的处理需 30～60min，PCR 反应约 2h，加上产物分析，整个过程可在 4h 内完成。④简便。扩增产物可直接用于测序或进一步的分子克隆实验。

由于其高灵敏度和高特异性，仅用微量（pg、ng 级）的 DNA 粗提品或 $_c$DNA 即可作为模板。即使是已经降解的 DNA 样品，也可经过多次循环扩增得到目的片段。

由于灵敏度极高，极其微量的 DNA 污染都可能造成假阳性结果。此外，由于

Taq DNA 聚合酶缺乏 $3' \to 5'$ 的外切酶校正功能，所以在 PCR 中有较高的错误率。

2. 甲基化特异性 PCR 技术

甲基化特异性 PCR（methylation specific polymerase chain reaction，MSP）方法由 Heran 等于 1996 年首创，原理是 DNA 经亚硫酸氢钠（sodium bisulfite）处理后，可将未甲基化的胞嘧啶转化为尿嘧啶，而甲基化的胞嘧啶保持不变，再运用三对甲基化特异性引物和非甲基化特异性引物进行 PCR 扩增，扩增产物用 DNA 琼脂糖凝胶，凝胶扫描观察分析结果从而检测 DNA 的甲基化状态。有灵敏、快速、简便的特点，已经成为当前检测 DNA 甲基化的最常用方法之一。Bowman 等应用该技术检测了 107 例 NSCLC 标本中多种基因的甲基化状态，发现 82% 的 NSCLC 病例至少发生一种基因的甲基化，其中 RaRb 基因、TIMP-3 基因、P16 基因和 MGMT 基因甲基化率分别为 40%、26%、25% 和 21%，说明肺癌的发生并不是单一基因的改变导致的，而是多种基因改变协调作用的产物。

优点：①不仅可用于新鲜组织标本，而且也适用于石蜡包埋组织；②敏感度高，可以进行超微量分析和同源基因分析；③能同时检测多个 CpG 位点的甲基化情况。

但是该方法受引物设计、DNA 的亚硫酸氢钠处理的影响，易产生假阳性，而且常存在目标片段难以扩增、不能反映整个 CpG 岛甲基化状态等缺陷。

3. DNA 单链构象多态性 PCR

日本学者 Suzuki 等首次将单链构象多态性（singleconformation polymorphism，SSCP）用于检查 PCR 扩增产物的基因突变，从而建立了 PCR-SSCP 技术，用以分析微生物的遗传学特征和基因突变。基本原理为单链 DNA 片段呈复杂的空间折叠构象，这种立体结构主要是由其内部碱基配对等分子间相互作用力来维持的，当有一个碱基发生改变，空间构象有差异的单链 DNA 分子在聚丙烯酰胺凝胶中受阻力大小不同。通过非变性聚丙烯酰胺凝胶电泳（PAGE），可以非常敏锐地将构象上有差异的基因点突变分子分离开来。

PCR-SSCP 的基本步骤是应用标记后的引物或核苷酸将基因组 DNA 或者 cDNA 中目的序列在基因扩增阶段标记，扩增产物变为单链后在非变性的 PAGE 电泳上分离，进行显色。如果 DNA 单链的位置异常，则表明突变存在，将这些单链 DNA 纯化、扩增后测序，以确定突变位点和突变类型。PCR-SSCP 的灵敏度随着核苷酸序列片段长度的增加而降低，经实验证明＜300bp 的 DNA 片段中的单碱基突变，其中 90% 可被 SSCP 发现。另外，SSCP 方法可通过 PAGE 电泳将不同迁移率的突变单链 DNA 分离，并且可以进一步提纯，最终在 DNA 序列水平上鉴别出突变 DNA 片段。

主要用于检测 DNA 点突变，在肺癌研究中已广泛用于检测癌基因与抑癌基因突变，探测各种基因的多态性及用这些多态性作为人类基因组连锁图的位点标志，对微生物进行分类核定，对结核分枝杆菌的各种耐药基因检测，也是对喹诺酮类药物耐药决定区基因突变检测新方法。

4. 实时定量 PCR

定量 PCR（quantitative PCR）的基本原理是假定其反应产物的数量同反应混合物中起始模板的 mRNA 或 DNA 的量成正比，从而通过琼脂糖电泳样品条带的比较，便可确定两种 PCR 产物之间的数量关系。目前常用的为实时荧光量 PCR。是指在 PCR 反应体系中加入荧光基团，利用荧光信号积累实时监测整个 PCR 进程，最后通过标准曲线对未知模板进行定量分析的方法。该技术于 1996 年由美国 Applied Biosystems 公司推出，该技术不仅实现了 PCR 从定性到定量的飞跃，而且与常规 PCR 相比，具有特异性更强、自动化程度高等特点，并能有效解决 PCR 污染的问题，目前已得到广泛应用。

常用荧光标记方法有两种。

一种为 Taqman 荧光探针技术；另一种为采用与双链 DNA 特异结合的颜料 SYBR Green Ⅰ 技术。

第一种方法的原理是采用与靶基因互补的 Taqman 荧光探针，将探针加入到 PCR 反应液中，这种探针带有一个发射荧光分子和一个淬灭荧光分子。探针完整时报告基因发射的荧光信号被淬灭基团吸收，因而检测不到荧光信号。PCR 扩增时，Taq 酶的 $5' \rightarrow 3'$ 外切酶活性将探针酶切降解，报告荧光基团和淬灭荧光基团分离，荧光监测系统接收到荧光信号；每扩增一条 DNA 链，就有一个荧光分子形成，使荧光信号的累积与 PCR 产物形成完全同步；根据反应液的荧光强度即可计算出初始模板的量。其缺点包括：①采用荧光淬灭及双末端标记技术，淬灭难以彻底，本底较高；②采用酶外切活性，因此定量时受酶性能影响；③探针标记成本较高，不便普及应用。

第二条方法为在 PCR 反应体系中加入过量 SYBR 荧光染料，其可以特异性地掺入 DNA 双链并发射荧光信号，而不掺入链中的 SYBR 染料分子不会发射任何荧光信号,从而保证荧光信号的增加与 PCR 产物的增加完全同步。

虽然基因测序是检测基因突变的标准与可靠的方法,但其过程较复杂,所需时间长、费用高,对取材和技术要求都比较严格,因此应用于临床仍受到一定程度的限制。有研究者收集了 94 例 NSCLC 标本,先做 EGFR 基因测序,序列比对,然后用 Taqman PCR 反应检测 EGFR 基因突变,比较两种检测结果的一致性。其发现 93 例患者应用 Taqman PCR 反应的检测结果和直接基因测序的结果完全一致,其中 1 例患者经直接测序没有探测到 EGFR 基因突变,而利用 Taqman PCR 反应却检测到了突变,并且该患者对吉非替尼化疗敏感。当突变的 EGFR 基因在整个 DNA 中所占的比例不到 10% 时,用直接基因测序是无法探测到 EGFR 基因突变的。一般来说,直接基因测序需要突变基因的含量不低于 25%。因此,应用 Taqman PCR 反应检测 EGFR 基因突变,要优于直接基因测序法,更加快速、敏感、高效,并且对于判断 NSCLC 患者是否要使用吉非替尼有重要的指导价值。

实时荧光定量 PCR 技术操作简便、具有很高的灵敏度和特异性,且可以进行定量分析,目前在基因表达、基因突变、多态性分析、各种细胞因子表达、单核苷酸多态性(SNP)测定、易位基因的检测、临床疾病的早期诊断、病原体检测、耐药性分析及肿瘤研究等多个方面广泛应用。

5. 原位 PCR

由 Hasse 等于 1990 年建立,是指在组织细胞进行的 PCR 反应,它结合了具有细胞定位能力的原位杂交和高度特异敏感的 PCR 技术的优点,是细胞学科研与临床诊断领域里的一项具有很大潜力的新技术,实验用的标本是新鲜组织、石蜡包埋组织、脱落细胞及血细胞等。与探针原位杂交相比,原位 PCR 灵敏度一般可提高 100 倍左右,能分辨鉴定带有靶序列的细胞,又能标出靶细胞内的活量,对分子和细胞水平的研究疾病发生机制和临床病理过程有很大价值。

其操作步骤为先将细胞或组织细胞的良好形态结构,并使细胞膜和核膜具有一定的通透性,再滴加 PCR 反应所需的各种试剂于样本上,然后将载有细胞或组织的玻片放入原位 PCR 仪器上进行扩增反应。其结果可在显微镜下直接观察或用标记探针进行原位杂交后再用显微镜观察,在扩增反应中所用的 dNTP 或引物是否标记。原位 PCR 可分为直接法、间接法及原位反转录 PCR。

(1) 直接法原位 PCR:反应体系中使用标记的三磷酸核苷酸或引物,在标本进行 PCR 扩增时,标记物掺入到扩增产物中,通过显示标记物,可原位显示靶 DNA

或 RNA，扩增产物可直接观察无须进行原位杂交。目前常用的标记物有地高辛、FITC 和生物素等。该方法的优点是使扩增产物直接携带标记分子，因此操作简便省时，但特异性较差，扩增效率较低，易出现假阳性，特别是在组织切片上。假阳性信号主要来自标本中受损 DNA 的修复过程，由于固定、包埋及制片过程均可造成 DNA 损伤，受损的 DNA 可利用反应体系中的标记 dNTP 进行修复。这样，标记物则掺入到非靶序列 DNA 分子中，产生假阳性。另外，引物与模板的错配也可导致假阳性信号的产生。

(2) 间接法原位 PCR：先将核苷酸及酶等反应物引入细胞内进行扩增，然后用特异标记探针与扩增产物进行原位杂交检测细胞内扩增的 DNA 产物。该方法能克服由于 DNA 修复或引物错配引起的非特异性染色问题，使扩增效率提高、特异性增强，故是目前应用最广泛的间接法原位 PCR 方法。该法需在扩增反应后再进行原位杂交，故操作步骤烦琐，时间长。

(3) 原位反转录 PCR：将反转录反应和 PCR 相结合，在原位检测细胞内低拷贝 mRNA 的方法。整个反应分两步进行。第一步以 mRNA 为模板，在反转录酶催化下合成 cDNA；第二步则以 cDNA 为模板，用 PCR 对靶序列进行扩增，最后用标记的探针与扩增的 cDNA 进行原位杂交，而间接检测细胞内的 mRNA。

该方法的优点是不需从标本中提取 mRNA，不会因在核酸的分离中造成靶序列破坏而致信号丢失，标本需先用 DNA 酶处理以破坏组织细胞中的 DNA，以保证 PCR 扩增的模板是从 mRNA 反转录合成的 cDNA，而不是细胞中原有的 DNA。原位反转录 PCR 与上述原位 PCR 一样，也可分为直接法和间接法，操作时的注意事项也相似，不同的是在进行原位反转录 PCR 时要特别防止 RNA 酶对待测核酸的降解。

2001 年，Ebina 等用原位反转录 PCR 结合免疫组化技术分析了多种突变型引物在肺癌中的扩增情况，发现几乎所有发生 p53 mRNA 突变的病例均高表达 p53 蛋白，并且提出 p53 基因的突变调控在肿瘤细胞中存在异质性，使用原位 PCR 技术绘制了 NSCLC 中 p53 的突变谱系，为探讨肺的发生机制提供了新的途径。

优点：①原位 PCR 既能分辨鉴定带有靶序列的细胞，又能标出靶序列在细胞内的位置；②应用于分子和细胞水平上研究疾病的发病机制和临床过程中及病理转归；③特异性和敏感性高于一般的 PCR。

6. 巢式 PCR

是一种变异的聚合酶链式反应方法，指用两对引物先后扩增同一样品的方法。先用一对引物扩增一段较长的目的序列，然后以该产物为模板，再用第二对引物扩增其中的部分片段。这种方法较常规的 PCR 灵敏度提高，同时第二次扩增又可鉴定第一次扩增物的特异性。所以这种方法用于临床检验，假阴性少，特异性好，临床血清、尿等样品仅需简单处理即可得到重复性很好的结果。

巢式 PCR 技术的应用可以有效检测肺癌血液循环中肿瘤细胞的微小转移，联合检测有助于准确性的提高。

巢式 PCR 的优点在于其克服了单次扩增"平台期效应"的限制，使扩增倍数提高，大大提高了 PCR 的敏感性。同时，由于模板和引物的改变，降低了非特异性反应连续放大进行的可能性，保证了反应的特异性，若第一次扩增产生了错误片段，则第二次能在错误片段上进行引物配对并扩增的概率极低，第二阶段反应能否进行，也是对第一阶段反应正确性的鉴定，因此可以保证整个反应的准确性及可行性。

巢式 PCR 的缺点在于第二次 PCR 引起交叉污染的概率大，并且由于其过于敏感，也可有一定程度的假阳性。

（二）DNA 印迹

DNA 印迹（Southern blot）是 1975 年由 Southern 提出，并以其名字命名的一种 DNA 特定序列定位技术。是将基因组 DNA 用一种或几种限制性内切酶消化，新鲜组织或培养细胞中获得全部的基因组 DNA。DNA 印迹法是将基因 DNA 经限制性内切酶酶解，琼脂糖凝胶电泳分离，使 DNA 片断按分子大小排列在琼脂糖凝胶上，经碱处理凝胶使 DNA 变性（使双链变成单链）通过具有一定盐离子浓度溶液的虹吸作用，将凝胶中变性的单链 DNA 片段原位地吸印到硝酸纤维素滤膜或尼龙膜上，经过干燥或紫外线照射处理，单链 DNA 片段的极性基因与支持膜上的基因结合，使 DNA 分子牢牢地固定到转移膜上。转移后的单链 DNA 分子与 ^{32}P 或 ^{35}S 标记的 DNA 探针按互补原理进行杂交，经放射自显影对特定位置上显现的特异 DNA 片段进行分析。该项技术目前被广泛应用于遗传病检测、指纹分析等。

基本步骤：①用限制性核酸内切酶消化基因组 DNA，从而产生许多不同大小的 DNA 片段；②应用琼脂糖凝胶电泳分离上述酶切片段；③将分离的片段转移到固相支持膜上；④待测核酸样品中加入与目的序列同源互补的标记探针，在严格要求的特殊温度及杂交缓冲液中孵育，若待测样品中含有与探针同源的互补序列，即可退火形成异源核酸双链，即杂交；⑤杂交片段通过 X 线放射自显影等方法检测。

（三）DNA 测序

DNA 测序是指分析特定 DNA 片段的碱基序列，也就是腺嘌呤（A）、胸腺嘧啶（T）、胞嘧啶（C）与鸟嘌呤（G）的排列方式。

快速的 DNA 测序方法的出现，极大地推动了生物学和医学的研究和发展，对疾病诊断、生物技术、生物学、生物影像学、DNA 测序已成不可缺少的知识。DNA 测序则通常将 DNA 提取后，反转录为 DNA 后使用 DNA 测序方法进行测序，目前应用最广泛的是由弗雷德里克桑格发明的 Sanger 双脱氢链终止法（Chain Fermination Method）。新的方法测序如 454 生物科学的方法和焦酸盐测序法，2016 年 8 月 NASA 宇航首次开展太空 DNA 测序，使识别外星生命更便捷。

经典的 DNA 测序（DNA sequencing）法按其原理主要分为化学测序和双脱氧链终止法。

化学测序法是将一端标记的模板 DNA，在 4 组或 5 组互为独立的化学反应中分别得到部分降解，其中每一组反应特异地针对某一种或某一类碱基，从而得到具有共同起点而终点不同的放射性标记分子。该方法不仅适用于单链，也可用于双链测序。该技术已成为 DNA 序列分析的基本方法之一。

双脱氧链终止法是设立 4 种不同的都含有 DNA 聚合酶和 4 种正常 dNTP 的测序反应，在 4 种反应中还含有不同的放射性核素标记或非放射性荧光素标记的链终止 2′，3′ – 双脱氧核苷三磷酸（ddNTP）。因此，在反应中 DNA 聚合酶合成出一系列以 ddNTP 为 3′ 末端的不同长度新链，电泳和放射自显影后，能迅速地读出 DNA 序列。

有研究者回顾性分析 443 例 NSCLC 中 EGFR 基因突变率、突变分布特征及其与临床病理的相关性，采用 DNA 直接测序法检测的 EGFR 基因酪氨酸激酶编码区第 18 至 21 号外显子的突变，发现 NSCLC 中 EGFR 基因突变在女性和腺癌中多见，以第 19 号外显子的缺失突变和第 21 号外显子的点突变为主，直接测序法是检测 NSCLC 中 EGFR 基因突变的有效方法。

应用 DNA 测序仪器进行 DNA 序列测定，可以大大缩短测序时间、降低测序成本、保证测序质量，虽然使用的是一些常用的分子生物学技术，但对其中关键因素的影响进行研究，对解决测序中常见的疑难问题，提高测序成功率有重要的参考价值。非放射性物质的使用、毛细管电泳激光荧光法、超薄层板电泳激光荧光法、杂交法和质谱法测序新方法的研究为将来的大规模质谱 DNA 测序提供了有效的手段，新技术的出现也必将推动分子生物学的迅速发展。

（四）DNA 芯片

DNA 芯片（DNA chip）又称生物芯片（biochip）或基因微阵列（micro array）、寡核酸芯片，是建立于杂交测序（sequencing by hybridizaion，SBH）基础上的一种测序方法。

DNA 芯片又称基因芯片（gene chip），它是通过微阵列技术将高密度 DNA 片段以一定的排列方式使其附着在玻璃或尼龙等材料上面，DNA 芯片技术就是指在固定相支持物上原位合成寡核苷酸或直接将大量探针以显微打印方式有序地固化在支持物表面，然后与标记物的样品杂交通过对杂交信号的检测分析，即可获得样品的遗传信息。通俗地说，基因芯片是通过微加工技术，将数以万计，甚至百万计的特定序列 DNA 片段（基因探针）有规律地排列固定于 2cm 的胶片，或玻璃片等支持物上，构成一个二维的 DNA 探针序列与电子计算机上的芯片十分相似，所以称为基因芯片。

其原理和方法为 SBH 通过短序列探针与待测靶序列杂交的方式获取序列信息，具体有两种方式，一种是把靶片段固定排列于一微型固相物理介质上，然后用各种寡核苷酸探针连续地与之杂交，这个过程显然过于烦琐；另一种是把寡核苷酸探针固定排列于支持介质上，再与靶序列杂交，最后通过杂交模型鉴定序列。

微阵列制造技术分为两类，即合成和传递技术二种：合成技术是用生化材料原位合成寡核苷酸，经过多个循环达到所需的长度；传递技术则是用制备好的生化材料通过各种不同的方法沉降于芯片上的特定位点上。按制造方式的不同可以把 DNA 芯片分为以下 3 种：①机械微斑法（mechanical micro spotting）；②喷墨技术（ink jets）；③照相平板印刷术（photolithography）。

在肺癌分子遗传学的研究中，DNA 芯片包括 DNA 测序、基因点突变的检测、基因的筛选、基因的诊断及几乎所有的应用核酸杂交的领域。DNA 芯片可检测出表达异常的基因，用荧光染料进行标记探针杂交后，单独表达的基因会显现单独的颜色，同时表达的基因位点显示混合色，还可根据亮度上的差别判断基因表达的相对丰度（浓度），还可与比较基因组杂交结合，可大大提高其检测效率。

DNA 芯片几种主要用途。

1. 基因测序

由 A、T、C 和 G 四种核苷酸单体组合形成的所有可能八聚体寡核苷酸探针共有 65 536 种。将这些种类的探针全部固定于活化的载体表面，形成寡核酸序列。然后，芯片与样品进行杂交，通过计算机对杂交模式进行分析，就可以得出样品的核苷酸序列信息。利用基因芯片能在 4h 内完成对肺癌和吸烟相关基因的普查，实现预测和早期诊断，其方法对人体没有任何伤害，并可将肺癌的治疗从现在的标准化治疗过渡到个体化治疗。

2. 基因表达水平的检测

应用基因芯片可以自动、快速地检测出成千上万基因的表达情况。目前已采用基因芯片对几乎所有的肿瘤进行了表达谱分析。Hellmann 等利用 cDNA 阵列法鉴别培养的人肺支气管上皮和肺癌细胞系共 600 个基因表达谱的差异。相对于正常人肺支气管上皮，4 个肺癌细胞系皆可发现 17 个基因差异表达，包括 MRP8 和 MRP14 下调和 CYP1B1 上调，发现应用这些基因可对早期肺癌的风险进行分级。

3. 基因型及多态性分析

在进化过程中同一物种不同种群和个体之间存在着不同的基因型，这些不同的基因型与生物个体间不同的性状有着密切关系。利用基因芯片可以对基因型与性状之间的关系进行研究。Affymetrix 公司开发的 p53 基因芯片可以检测该基因的 400 多个突变型，而这些突变型又与肿瘤的发生有密切的关系，通过对该基因的检测就可预测个体肿瘤发生的概率，国内外大量研究证实多种代谢酶基因都存在 SNP，它们与 NSCLC 遗传，易感性可能存在密切关系。因此，进行多基因 SNP 的监测，筛选出与 NSCLC 相关的易感基因，有助于鉴别易感人群，有助于 NSCLC 的早期诊断和有效防治工作。

4. 核酸和蛋白质相互作用的研究

蛋白质与特定的核酸片段结合对基因的表达起着重要的调控作用，通过对蛋白质与核酸相互作用的研究，人们可以更深入地了解生命活动的内在机制。对这些 DNA 片段的研究一般是通过测定 DNA 发生突变后核酸和蛋白质的结合情况来推测的。常规的方法工作量大，操作烦琐。将单链 DNA 阵列转换成双链 DNA 阵列，修饰的双链 DNA 阵列可较好地应用于大规模的核酸与蛋白质相互作用的研究，并在研究基因组中特异的蛋白质结合位点方面发挥了重要作用。

基因芯片在疾病的诊断方面有独特的优势。与传统检测方法相比，它可以在一张芯片上同时对多个患者进行多种疾病的检测，无须机体免疫应答反应期，待测样品用量小。在应用中主要受三方面的限制：①需要大量的已知的、准确的 DNA 片段的序列信息；②需要高密度芯片制作的精密机械系统和操作工艺及杂交的微弱信号检出装置，以保证生物芯片技术高灵敏度、微量分析的特点，并具有可靠的可重复性；③需要具有对杂交信号及相关信息、数据的大规模处理和分析的能力，这主要是针对进行结果分析的计算机及相关专业软件的要求。

（五）原位杂交

原位杂交是指将特定标记的已知顺序核酸为探针，与细胞或组织切片中核酸进行杂交，从而对特定核酸顺序进行精确定量、定位的过程。原位杂交可以在细胞标本或组织标本上进行。

单链 DNA 或 RNA 只要它们的序列是互补的，即符合 AT、CG 的碱基配对原则，那么这两条核酸链之间就可以形成一个稳定的杂交复合体，这一原理对于检测一个特异的 mRNA 在某一生物体或者某些组织切片单个细胞里具体表达位置非常有用。

该技术最早始于 20 世纪 60 年代，由于核酸分子杂交的特异性高，并可精确定位，因此该技术被广泛应用在基因分析和诊断等方面，能作定性、定位和定量分析或为有效分析病理学技术，原位杂交能在成分复杂的组织中进行单一细胞研究，而不受同一组织中其他成分影响，因此对于那些散在细胞内 DNA 或 RNA 研究更为方便，由于原位杂交不需要从组织提取核酸，对于组织中含量极低的靶细胞，序列有极高敏感性，并可完整地保持组织与细胞形态，更能准确地反映组织细胞相互关系及功能状态。

原位杂交技术（in situ hybridization, ISH）是用标记的 DNA 或 RNA 探针，在原位检测细胞或组织中特定核酸序列的方法。其原理是应用已知碱基顺序并带有标记物的核酸探针与组织、细胞中待检测的核酸按碱基配对的原则进行特异性结合而形成杂交体，然后再应用与标记物相应的检测系统检测待测核酸原位形成带颜色的杂交信号，并在显微镜或电子显微镜下进行细胞内定位。荧光原位杂交及比较基因组杂交均是在此基础上发展而来的。

1. 荧光原位杂交

荧光原位杂交（fluorescence in stitu hybrdization，FISH）是指用荧光物质标记的特异性 DNA 或 RNA 探针选择性地与靶细胞染色体的一个位点或区段、整个长臂或短臂甚至整条染色体进行原位杂交，然后用荧光显微镜对荧光标记的染色体进行检查。Kohler 等利用此技术观察到肺癌组织，尤其是在肺鳞癌中染色体 8p12 FGFR1 基因拷贝数明显升高，预示着 FGFR1 日后可能作为肺癌治疗研究中的新方向。

FISH 技术的优点在于：①可以对处于分裂期或分裂间期的靶细胞进行研究，因而不需体外培养，也不必担心实体肿瘤细胞分裂不活跃的问题；②分辨率可达 $1 \times 10^6 \sim 3 \times 10^6 bp$；③可用于石蜡包埋的组织；④结果易于分析；⑤能在同一标本上同时检测几个不同的基因。

缺点是应用的探针太大，不能识别大多数点突变。

2. 比较基因组杂交

比较基因组杂交（comparative genomic hybridization，CGH）是 20 世纪 90 年代在 FISH 基础上结合削减杂交技术发展起来的一种新的分子细胞遗传学技术，它能对全部或染色体亚区水平上不同基因组间 DNA 序列拷贝数进行检测并定位。与传统细胞遗传分析技术不同，它无须体外培养细胞，使间期基因组快捷可靠的检测成为可能。其待测细胞核型被称为 CGH 拷贝数核型（CGH copynumber karyotype）。

基本原理为将荧光标记物分别标记等量的待测和参照细胞群的基因组 DNA 制备探针，同时用同一种来源的 Cot-1 DNA 预杂交以抑制分散重复序列（interspersed repetitive sequence，IRS）。不同标记的 DNA 探针同时与正常中期染色体杂交，染色体每个位点上的两种荧光强度之比反映待测与参照基因组 DNA 序列的拷贝数之比，从而推测 DNA 拷贝数的增多或缺失。基本步骤包括 DNA 样本的制备、DNA 的标记、原位杂交与图像分析四个方面。

与 FISH 相比，它不需制备染色体特异区域的探针，且一次实验即可在整条染色体或染色体区带水平对不同基因组间 DNA 序列拷贝数的差异进行检测并定位。除此之外，CGH 还具有以下优点：①不需制备染色体；②所需 DNA 量极少，仅需 $10^{-6} mg$ 即可，因此可用于针刺活检标本；③可应用于石蜡标本；④可独立完成全基因的分析。

此法适用于新鲜组织、冷冻组织或石蜡包埋组织。可广泛应用于肺癌的遗传学研究，可以提供一个全基因组的"扫描图"，形象地显现出肿瘤 DNA 在整个染色体组的哪个特定位置存在缺失，即这些部位可能包含一些抑癌基因；而哪些位置发生了扩增，即可能提示有癌基因的存在。如利用 CGH 可发现传统的非典型类癌与典型类癌相比，1q、2q、9q、10q 和 11q 基因缺失发生率较高，其中 11q22，3-q25 缺失者预后较差。

CGH 目前广泛应用于肿瘤发病机制、进展、诊断及预后等方面的研究。

CGH 也有缺点，如分辨率仅能达到 $3 \times 10^6 \sim 5 \times 10^6$bp，不能检测出染色体较小区段的改变及提供异常倍体的性质和具体改变等。

染色体核型分析是以分裂中期染色体为研究对象，根据染色体长度，着丝点做长短臂比例，随体有无特征性，借助显色技术，进行分析、比较、排序、编写。根据染色体结构和数目的差异进行分析诊断。

二、染色体分析方法

染色体是遗传物质，基因载体，人体细胞有 23 对染色体，其中 22 对为男女共有，称常染色体，另一对是决定性别染色体，男女不同，男性为 XY 染色体，女性为 XX 染色体。通过观察染色体的形态变化异常了解染色体 DNA 链中单个碱基变化（突变）情况，用于胎儿产前检查，病毒、肿瘤研究。

（一）传统染色体核型分析技术

传统染色体核型分析技术（karyotypyping）主要应用于体外培养的细胞。在细胞分裂刺激剂作用下细胞发生分裂，然后将其固定于分裂中期，把这种中期细胞悬液滴在载玻片上，用胰蛋白酶处理，干燥后进行姬姆萨染色，光镜下按染色体形态、长短及带型分布特点进行分类。该技术已经有很多改进，现可应用到实体肿瘤组织，但肿瘤组织必须新鲜、无菌、能在体外培养；而且，靶细胞应能在刺激剂作用下发生分裂，这些条件常常很难达到。

该技术尚有以下缺陷：①大多数实体肿瘤细胞在体外很少分裂，即使分裂染色体质量也差；②标本常混杂有非靶细胞，如成纤维细胞、肌上皮细胞及组织细胞等；③在体外生长的靶细胞克隆并不能完全反映体内生长的肿瘤特征，也不能准确反映肿瘤细胞复杂的染色体异常；④在体外培养生长染色体质量欠佳，分辨率低；⑤体外培养肿瘤组织可能出现选择性生长及体外突变等原因造成的许多人为假象；

⑥不能对大样本进行筛查。

因为方法成熟，成本低廉，对血液病、淋巴疾病等还具有一定的诊断价值，在肺癌诊断中的应用较少。

（二）光谱染色体核型分析技术

光谱染色体核型分析技术（spectral karyotyping，SKY）是一种应用于分裂期细胞的特异性 FISH 细胞基因学技术，可对染色体结构异常进行筛查，尤其适用于肿瘤细胞复杂的染色体异常。该法使用 5 种不同光谱的荧光标记物，得到单色或混色标记多达 31 种之多的探针，使研究者很容易识别异常染色体区段。在原位杂交过程中，不同颜色的探针原位杂交结合于各染色体靶点上。然后用落射荧光显微镜（epifluorescence microscope）进行检查。这种显微镜专门配备 3 种不同频谱的滤色片，以保证所有荧光成分能同时被激发而产生荧光。染色体用 4，6- 二脒基二苯基吲哚做背景染色，以便区分。所有荧光信息经数码相机制成数字图像，然后进行统计、分类和分析。Salido 等利用 SKY 技术结合 FISH 发现，与肺癌化疗敏感细胞株 NCI-H69 相比，其对应耐药细胞株 NCI-H69AR18q 发生了 der（16）t（3；16；18；5；18）改变，并且定位在此区域的基因可能与耐药的产生有关，因此推测 18q 检测可能在小细胞肺癌的诊断和预后评估中发挥重要的作用。

SKY 技术结合了染色体分型和 FISH 技术，不但可检测常用的染色体缺失、复制、倒置等异常，还可检出染色体结构的微小异常，如易位、插入等导致的平衡性或失衡性染色体结构异常。此外，对于传统方法不能识别的标记染色体、环状染色体及双微体（double minute）等的异常，SKY 亦可做出准确的诊断。

三、RNA 水平分析方法

反转录 PCR 又称逆转录 PCR（RT、PCR），是聚合酶链式反应的一种广泛应用变形，是一种特殊的扩增技术，在 RT-PCR 中，一条 RNA 链被逆转录成互补的 DNA，再以此为模板通过 PCR 进行 DNA 扩增，由一条 RNA 单链转录为互补 DNA（cDNA）称"逆转录"，依赖 RNA 的 DNA 聚合酶（逆转录酶）来完成，随每个循环倍增，即通常的 PCR 扩增。原先的 RNA 模板被 RNA 酶 H 降解留下互补 DNA。RT-PCR 的指数扩增是一种很敏感技术，可以检测很低拷贝数的 DNA，RT-PCR 广泛用于遗传病的诊断，并且可以用于定量监测某种 DNA 含量，RT-PCR 有时候也会指代实时 PCR，为了与逆转录 PCR 相区别，通常被写作"定量 PCR"。

（一）反转录 PCR

反转录 PCR（RT-PCR）是应用反转录酶先将 mRNA 反转录成 cDNA，再用 PCR 扩增，从而使敏感性大大提高。其样品模板为 RNA，包括 mRNA、tRNA、rRNA 及 RNA 病毒。一般分为两步进行，第一步用 Moloney 鼠白血病病毒（MMLV）反转录，或禽成髓细胞瘤病毒（AMV）反转录酶和来源于嗜热微生物的热稳定性反转录酶将 RNA 反转录成 cDNA；第二步以 cDNA 为模板进行 PCR 扩增。热稳定性反转录酶具有较高的反应温度，这一特性允许其从含有二级结构的、在低温时反转录很困难的 mRNA 模板合成较长的 cDNA。

影响因素主要包括：① RNA 的来源，根据标本量的大小，可以用总 RNA、细胞质 RNA 或 Poly（A）+RNA 作为模板。由于单一拷贝的分子即可被扩增，因而可以将粗制的细胞 RNA 制剂稀释后使用。②引物的选择，cDNA 合成是引物的选择主要由反转录 PCR 的特定用途决定，有 3 种引物可供选择。第一种是最特异的，即含有目的 RNA 的互补序列的寡核苷酸引物。第二种是应用 Oligo（dT）作引物，当引物与绝大多数真核 mRNA 所具有的 3′ 段 PolyA 尾配对时，只有 mRNA 被转录。这种方法的特异性介于第一种与第三种之间。第三种是当特定 mRNA 中由于含有使反转录酶终止反应的序列时，可以用随机六聚体引物。此方法特异性最差。

由于此法敏感、快速，少量肿瘤细胞即可被检测。因此目前广泛应用于 cDNA 文库的构建、突变及多态性的鉴定及基因表达强度的检测等。尤其是在 mRNA 数目有限和目的基因表达水平很低时亦可用该方法分析。如 Chung 等利用 RT-PCR 发现 galectin-1 在肺腺癌中基因水平明显增高，结合 western blot 技术发现 p38、ERK 和 COX-2 的激活是 galectin-1 介导的肺癌耐药产生的主要信号传导通路。

（二）RNA 印迹

RNA 印迹（northern blot）是 1977 年 Alwine 等提出的与 DNA 印迹类似的用于进行 RNA 分析的方法，是分析 mRNA 最为经典的方法。与 DNA 印迹相似，RNA 印迹也采用凝胶电泳，将分子量大小不同的 RNA 分离开来，随后将其原位转移至固相支持物上，进行杂交。转移后的支持物可以用于杂交反应以鉴定其特定 mRNA

分子的量及大小。基本步骤包括总 RNA 的提取、RNA 变性与电泳、转膜、杂交及显影五步。在操作过程中注意凝胶电泳中不能加 EB，因为它会影响 RNA 与硝酸纤维素膜的结合。

四、常用蛋白质检测技术

组织芯片（tissuemicroarry TMA）是一种新型生物芯片，又叫组织微阵列，是生物芯片技术的一个重要分支，由 Kononen 等于 1998 年建立，它将大量组织标本集成在一张固相载体（如石蜡块），可以按预定数量来扩增组织，可以结合其他技术，如与 DNA、RNA、蛋白质抗体等技术相结合，在基因组、转录组和蛋白质三个水平上进行研究。

TMA 构建原理可分为以下四个步骤：①选取待研究的组织：现代利用芯片组织技术研究人体各种组织包括心、肝、肾、乳房、前列腺、大脑等，根据制作方法分微阵列主要有石蜡包埋组织和冰冻微阵列两种。②经检测标记出待研究区域，组织微阵列的检测仪主要是高性能显微镜，荧光显微镜或共聚焦荧光显微镜。适用于苏木精 –HE 染色，免疫组织化学染色（IHC）原位杂交（ISH）、荧光原位杂交（FISH）、原位 PCR，寡核苷酶启动的原位 DNA 合成等。③使用组织芯片点样仪将标记好的组织按设计排立在空白蜡块上，首先利用打孔机在已经标好的靶位点上进行打通，将组织芯片转入蜡块孔中，重复操作，可转入上千个的组织芯。④使用切片机对阵列蜡块进行连续切片获得组织芯片，根据制作方法来分析。

组织芯片（tissue chip）是将数十个甚至上千组织排列在载体上进行形态观察、基因或蛋白的检测。该技术是 20 世纪 90 年代末期刚刚兴起的新技术，是基因芯片技术的发展和延伸，可分为多组织片（multi–tissuesection）、组织阵列（multi–tissue array，最多可含 60 个直径 2mm 的组织）和组织微阵列（tissue microarray，最多可含有 1000 个直径 0.6mm 的组织）。因其具有快速、高通量等特点，目前已成为肿瘤研究中重要的工具之一。

组织芯片的制作主要是应用组织芯片制作机从众多的组织中通过打孔的方式采集圆柱形的小组织，并将其置于新的空白蜡块中，从而得到组织芯片蜡块，然后常规方法切片而成。

组织芯片优点：①高通量。一侧可获得大量的生物学信息。②快速。短时间内可完成数千个组织标本的多基因表达或蛋白分子的分析。③实验误差小。由于一次实验即可完成数千标本的分析，因而减少了批内和批间误差。④对原始组织蜡块损坏少。

目前已广泛用于肿瘤研究，包括寻找致病基因，对肿瘤发展及预后因素进行研究等，已应用组织芯片对前列腺癌、膀胱癌、胶质瘤、黑色素细胞瘤、肺癌等多种肿瘤进行研究。

五、激光显微切割技术

激光显微切割技术（Iaser capture mlcrodssection，LCM）是一项借激光显微切割仪，是在不损坏组织结构，保存需要捕获的细胞和其周围组织完整的前提下，接从冰冻切片或石蜡病理组织切片中获取目标细胞在显微镜下从组织切片或探针片中分离，纯化单一类型细胞群体或单个细胞技术。其基本原理是在组织切片上方悬着机械臂控制的收集管，收集管的塑料帽表面有一层乙烯乙酸乙烯酯（ethylene vinyl acetate，EVA）的热塑膜，在显微镜下选择好目标细胞后，发射低能红外激光脉冲，瞬间升温使 EVA 膜融化与目标细胞黏合再迅速凝固。接着目标细胞就黏附在塑料帽表面的 EVA 膜上并随着塑料帽一起移走。将塑料帽盖在装有缓冲液的离心管上，分离的细胞就转移至离心管中，从而可以分析出目标细胞的分子生物学特征，并用于后续研究。

LCM 简化了从复杂组织中获得同质细胞的程序，结合 PCR、原位杂交、CGH 等技术可以对目的细胞的基因及基因组进行更加精确的研究。美国国立癌症研究所应用 LCM 技术建成了第一个纯正常细胞或癌细胞的 cDNA 文库。

LCM 技术可与目前正发展起来的蛋白质组学相结合，可以弥补后者不能精确获得样本的缺点，在肿瘤标记物的筛选中起到了重要作用。Donati 等采用 LCM 技术切割采集肺腺癌细胞后结合基因测序的方法检测 EGFR 基因酪氨酸激酶编码区第 18 至 21 号外显子的突变，发现 62 例标本中有 3 例发生了 EGFR 的突变，提示 LCM 技术可以在肺腺癌分子分型研究中作为重要的辅助作用。

六、流式细胞技术

流式细胞术是一种在功能水平上对单细胞或其他生物粒子进行定量分析和分选

的检测方法，它可以高速分析上万个细胞，并能同时从一个细胞中测得多个参数，与传统荧光镜检查相比，具有速度快、精度高、准确性好等优点。

将待测细胞染色后制成单细胞悬液，用一定压力将待测样品压入流动室，不含细胞流式细胞技术酸缓冲液在高压下从鞘液管喷出，鞘液管入口方向与待测样品流成一定角度，这样鞘液就能绕着样品高速流动，组成一个圆形流速，待测细胞在鞘液内单行排立依次通过检测区域。

流式细胞术通常以激光作为发光源，经过聚焦整形后的光束垂直照在样品流上，被荧光染色的细胞在激光束照射下，产生散射光和激光荧光。两种信号同时被前向光电二极管和 90° 方向的光电倍增管接收。光散射信号在前向小角度进行检测，这种信号基本上反映了细胞体积大小，荧光信号的接收方向与激光垂直，经过一系列双色性反射镜和带通滤光片的分离，形成多个不同波光的荧光信号，这些荧光信号的强度代表所测细胞膜表面抗原的强度或其核内物质的浓度，经过光电倍增管接收后可转为电信号，再通过模数转换器，将连续的电信号转换为可被电子计算机识别的数字信号。计算机把所测量到的各种信号进行计算机处理，将分析结果显示在计算机屏幕上，也可印制出来，还可以储存在硬盘上以备日后查询。

细胞的分选是通过分离含有单细胞的滴液而实现的，在流动室的喷口上配有一个超高频电晶体，充电后振动，使喷出的流液断列为均匀的液滴、待测定的细胞分散在这些滴液中，将这些液滴，以正负不同的电荷，当这些滴液经带有几千伏特的偏转板时，落入各自的收集容器中，不予充电的液滴落入中间的废液容器，从而实现细胞分离。

目前流式细胞技术（flow cytometry，FCM）在细胞定量检测方面是最先进的技术，作为细胞学研究手段之一，能够对细胞和细胞器及生物大分子进行高达每秒上万个染色体进行分析，并可对一个细胞进行多参数分析及分选细胞，与传统荧光显微镜检测细胞相比，具有速度快，精度高，准确性好特点。在医学和生命科学中得到广泛应用，在肿瘤诊断，耐药预测，也有很好价值。

Funakoshi 等筛选 30 株肺癌细胞，利用流式细胞仪检测 MRP-1 的表达情况，发现大部分 NSCLC 都有 MRP-1 表达，而在 SCLC 中表达都有缺失或显著 F 调，说明 NSCLC 的化疗多药耐药产生与 MRP-1 的表达有关。

目前流式细胞术在血液病中应用较多，在实体瘤中应用较少。

第 10 章　肺癌标志物

一、概述

肿瘤标志物又称肿瘤标记物，是由恶性肿瘤细胞产生的异常物质，是可以在血清、血浆、其他体液、组织提取物或石蜡固定的组织中检测到的自然生长的分子，有的只存在于胚胎，有的只在肿瘤患者体内出现，还有一些在正常人和肿瘤患者体内均存在，但肿瘤患者体内含量明显增高，是目前肿瘤普查筛选常用方法。肿瘤标志物存在于细胞质和细胞核中，与细胞膜相连，在血液循环中，可通过化学、免疫学及基因组学等方法检测其存在或测定其含量，用于肿瘤诊断、评价肿瘤患者预后及监测治疗后效果。肿瘤标志物，可分为以下几类。

1. 只存在于某一个体的某一肿瘤，而不存在于其他个体的同组织学类型肿瘤和正常组织，也不存在同一个体的其他肿瘤，这类肿瘤抗原的研究目前尚没有发现。

2. 肿瘤细胞产生的特异性物质即肿瘤相关抗原，如 CA19-9，CA-50 等。

3. 有些肿瘤细胞具有胚胎期的功能，可以分泌出癌胚蛋白，如 AFP，CEA（癌胚抗原）等。称胚胎性相关抗原。

4. 有些肿瘤能分泌出分泌激素功能或起源于 APUD 细胞具有异位分泌功能，如人绒毛膜促性腺激素（HCG）、降钙（CT）等。

5. 有些肿瘤能分泌一些酶，如前列腺酶性磷酸酶（PAP）、神经元特异性稀醇化酶（NSE）等。

有类肿瘤标志物是肿瘤相关抗原，这些抗原既存在于肿瘤细胞，也存在于非肿瘤细胞，只是其含量在发生肿瘤时明显增加。此类抗原往往只表现为量的变化，而无严格的肿瘤特异性，故称肿瘤相关抗原。

目前为弥补单一检测指标的不足，多种标志物联合检测，可以相互取长补短，提高肿瘤检测的灵敏度和特异性，对恶性肿瘤的诊断具有重要价值。

二、肺癌肿瘤标志物

（一）肿瘤相关抗原及分化抗原

1. 癌胚抗原

癌胚抗原（carcinoembryonic antigen，CEA）是在胚胎时期胃肠道、肝、胰腺合成的一种蛋白质，成年时，胃肠道也有少量合成，但不进入血液，而是通过胃肠道排出。CEA 是 1965 年由加拿大学者 Gold 和 Fredman 从结肠腺癌和胎儿肠中提取的一种胚胎抗原，是一种糖蛋白，由胎儿体内能分泌多糖 – 蛋白质复合物的腺管上皮细胞合成，等电点 4.8，沉降系数 7～8S，电泳位于 β 球蛋白区。胎儿胃肠管及某些组织细胞具有合成 CEA 能力，存在于细胞表面。在妊娠 6 个月内 CEA 含量升高，出生后血清中含量很低。偶见于正常成人细胞及良性上皮性肿瘤组织，健康成人血清中 CEA 浓度小于 2.5ng/ml。CEA 基因位于第 19 对染色体，其基因产物的部分结构与免疫球蛋白十分类似，因此属于免疫球蛋白超家族的一员，该家族至少含有 10 个基因，36 种糖蛋白，其代表即为 CEA 及非特异性交叉免疫蛋白（NCA）。

正常细胞分泌的 CEA 进入胃肠道，因而正常成人血清中 CEA 含量极低，癌细胞分泌的 CEA 则进入血液和淋巴液，导致部分癌症患者血清 CEA 水平升高。CEA 是最具特异性的癌胚蛋白之一，也是最早用于 NSCLC 的肿瘤标志物之一，目前认为 CEA 的增高与肺癌的病理分型有关，对肺腺癌的阳性预测率为 58%，在 SCLC 中有 10%～30% 的患者 CEA 阳性。50%～80% 的结肠癌、卵巢癌（尤其是黏液性腺癌）患者血中 CEA 水平升高，手术切除 2 周后血中 CEA 开始减少，1 个月左右恢复至正常水平。癌复发的患者，血中 CEA 水平会再次升高。体内有肿瘤残余时，CEA 可维持在较高水平。消化道癌及妇科癌患者定期复查血 CEA 水平，对观察疗效、监视复发、估计预后具有重要临床意义。

约有 2/3 的 NSCLC 患者和 1/3 的 SCLC 患者血清中 CEA 含量升高，且与临床分期有关，越接近晚期阳性率越高。其他肿瘤，如胰腺癌、乳腺癌晚期、甲状腺癌、胃癌和一些腺上皮来源的恶性肿瘤，均可出现不同程度的 CEA 水平升高，一些良性疾病，如肺脓肿、肝硬化、肝炎、直肠息肉、溃疡性结肠炎、胆囊炎、胰腺炎、肝外胆管阻塞和重度吸烟者等亦呈现 CEA 水平升高。

2. 糖类抗原 19-9

糖类抗原 19-9（carbohydrate antigen19-9，CA19-9）是一种黏蛋白型的糖类蛋白肿瘤标志物。1979 年，Koprowski 利用人大肠癌细胞株 SW1116 免疫 BALB/C 纯种小鼠获得了单克隆抗体 1116NS19-9，与此抗体相应的抗原称为 CA19-9。CA19-9 相对分子质量为 20 万～100 万，在血液中以唾液酸黏液形式存在，抗原决定簇为唾液酸化 II 型乳酸岩戊糖，其结构与 lea 血型抗原相似。

现已证实 CA19-9 是一种非特异的肿瘤抗原，大肠癌、乳腺癌、肺癌、子宫癌、前列腺癌、胆囊癌等其他恶性肿瘤患者血清 CA19-9 亦可明显升高。有研究报道，肺腺癌细胞可直接产生 CA19-9，其敏感性达 31%～60%，特异性达 60%～92%。CA19-9 在有肺内转移的患者中升高幅度最大，敏感性为 50%。一般 CA19-9 的升高可作为肿瘤复发转移和临床诊断指标。

3. 糖类抗原 242

糖类抗原 242（carbohydrate antigen242，CA242）是一种唾液酸化的类癌类抗原。CA242 是从人结肠直肠细胞系 Colo-205 单克隆抗体发现并识别，不同于 CA19-9、CA50、CA125 等肿瘤相关抗原的一种鞘糖脂抗原，以唾液酸糖蛋白和唾液酸脂质为主要成分，能识别 CA50 和 CA19-9 的抗原决定簇。

CA242 存在于正常胰腺、结肠黏膜，但含量很低，在胰腺癌、直肠癌、肺癌和胃癌等患者中 CA242 浓度升高。Pujol 等对 NSCLC 患者血清 CA242 水平的研究发现，CA242 的敏感性为 28.5%，特异性为 95.6%，肺腺癌及大细胞癌患者血清 CA242 水平明显高于鳞癌，且其浓度与疾病程度有关，发生远处转移者其 CA242 水平高于未转移者，随 TNM 分期的 I～IV 分期 CA242 浓度逐渐增高。研究还发现，CA242 可用于疗效观察，未接受化疗、对化疗无反应或病情未控制者的 CA242 水平明显高于对化疗有反应者。

由于 CA242 敏感性较低，对 NSCLC 的诊断意义不大，但其浓度水平与 NSCLC 的分期密切相关，且能预测化疗反应，应注意一些良性疾病，如胰腺炎、肝硬化、肝炎及腹水等，也可出现 CA242 的轻微升高。

4. 细胞角蛋白 21-1 片段

细胞角蛋白 21-1 片段（CYFRA21-1）是一种新的细胞骨架标志。细胞角蛋白是细胞体内的中间丝，根据其相对分子质量和双向二维电泳中等电点的不同，可将细胞角蛋白分为 20 种不同类型，其中 CYFRA21-1 存在于肺癌、食管癌等上皮性起源的肿瘤细胞质中，当肿瘤细胞溶解或坏死后，CYFRA21-1 可释放至血清中，从而可作为肺癌的一种肿瘤标志物，对各类非小细胞肺癌阳性率 70%～85%。Niklinski 等研究发现，CYFRA21-1 对鳞癌的敏感性（76.5%）比腺癌（47.8%）和 SCLC（42.1%）高，对鳞癌 Ⅰ～Ⅳ期的敏感性分别为 60.0%、88.8%、80.0% 和 100%。而且，CYFRA21-1 对鳞癌的敏感性要显著高于 SCLC（47.1%，$P < 0.05$），因此 CYFRA21-1 对鳞癌的诊断价值要大于 SCLC，提示 CYFRA21-1 有可能成为肺鳞癌的首选肿瘤标志物。

CYFRA21-1 还是手术后肺癌患者判断预后的一项重要因素。术后 2 周，肿瘤切除彻底的患者其血清 CYFRA21-1 的水平可降至正常，而 CYFRA21-1 水平下降幅度较低者提示预后较差，术后定期复查 CY-FRA21-1 有助于较早地发现肺癌的复发或转移。

CYFRA21-1 的器官特异性不强，在多个系统和多种器官的疾病中均有不同程度的升高，如脑梗死、肾功能不全、冠心病等，而且 CYFRA21-1 在胸腔积液、腹水中的浓度水平要明显高于血清。

5. 鳞状细胞癌相关抗原

鳞状细胞癌相关抗原（squamous cell carcinoma antigen，SCC-Ag）是肿瘤抗原 TA4 的一个亚型，最早由 Kato 和 Torigoe 从宫颈鳞癌中分离得到，最初用作宫颈癌的肿瘤标志物，后来发现 SCC-Ag 也存在于肺、咽、食管、口腔等多个部位的肿瘤组织中，尤其是鳞状细胞癌。肺鳞癌患者的 SCC-Ag 阳性率为 40%～60%，而其他类型的肺癌中 SCC-Ag 的阳性率极低，因此，SCC-Ag 是肺鳞癌比较特异的肿瘤标志物。

SCC-Ag 有助于肺癌的诊断和分型，尽管其敏感性为 30%～50%，低于 CEA，但其特异性高于 CEA。SCC-Ag 可用于临床疗效的观察，在肺鳞癌患者手术前后动态观察中发现，根治手术的患者 SCC-Ag 在术后 72h 内转阴，而行姑息切除或探查术的患者 SCC-Ag 则仍高于正常，当出现肺癌术后复发及转移时，SCC-Ag 血清水平的升高要早于临床表现。

6. 糖类抗原 125

糖类抗原 125（carbohydrate antigen 125，CA125）是 1983 年由 Bast 等从上皮的巢癌抗原性测出可被单克隆抗体 oc125 结合的一种糖蛋白。CA125 最初是用卵巢癌细胞作为免疫原而制备的单抗 OC125 的相应抗原，故命名为 CA125，后来发现其在肺癌中亦有较高的阳性率。据报道，CA125 对肺癌的敏感性为 30%～61%，特异性为34%～67%。CA125可用作肺癌患者的独立预后指标，且不受肿瘤大小、TNM分期、组织类型及患者年龄的影响。研究表明，肺癌根治术前CA125高于正常的患者，其术后30个月的生存率明显低于CA125正常者（30%～68%）。

CA125在妇科良性疾病如盆腔炎、子宫内膜异位症、子宫肌瘤、子宫腺肌病、卵巢囊肿等中均有一定程度的升高，其中子宫腺肌病患者CA125的阳性率可达80%。此外，CA125在其他系统的良性疾病中也有一定的阳性率，最常见的是肝硬化、心功能减退及妊娠3个月内。

7. 糖类抗原15-3

糖类抗原15-3（carbohydrate antigen15-3，CA15-3）是一种由腺体分泌的黏蛋白，于1984年由Hilkens等自人乳脂肪球膜上糖蛋白MAM-6制备出的小鼠单抗115-DB及Kufu等自肝转移乳腺癌细胞膜制备出的单抗DF-3所识别的一种糖类抗原，可以存在于多种腺癌组织内，如乳腺癌、卵巢癌、胰腺癌等，临床上常用于乳腺癌及卵巢癌的检测，近年来对CA15-3在肺癌诊断中的作用已有了一定的认识，发现CA15-3对肺癌的诊断、疗效监测及预后判断等有较高的临床价值。研究显示，肺癌患者的CA15-3水平升高，以肺腺癌升高最明显，SCLC次之。当CA15-3特异性为92%时，其对肺癌诊断的敏感性为58.8%，其中肺腺癌敏感性为74.0%，SCLC为46.4%；研究还发现，CA15-3的血清水平有随肺癌TNM分期而增高的趋势。

8. 组织多肽抗原

组织多肽抗原（tissue polypeptide antigen，TPA）是瑞典学者Bjorklund于1957年发现的一种多肽类肿瘤标志物，无器官特异性，可被细胞角蛋白8、18和19的抗体所识别，分子量为20～45kD。TPA与某些细胞分裂素、细胞骨架蛋白有广泛的同源性，当细胞分裂时，其浓度增高。TPA在上皮性肿瘤中表达增加，由增殖细胞产生和释放，因此，TPA的水平直接反映了细胞增殖、分化率和肿瘤的浸润程度。研究表明，肺癌患者血清及胸腔积液中的TPA水平升高，对肺癌具有辅助诊断价值。尤以肺鳞癌升高最明显。一般认为，肿瘤越大TPA水平越高，治疗后TPA水平下降的变化与肿瘤患者治疗效果相一致。

血清TPA水平的升高也可见于一些非肿瘤性疾病，如肺气肿、支气管炎、肝良性疾病、消化性溃疡、胰腺炎、胃炎、前列腺炎、前列腺增生及妊娠等。

9. 铁蛋白

铁蛋白（serum ferritin，SF）是1884年由Schmiedeburg发现的水溶性铁储存蛋

白，1937 年由 Laufberger 定名为铁蛋白，1965 年 Richter 等从恶性肿瘤细胞株中分离出铁蛋白。SF 是由脱铁蛋白组成的具有大分子结构的糖蛋白，由 24 个亚单位聚合而成，每个分子可储存 4500 个铁原子，在体内铁的储存和代谢方面具有重要作用。SF 在人体组织内分布广泛，多种恶性肿瘤及急性感染、活动性结核等情况下血清 SF 水平均可升高，一般认为 SF 不是一种特异性的肿瘤标志物，在肺癌的病情监测、肿瘤的消长及转移方面具有一定的临床价值。通过观察发现，约有 34% 的肺癌患者 SF 增高，在各病理类型间 SF 水平无明显差别，但其浓度可随肺癌病期的进展而增高。对肺癌患者 SF 的动态观察发现，在肺癌病情较轻及稳定期，SF 水平较低，而在肺癌进展或病情加重时 SF 则明显升高。

（二）酶类

1. 神经元特异性烯醇化酶

神经元特异性烯醇化酶（neuron specific enolase，NSE）是一种短信的烯醇化酶异构体，存在于神经元，神经内分泌细胞内及神经肿瘤组织中。NSE 是一个具有高度特异性和高灵敏性的肿瘤标志物，可用于 SCLC 的辅助诊断。NSE 是一种普遍存在于哺乳动物组织中的糖酵解酶，由 α、β、γ 三种亚基构成，存在于神经内分泌细胞和神经源性肿瘤中，如 APUD（amine precursor uptake decarboxylase）细胞系。SCLC 是一种神经内分泌起源肿瘤，可表现出神经内分泌 APUD 细胞系的某些特征，SCLC 的患者大多数血清 NSE 水平明显升高，因此，NSE 是 SCLC 最有价值的血清肿瘤标志物之一，敏感性 40%～70%，特异性 65%～80%，肺癌在局限期有40%～70% 的 SCLC 患者 NSE 增高，在广泛期则有 83%～98% 的 SCLC 患者 NSE增高。研究表明，早期 SCLC 患者血清 NSE 活性升高率明显低于晚期 SCLC 患者，可作为疗效观察、判断预后、监测病情的指标。

NSE 是鉴别 SCLC 与 NSCLC 比较有用的肿瘤标志物，如以 20ng/ml 作为限值，SCLC 的阳性率为 91.8%，而 NSCLC 的阳性率仅为 12.4%。NSE 还可作为 SCLC 与其他肺部良性疾病的鉴别指标，肺部良性疾病的阳性率仅为 3.3%，血清平均水平为（7.9±6.5）ng/ml。

NSE 提示肿瘤复发通常要比临床发现早 4～12 周，而此时影像学检查尚不能发现肿瘤复发的 SCLC 患者。当再次进行化疗时，NSE 水平则第二次降低。

由于 NSE 在人脑组织中含量高，因此，对于缺血性脑血管病及外伤等可引起脑部缺血缺氧的疾病中，均可导致神经元的坏死，致使神经元胞质中的 NSE 进入脑脊液，通过血 – 脑屏障使血液中的 NSE 水平增高。此外，NSE 存在于正常红细胞中，因此溶血也会导致 NSE 的检测结果偏高。

2. 胸苷激酶

胸苷激酶（thymidine，TK）以多种同工酶形式存在于各种不同的原核和真核生物中。TK 可催化脱氧胸苷（dT）转变为 dTMP，是嘧啶（pyridine）代谢中的关键酶之一，又称补救酶，有 4 种同工酶，以 TK_1 和 TK_2 较为重要，TK_1（细胞质 TK）和 TK_2（线粒体的 TK）是具有不同遗传起源的同工酶，受 2 个不同的基因编码，其细胞定位、组织分布、动力学及底物特异性均不同。TK_1 在胎儿期合成，可控制人体细胞内 DNA 合成前期至 DNA 合成期的增殖，主要存在于迅速增殖的细胞中，其活性水平与增殖速度呈正相关，静息组织或血清中其活性几乎检测不到。TK_2 在增殖细胞中也存在，但活性较低。因此，TK_1 被认为是一种肿瘤标志酶，在 SCLC 中 TK_1 的水平与肿瘤的 TNM 分期和分级呈正相关，但与病理分级关系更密切，提示 TK 水平较低的患者其预后较好。资料显示，TK 分析有助于 SCLC 的诊断，CEA 次之，TK 可作为 SCLC 患者判断预后和随访的指标之一。

其他 TK 活性增高，主要见于单纯疱疹、带状疱疹、巨细胞病毒感染及维生素 B_{12} 缺乏症等。

（三）激素类

1. 胃泌素释放肽前体

神经内分泌组织的异常分化可使胃泌素释放肽前体（progastrin–relea–sing peptide，ProGRP）水平增高，ProGRP 与肺癌的病理类型有相关性，对 SCLC 具有较高的敏感性。ProGRP 是 SCLC 的自主生长因子，大多数 SCLC 均可产生 ProGRP。ProGRP 可用于 SCLC 患者的鉴别诊断、疗效观察及复发监测。需要注意的是，部分慢性肾衰竭患者血清 ProGRP 也可升高。

2. 促肾上腺皮质激素

促肾上腺皮质激素（adrenocortico–tropic hormone，ACTH）是脑垂体分泌的激素之一，其分子结构为由 39 个氨基酸组成的直链多肽，相对分子量约为 4500，半衰期 7～12min，生物活性主要在 N– 末端的 26 个氨基酸，C– 末端的 13 个氨基酸对其生物活性无影响，但可起到分子结构稳定作用。ACTH 的分泌不仅受下丘脑的促肾上腺皮质激素释放激素（CRH）的影响，而且各种应激反应皆可刺激 ACTH 的分泌。糖皮质类固醇对 ACTH 的分泌呈负反馈性抑制。ACTH 是肾上腺皮质生长和分泌的主要调节因素，其分泌呈现昼夜节律变化，上午 6～8 时达高峰，下午 6～11 时最低。ACTH 作为肿瘤标志物，主要应用于 SCLC 的辅助诊断，患者血清 ACTH > 200ng/L 时提示有 ACTH 异位分泌现象，其中约 50% 为 SCLC 所致，其他则为胸腺瘤、胰岛细胞瘤、甲状腺髓样癌等。

3. 降钙素

降钙素（calcitonin，CT）是 Copp 等于 1962 年发现的一种具有降低血钙作用的激素，由甲状腺 C 细胞产生，它是由 32 个氨基酸组成的多肽，相对分子量 3500，它具有调节血钙平衡作用，与骨代谢密切相关。血中钙、磷、镁升高可刺激 C 细胞分泌 CT，促胃液素、胰高血糖素、肠促胰酶素也可促进其分泌。CT 的主要生理作用是抑制破骨细胞活性，减少溶骨作用，从而降低血钙、磷的浓度，影响骨质代谢。CT 作为一种肿瘤标志物，对甲状腺髓样癌具有特异性诊断价值，甲状腺髓样癌患者血清 CT 水平可达 2000～5000ng/L，其他部位肿瘤（如乳腺癌、肺癌、胃肠道癌、胰腺癌、嗜铬细胞瘤等）患者的血清 CT 水平也均有升高。肺癌时 CT 可达 1342ng/L，局限性 SCLC 时 CT 平均水平近 200ng/L，病变浸润广泛时可达 1346ng/L，CT 水平持续剧烈升高表明有癌症转移，肺癌转移时，CT 水平增高可比其他诊断提前 4～5 个月，提示给医师引起注意。

三、肺癌肿瘤标志物的联合检测

血清肿瘤标志物的应用，对肺癌的早期诊断、临床分期、预后判断及疗效观察等有很大的帮助作用，但迄今为止，尚未有一种肿瘤标志物能够特异性地诊断肺癌，各种肿瘤标志物在单独检测时均存在着敏感性和特异性方面的局限性，因此，联合检测多项肿瘤标志物可以提高诊断的敏感性及特异性。

不同研究提示，联合检测 CEA+CY-FRA21-1 对肺癌的敏感性为 66%～80%，特异性为 69%～82%；CYFRA21-1+NSE 的敏感性为 44%～72.4%，特异性为 52%～75%；CEA+CA125 的敏感性为 72%，特异性为 79%；CEA+CA125+NSE 的敏感性为 82%，特异性为 78%；CEA+NSE 的敏感性为 76%，特异性为 79%；CA15-3+ CYFRA21-1 的敏感性为 84.9%，特异性为 84%；而联合检测 CEA+CYFRA21-1+

NSE 对晚期 NSCLC 和 SCLC 患者的阳性率可达 95% 以上；CEA+CYFRA21-1+SCC-Ag 对所有肺癌患者的阳性率超过 90%，CEA+NSE+SCC-Ag 的阳性率为80%～85%。

研究表明，SCLC 患者的血清 NSE 水平要明显高于肺鳞癌和肺腺癌，而 CEA 水平则低于肺鳞癌和肺腺癌，肺鳞癌患者的 CYFRA21-1 水平要明显高于 SCLC 和肺腺癌。根据这一特点，可通过 NSE 与 CYFRA21-1 的比值（N/C）来预测患者的病理类型，通过比较发现设定 N/C 的界限为 4 时，区分 SCLC 及 NSCLC 的效率最佳。SCLC 中 81.8% 的患者 N/C ≥ 4，NSCLC 中有 77.2% 的患者 N/C < 4，区别的总符合率为 78.5%。

不同的研究提示，NSE+ProGRP 可作为 SCLC 的首选标志物检测方案，CYFRA21-1+CEA+p53 抗体可作为 NSCLC 的首选检测方案，p53 抗体对肺癌的辅助诊断有很高的特异性，CYFRA21-1 对鳞癌的辅助诊断有一定作用。不同病理类型的肺癌有其各自的优势指标，可用于诊断及初步判断其病理类型，如 CEA、CA15-3 在肺腺癌中升高最明显，SCC-Ag、CYFRA21-1 在肺鳞癌中升高最明显，NSE、ProGRP 对 SCLC 应用价值较高，使用不同的标志物联合检测有助于对肺癌的诊断、病理分期、疗效观察及预后判断。

四、肺癌上皮性免疫标志物

（一）细胞角蛋白

1. 细胞角蛋白的结构

细胞角蛋白（cytokeratin, CK）是肿瘤免疫组织化学标志物。CK 是上皮组织的特异性标志物，目前商品化的细胞角蛋白有 20 余种，不同分子量的 CK 代表不同类型的上皮标志。CK 分子为两大类型：Ⅰ型相对分子量小（分子量 40～56.5kD），具有酸性等电点；Ⅱ型相对分子量高（分子量 53～67kD），具有碱性或中性等电点。CK 由头部区、尾部区及中间的杆状区三部分构成。由约 310 个氨基酸组成的杆状区为 CK 分子的中心，呈高度保守的螺旋结构域，它包含的 1A、1B、2A、2B 四个大的 α_2 螺旋区，其间被非螺旋结构所分离。杆状区的两侧为分子量大小不同的氨基末端的头部区和羧基末端的部区，呈非螺旋结构。两条 CK 分子装配成卷曲的异二聚体再以反向平行的方式结合。

2. CK 的作用

CK 在细胞转化过程中一般保持其亚微结构和免疫学特性，检测 CK 类型可判断肿瘤组织学来源，对于肿瘤的诊断和鉴别诊断有重要的意义。

3. CK 的表达

角蛋白丝分子量为 40～70kD，是组成Ⅰ型和Ⅱ型中间丝的主要成分。理论上讲，大多数单层上皮表达相对分子量低的 CK，而相对分子量高的 CK 多表达在复层上皮；角化上皮多表达相对分子量高的 CK；尿路上皮和呼吸道上皮既表达相对分子量低的 CK，也可表达相对分子量高的 CK。广谱角蛋白抗体通常用于上皮组织的鉴别诊断，通常是一系列单克隆抗体的组合，包括 AE1、AE3、CAM5.2、35βH11。这组广谱上皮标记物在大多数上皮组织内及其肿瘤组织细胞内呈阳性表达。单克隆抗体 AE1 角蛋白能识别 CK15、CK16 和 CK19；单克隆抗体 AE3 识别 CK1、CK2、CK3、CK4、CK5、CK6、CK8；CAM5.2 抗体可识别 CK8、CK18，其在神经内分泌肿瘤中的阳性率高于 AE1/AE3。CK34βE12 抗体能识别 CK1、CK5、CK10、CK14，表达于肌上皮细胞，基底细胞和复合型上皮组织内。

4. CK 与肺癌

国内一项研究显示 102 例肺恶性肿瘤中广谱 CK100% 表达于各种原发于肺的上皮性肿瘤中，鳞状细胞癌及腺癌呈强阳性表达，小细胞癌表达弱，肉瘤不表达。肺腺癌可表达 CK7、CAM5.2、CK8、CK18、CK19 等，鳞状细胞癌可表达 CK5/6、CK14、CK7、CK8、CK10、CK13、CK18、CK19 等；小细胞肺癌可表达 CK18，有时可有 CK8、CK19 表达。CK 在肺癌细胞中表达的这种异质性，也解释了其在各种类型肺癌中特异性和敏感性的差异。然而在实际应用中，尤其是肺的低分化鳞状细胞癌和腺癌中，各种上皮性 CK 标志物常常都有不同程度的表达，单靠 CK 类标志物难以区别，常需结合其他标记物，如鳞状细胞癌常用组合 CK516、P53 等，腺癌常组合 CK7、TTF-1 等。

CK7 是一种低分子量 CK，分子量为 54kD，主要表达于呼吸道肺泡上皮。其表达局限于腺癌的亚型和起源于非角化黏膜的鳞状细胞癌，通常在鳞状细胞癌中阴性表达，有助于与非肺原发腺癌的鉴别诊断，常用于肺腺癌诊断和转移癌的鉴别。CK7 在 95.83% 的肺腺癌中表达，但在 100% 的肺小细胞癌和 88.57% 的肺鳞状细胞癌中为阴性表达。

CK5/6 属于高分子量 CK，正常情况下在鳞状上皮、少数移行上皮、乳腺肌上皮细胞或前列腺基底细胞等阳性表达；在肿瘤中，通常表达于鳞状细胞癌。在非小细胞肺癌中，常与 P53 联合应用于鳞状细胞癌的诊断和鉴别诊断。

目前多通过检测外周血中 CK19mRNA 的表达来反映上皮源性恶性肿瘤患者外周血中存在的微转移，有助于早期发现 NSCLC 患者的微转移，并对患者临床分期、预后和治疗进行判断，这些并不受非小细胞肺癌病理类型的影响。

（二）上皮膜抗原

1. 上皮膜抗原的结构

上皮膜抗原（epithelial membrane antigen，EMA）是一组分子量为 500kD 的糖蛋白，是上皮细胞分泌的一种乳脂小球膜糖蛋白，其基本糖成分是半乳糖、N- 乙酰基葡萄糖和 N- 乙酰基半乳糖。

2. EMA 的表达

EMA 表达于细胞膜和（或）细胞质中，在组织中的分布与 CK 极为相似，但在内脏腺上皮中的表达优于 CK。EMA 广泛存在于胰腺、胃、小肠、唾液腺、胆道、子宫内膜、输卵管、泌尿道、呼吸道和汗腺等正常组织的上皮细胞中，也存在于间皮细胞、浆细胞、组织细胞中，但是在肝细胞、神经外胚层和间质起源组织、性腺、造血和淋巴组织表达较少。EMA 常作为上皮源性的标志物用于肿瘤起源的鉴别诊断，与间叶组织标记物合用鉴别癌与肉瘤等，EMA 表达于相应组织来源的恶性肿瘤和 T 细胞淋巴瘤中，尤其是分化较差的癌 EMA 有时可呈阳性表达。EMA 的表达对于肿瘤的起源、分期、分级及预后都有着较强的指示作用。

3. EMA 与肺癌

与 CK 的表达相似，EMA 在肺癌中均为阳性表达，同时在肺小细胞癌中 EMA 的表达率为 100%、在大细胞神经内分泌癌中 EMA 也几乎均有表达。常用于肺癌与肉瘤样癌或其他肉瘤的鉴别诊断。

五、肺癌神经内分泌免疫标志物

（一）突触素

突触素是指神经元的冲旋转到另一个神经元或转到另一个细胞之间互相接触结

构，也是信息传递的部位

1. 突触素的结构

突触素（synaptophysin，Syn）是突触小泡膜上的一种含糖的膜结构蛋白，是目前发现的最特异的神经内分泌细胞的标志物之一。人类和哺乳动物的 *Syn* 基因位于 X 染色体 Xp11.2、p11.23，并在生物的进化过程中具有高度保守性，*Syn* 基因包括 7 个外显子，约 20kb，编码的 Syn 蛋白由 307 个氨基酸组成，Syn 的分子质量为 38kD，包括 4 个跨膜区，其氨基和羧基都在细胞质内。

2. Syn 的作用

(1) 参与突触囊泡的导入、转运和神经递质的释放。

(2) 参与突触囊泡再循环。

(3) 参与突触素发生。

3. Syn 的表达

Syn 是突触囊泡膜上的特异性蛋白质，含量占突触囊泡膜蛋白含量的 6%~8%，可作为突触前终末的特异性标志物，用来检测突触的密度和分布。在神经系统中所有的神经末梢 Syn 均呈点状分布，但在白质及胶质细胞中没有表达。同时，在肾上腺嗜铬细胞、视网膜、脑垂体、颈动脉体、皮肤、甲状腺、肺、胰腺、胃肠道潘氏细胞和胃肠黏膜等的神经内分泌细胞中也发现有 Syn 存在。

4. Syn 与肺癌

在肺的神经内分泌癌中，Syn 被认为是目前最特异的神经内分泌标志物，Syn 在肺神经内分泌癌中的表达率在 80%~100%，其敏感性高于 CgA（嗜铬蛋白 A）和 NSE，肺的非小细胞肺癌有部分伴有神经内分泌分化的肿瘤 Syn 呈阳性表达。

（二）神经细胞黏附分子 CD56

1. CD56 的结构

CD56 是神经细胞黏附分子（neural cell adhesion molecule，NCAM）的一种，属于免疫球蛋白超家族成员，是一组密切相关的唾液酸糖蛋白，分子量为 220kD。

2. CD56 的作用

CD56 是神经细胞黏附分子的一个异构体，可以结合神经细胞黏附分子，后者大多数表达于神经外胚层分化细胞系肿瘤和组织中，也表达一些中胚层分化肿瘤中和横纹肌肉瘤中，在 NK 细胞介导的细胞毒作用中起黏附作用。CD56 的这种黏附作用也是同型的，只有当靶细胞表达 CD56 时才起作用。研究发现 CD56 阳性的实体肿瘤往往表现出更具侵袭性的生长方式，且患者的预后较差。在肿瘤附近会出现嗜血细胞综合征，即组织细胞吞噬红细胞的现象，这可能是因为细胞毒和淋巴细胞释放的介质介导引起的，这种毒性作用可能破坏了细胞间的黏附作用，从而导致肿瘤细胞侵袭性生长。神经黏附因子异构体中有一种含有高浓度多聚唾液酸的亚型，形成的糖类物质屏障，可减少与介质接触，从而降低细胞的黏附能力，参与对肿瘤细胞侵袭性的调节。

3. CD56 的表达

CD56 表达于中枢和外周神经细胞及纤维膜表面，在神经系统的生长发育中发挥重要的作用。后来发现，CD56 与自然杀伤细胞及 T 细胞的表面抗原（Leu-19）相同，并且在骨髓瘤和 NK/T 细胞淋巴瘤呈阳性表达，而在中性粒细胞中不表达，因而临床病理逐渐将它作为诊断和鉴别诊断骨髓瘤和 NK/T 细胞淋巴瘤的标志物。

4. CD56 与肺癌

CD56 与多种肿瘤的进展和转移关系密切，特别是在神经内分泌肿瘤中呈高表达，CD56 与一些神经内分泌肿瘤关系密切，可作为一个很好的肿瘤标志物来协助诊断。Yun 等研究显示 CD56 在肺小细胞癌中的阳性率（86.3%，69/80），可作为小细胞癌的病理诊断及其鉴别诊断的标志物。肺小细胞癌 CD56 阳性率（90.5%，38/42）类似于食管小细胞癌（81.0%，17/21）和结肠小细胞癌（82.4%，14/17）。Farinola 等的研究显示 CD56 在 NSCLC 及淋巴结转移癌中的阳性率均为 100%。近年来，应用 CD56 检测其他少见器官发生的小细胞癌也呈阳性，如胃、肝外胆管及卵巢等。因此，CD56 可能不具有器官特异性，不是肺小细胞癌特异性表达标志物。

（三）嗜铬蛋白 A

1. 嗜铬蛋白 A 的结构

嗜铬蛋白 A（chromogranin A，CgA）位于神经内分泌细胞的嗜铬性颗粒内，是嗜铬蛋白家族的主要成员，是一种存在于嗜铬细胞颗粒中的酸性可溶性蛋白，由 439 个氨基酸组成，分子量为 68kD。人类 CgA 分子至少包含以下结构 / 功能区域：①一个疏水的 N 末端信号肽；②一个由 10 对氨基酸残基组成的蛋白质加工区域；③两个朝向 N 末端的半胱氨酸残基形成的分子内的二硫化物环；④一个内部的和胰岛素释放抑制肽 – 胰抑素相同的氨基酸序列；⑤一个与钙黏蛋白（如肠道的钙黏蛋白）同源的区域；⑥存在一个可能为细胞膜组成部分的精氨酸－甘氨酸－天冬氨酸复合物。

2. CgA 的作用

(1) 在高尔基网膜上选择性调节靶肽激素和神经递质的聚集。

(2) 促进高尔基网的通透性，并参与 Ca^{2+} 及儿茶酚胺的代谢。

(3) CgA 参与形成分泌颗粒内基质构架，组织和加工分泌颗粒，其水解片段对多种内分泌激素（如胰岛素、甲状旁腺素、儿茶酚胺）的释放有抑制作用，也可能是一些生物活性肽（如胰酶）的前体。

(4) 促进肿瘤生长等作用。

3. CgA 的表达

CgA 最初是从牛肾上腺髓质嗜铬颗粒中提取，用免疫组化和放射免疫方法测定发现，CgA 广泛分布于神经内分泌组织，细胞中含 CgA 最丰富的就是肾上腺髓质。研究表明，在正常人体中 CgA 基因启动子的主要结构决定了其在神经内分泌细胞的表达情况。CgA 在正常神经内分泌组织中的免疫反应依次为肾上腺髓质＞垂体前、中、后叶＞胰腺＞肠道＞甲状腺＞下丘脑。CgA 的广泛分布使其成为诊断神经内分泌肿瘤的有价值的指标，并能帮助判断神经内分泌肿瘤的种类。

4. CgA 与肺癌

Kasprzak A. 等将 99 例典型和 11 例不典型肺支气管类癌用 CgA 抗体进行标记，结果 CgA 在所有 110 例中均呈阳性表达。CgA 的表达与肿瘤的临床分期、部位、症状、生存率及化疗反应无关。

（四）嗜铬蛋白 B

1. 嗜铬蛋白 B 的结构和功能

嗜铬蛋白 B（chromogranin B，CgB）属嗜铬蛋白家族，CgB 的结构、作用及在体内的分布与 CgA 大致相似。

2. CgB 的表达

由于它在神经内分泌组织中的广泛分布，使其成为诊断神经内分泌肿瘤很有价值。

3. CgB 与肺癌

在肺的神经内分泌肿瘤中，CgB 的阳性表达率为 96.3%，在大多数不典型类癌中也呈阳性表达。

六、增殖活性标志物

（一）P53

1. P53 的结构

野生型 P53 基因是目前研究最多的抑癌基因，有 50%～60% 恶性肿瘤的发生与 P53 基因突变有关，因此 P53 基因突变是人类肿瘤中常见的遗传学改变。P53 基因全长 16～20kb，定位于人 17 号染色体短臂 17p13.1 区，包括 11 个外显子和 10 个内含子。P53 发生突变后，即转变成一种癌基因。

2. P53 的表达

野生型 P53 基因的表达产物半衰期短，常规免疫组织化学主法难以检出，而 P53 突变后蛋白结构类型改变、稳定性增加、半衰期延长，能够用免疫组织化学方法检测。突变型 P53 蛋白表达与人类基因组中 P53 的结合位点目前已明确的有 57 个，共同参与 P53 基因的表达调控。

3. P53 的作用

P53 是体内一种抑制细胞转为癌细胞的基因。哺乳动物细胞 P53 基因在维持基因组稳定、DNA 损伤反应、发生细胞周期停滞和细胞凋亡的机制中起主要作用。

(1) 调控细胞周期：P53 基因是调控细胞周期 G_1 期的生理性检测点的关键组成成分，可以控制细胞周期，有效地防止细胞的恶性转化。

(2) 调节凋亡：P53 可调节凋亡相关基因的表达，包括编码控制线粒体的完整性的蛋白质，或是编码细胞膜死亡受体蛋白质的基因。P53 可以调控凋亡抑制基因 Bcl-2 和凋亡促进基因 Bax 来调控细胞的凋亡过程；还可通过调控新发现的细胞膜死亡受体 DR4 和 DRS 的表达，参与细胞内凋亡的激活过程；P53 还可以通过凋亡 IGF 的调控来诱导凋亡，此外，P53 还通过干扰生长因子的信号转导通路引起细胞凋亡。

(3) 调节肿瘤血管生成：野生型基因通过抑制 VEGF 的表达而抑制肿瘤新生血管形成。P53 突变增加的同时，肿瘤组织内的微血管数量也相应增加，上调 VEGF 的表达从而促使肿瘤血管生成。

(4) 维持基因组稳定性：P53 具有多种与 DNA 相互作用方式的能力，参与 DNA 修复。P53 的 C 端能探测到并与损伤的 DNA 牢固结合，使 P53 与损伤 DNA 形成复合物，同时激活基因修复相关的靶基因，参与并增强 DNA 修复。突变体 P53 的核酸外切酶功能丧失，DNA 修复功能受损。

(5) 作为肿瘤标志物：突变型 P53 发生蛋白构象变化后失去了抑癌功能，同时可结合并抑制野生型 P53 蛋白的活性，突变型 P53 半衰期长且稳定性强，可在细胞内积聚并导致机体产生自身免疫反应形成抗 P53 蛋白抗体，该抗体可以经免疫组织化学等方法检测，是肿瘤特异性标志物之一。

4. P53 与肺癌

突变型 P53 蛋白表达与多种恶性肿瘤的发生、发展、浸润及预后相关，存在于50% 以上的人类肿瘤组织中，如肺癌、食管癌、大肠癌、乳腺癌、胶质瘤、甲状腺癌及横纹肌肉瘤、骨肉瘤等。其中肺癌患者 P53 基因的突变率占人类肿瘤的首位，60% 的非小细胞肺癌和 80% 的小细胞肺癌中可检测到 P53 基因突变。

（二）Ki-67

1. Ki-67 的结构

Ki-67 是一个细胞增殖指数。1983 年，Gerdes 等用霍奇金淋巴瘤系 L428 细胞核成分免疫小鼠后，首次制备出了 Ki-67 抗体。Ki-67 抗体属 IgG_1 家族，因其首次制备实验在德国城市 Kiel 进行，所用组织培养板的编号为 67 而得名，其对应抗原则命名为 Ki-67 抗原。

Ki-67 是一种大分子蛋白质，位于细胞核内，由分子量为 345kD 和 395kD 的 2 条多肽链组成，并由 9 768bp 和 8 686bp 2 个相连接的 mRNA 所编码。编码 Ki-67 的人类基因定位于 10q2.5，包含 200 个以上磷酸化部位，羧基端含有 ATP/GTP 结合区，有 40 个弱的及 10 个强的 PGsT 区，这些易降解区也是 Ki-67 半衰期较短的原因。

2. Ki-67 的作用

Ki-67 是与增殖细胞相关的核抗原，可能是为 DNA 复制提供场所的核基质及染色体骨架的一种组成成分，具有非组蛋白的特点，其功能被认为与染色质细胞有丝分裂密切相关。Ki-67 可能是染色质内部及周围的非组蛋白基质，可看作染色体骨架。在有丝分裂中起着维持 DNA 规则结构的重要作用，在细胞增殖中不可缺少。

3. Ki-67 的表达

Ki-67 抗原量随细胞周期不同而改变。无论在正常细胞株或肿瘤细胞株中，其抗原性的表达都随细胞周期进展而增加，在 G_0 期和 G_1 早期不表达，至分裂中期到后期开始出现表达，S 期的后半期增加明显，G_2/M 期达高峰；其在细胞分裂后迅速降解或丢失抗原决定簇，半衰期为 1h 或更短，两者的比例细胞增殖率代表了分裂相细胞比例。有些学者认为，Ki-67 在细胞各周期中的表达量是固定的，其位置分布则与细胞周期有关。Piek 等利用免疫电镜及扫描激光显微镜研究人类肺癌细胞周期各时段 Ki-67 分布情况进而发现，细胞间期和分裂期时 Ki-67 的染色方式不同，在有丝分裂中期呈网状包绕染色体，而分裂间期散布于核仁的周围。根据 Ki-67 抗原在细胞中表达与分布的特点，可确定细胞处于增殖周期中的时相。

Ki-67 是一种在增殖细胞中表达的核抗原，是检测肿瘤增殖活性最可靠的指标，反映了肿瘤细胞的增殖速率。Ki-67 在肿瘤中的表达率明显高于正常组织，Ki-67 表达阳性肿瘤细胞的恶性程度大，细胞增殖活跃，因此肿瘤生长速度快，侵袭性大，转移的概率高，预后差，但其机制目前尚不清楚。

4. Ki-67 与肺癌

Ki-67 在小细胞肺癌中的表达可达 80%，在 NSCLC 中的表达依据不同病理类型而异。

七、特异性肺癌免疫标志物

（一）甲状腺转录因子 -1

1. 甲状腺转录因子 -1 的结构

Civita-rale 等于 1989 年在甲状腺滤泡上皮细胞中发现一种转录因子，将其命名为甲状腺转录因子 -1（thyroid tran-scription factor-1，TTF-1），随后在肺组织和脑的某些部位也发现了此种物质。TTF-1 是 Drosophila NK-2 家庭中的一员，其同源性达 82%，因此又被称为 NKX2 转录因子。人的 TTF-1 由 372 个氨基酸残基组成，由染色体 14q13 的单一位点基因编码。人类 TTF-1 基因全长约 3.3kb，包含 2 个外显子和 1 个内含子，在第 160～220 区域有由 60 个氨基酸组成的具有绝对保守性的同源序列。TTF-1 具有 2 个独特转录活性的结构域，一个位于 N 端第 51～123 个氨基酸残基之间，另一个位于 C 端第 295～372 个氨基酸残基之间，两者都通过融合到 DNA 结合位点而发挥作用。

2. TTF-1 的作用机制

TTF-1 与大多数真核细胞的特异转录因子一样具有两项基本功能，即特异性

DNA 结合功能和调控转录活性功能。DNA 结合功能主要由同源序列来识别具有 5′ -
CAAG-3′ 核心基序的 DNA 序列。而转录活性部位主要位于 N 末端和 C 末端，并且
N 末端在其转录中具有更重要的作用，可抑制自身和 C 末端的转录活性，进而调控
整个分子的转录活性。TTF-1 活性的调节主要是通过磷酸化和氧化还原反应两种方
式进行。在甲状腺滤泡细胞和肺呼吸上皮细胞中 TTF-1 可被 cAMP 和钙激活蛋白激
酶磷酸化，从而提高 TTF-1 与特异基因识别位点的结合能力，增强其转录活性。

3. TTF-1 的表达

一直以来，TTF-1 在甲状腺和肺组织细胞核中稳定的阳性表达，并在胎盘形成
过程中起到提高转录活性的作用，可看作是这些器官发生的启动子。近年来，有报
道，TTF-1 在肝细胞质中也有较高比率的阳性反应。而 TTF-1 在其他组织几乎均
为阴性表达。TTF-1 基因除在上述组织中表达外，还存在于前脑和垂体中。TTF-1
是一种组织特异性转录因子，也是甲状腺和肺特异基因的高效转录激活物，调控甲
状腺和肺的一些特异性基因的表达。在甲状腺组织中，其作用在于控制甲状腺球蛋
白、甲状腺过氧化物酶、降钙素等基因的表达。

4. TTF-1 与肺癌

在肺组织中，TTF-1 表达于成熟的肺泡 II 型上皮细胞和肺导气部的支气管上皮
细胞的亚段，而 I 型肺泡上皮细胞始终不表达，TTF-1 主要分布于终末呼吸道，包
括呼吸性细支气管、肺泡管、肺泡囊、肺泡，另外，在肺腺癌、小细胞癌中 TTF-1
的表达显著强于良性上皮，其中肺腺癌 TTF-1 表达率为 81.5%。而肺腺癌特异性肿
瘤标志物在肺鳞癌中 TTF-1 却几乎均为阴性表达。

（二）Napsin A

1. Napsin A 的结构

Napsin A 是天冬氨酸蛋白酶家族中的新成员，Napsin A 基因含有 5 个外显子，
转录产物由 1 263bp 构成，编码 420 个氨基酸的多肽，相对分子量是 35 000，等电
点为 5.29。正常情况下，Napsin A 可在 II 型肺泡上皮细胞和部分肾小管的上皮细胞
中表达。有研究表明，Napsin A 在小鼠肾、肺和脾的发育成熟过程中起重要作用。
另外，它还参与疏水性肺表面活性物质前体的蛋白水解过程，起着诱导蛋白前体成
熟、维持肺的形态及正常功能的作用。

2. Napsin A 的作用机制

天冬氨酸蛋白酶家族成员具有可以使蛋白中两个疏水性氨基酸之间的肽链断裂的活性，此活性可被天冬氨酸蛋白酶抑制剂胃酶抑素阻断。有研究报道，将转染和未转染 Napsin A 的人胚胎肾细胞 HEK293 制成裂解液，并分别加入带荧光供体 Lucifer yellow 和荧光受体 Dabsyl 的多肽，根据荧光能量共振转移技术原理来检测 Napsin A 的蛋白水解酶活性，发现前者的裂解液可以使多肽中亮氨酸或苯丙氨酸与甲硫氨酸、苯丙氨酸或酪氨酸之间的肽链断裂，激发荧光能量共振转移，而且前者的蛋白酶活性比后者高 6 倍，其活性可以被胃酶抑素阻断，从而证实了 Napsin A 的蛋白水解酶活性。

3. Napsin A 与肺癌

肺腺癌多来源于小支气管黏膜上皮及肺泡上皮细胞。大量资料表明，Napsin A 可以异常增生的 Ⅱ 型肺泡上皮细胞、原发性肺腺癌和极少部分大细胞癌中表达，一项研究数据显示肺腺癌中 Napsin A 表达阳性率 87.2%，显著高于非肺腺癌组 4.3% 和良性肿瘤组 21.1%，但低于正常肺组织 100%；高分化、中分化倾向低分化肺腺癌组织中 Napsin A 表达阳性率分别为 100%（20/20）、86.7%（13/15）和 66.7%（8/12），三者的阳性率具有显著性差异（x^2=7.489，$P < 0.05$）；Ⅰ～Ⅱ 期腺癌组 Napsin A 表达阳性率为 100%（24/24），明显高于 Ⅲ～Ⅳ 期腺癌组 73.9%（17/25，$P < 0.01$），有淋巴转移的肺癌组织 Napsin A 表达阳性率为 72.7%（16/22）明显低于无淋巴结转移者 100%（25/25），$P < 0.05$，因此可作为肺腺癌特异性肿瘤标志物，Napsin A 在鳞癌小细胞肺癌中不表达。有研究将 Napsin A DNA 的载体转染至 HEK293 细胞，再将肿瘤细胞种植到 SCID 小鼠后发现，表达 Napsin A 的细胞生长受到抑制，在软琼脂培养基上不易扩散。Napsin A 氨基酸序列中存在 RGD 短肽系列，位于氨基末端是与细胞表面某些整合体识别与结合部位，如果 Napsin A 中 RGD 发生突变，则失去上述抑瘤作用。

第11章 肺癌的检查

随着医疗技术的不断提高，纤维支气管镜、胸腔镜、电子计算机 X 线及 CT 扫描技术的发展，使肺部疾病的诊断与治疗取得了进一步的发展，根据肺癌患者的临床表现及各种相关检验、检查方法的应用，有 80%～90% 的肺癌患者可以得到明确诊断。

一、支气管镜检查

（一）适应证与禁忌证

1. 适应证

纤维支气管镜检查，可视范围大，患者耐受性好，对肺疾病的诊疗效果最好而且安全，并发症少。

(1) 诊断方面的适应证。

① 肺部占位病变的定性诊断：胸部影像学检查对肺部肿块的大小、形态、部位多能够做出明确诊断，但对肿块的定性诊断较为困难，而定性诊断对临床治疗方案的制订是非常重要的。纤维支气管镜（纤支镜）可以直接观测到气管至 4～5 级支气管，在内镜直视下利用活检钳取得病理学诊断标本。肿瘤活检的阳性率与肿瘤生长方式有关，对弥漫性病变经纤支镜盲检阳性率接近 90%，对周围型肿瘤癌在 X 线导引下行纤支镜肺活检可获得 60%～90% 的阳性率。

② 咳嗽：咳嗽是机体呼吸器官重要的防御机制，可清除呼吸道内的分泌物或异物，也是多种肺部疾病常见的临床症状，如急性支气管炎、慢性支气管炎、肺炎、肺 – 支气管结核、肺内肿瘤等，当咳嗽症状加重，若常规治疗无效时，则需要进行纤维支气管镜进一步检查，以明确引起咳嗽的原因。

③ 咯血：咯血是较常见的临床症状，气管、支气管病变及肺部病变都可引起咯血。其中肺部肿瘤是高龄患者咯血的主要原因，其次为支气管炎、肺脓肿、肺结

核、支气管扩张等。所以对有长期吸烟史，年龄大于 40 岁的患者出现咯血症状时，X 线检查阴性，也应行纤支镜检查。

④ 支气管腔内阻塞性病变：对肺不张、阻塞性肺炎、局限性肺气肿的病因诊断，纤支镜检查是最好的诊断方法之一，当管腔完全阻塞时表现为阻塞性肺不张或阻塞性肺炎；当管腔部分阻塞形成吸气性单向阻塞时则表现为阻塞性肺气肿。常见的阻塞病因有肿瘤、炎症、结核、异物、痰栓及外伤等。其中肿瘤引起的阻塞最为常见，占 50% 以上。

⑤ 双肺弥漫性病变：双肺弥漫性病变的诊断是临床上常遇到的问题，经纤支镜活检病理学检查，以及经纤支镜毛刷肺泡灌洗、细胞学、微生物学及酶学检查，对部分弥漫性病变能够明确诊断。

⑥ 肺部感染的病原学诊断：痰培养是临床常用的获取肺部感染病原学的一种方法，但痰液咳出时受到口咽部微生物的严重污染，较难反映下部呼吸道的菌群情况。经纤支镜获取呼吸道标本进行病原学检查是一种很好的方法。

(2) 治疗方法的适应证。

① 用于支气管肺癌的治疗：经纤支镜介入治疗肺癌的方法主要有：a. 激光治疗。临床上多选用 YAG 激光。Nd–YAG 激光比 CO_2 激光具有更强的凝固性坏死作用，可用于气管恶性肿瘤治疗。b. 腔内放射治疗。经支气管镜支气管腔内后放置放射治疗，多选用 ^{192}Ir 借助气管镜用导丝或导管将放射性核素置入肿瘤组织中。c. 经支气管镜放入支气管支架置入治疗，可用于癌性气管阻塞、支气管狭窄。d. 经纤支镜微波治疗。e. 经纤支镜高频电刀治疗。

② 肺内感染性疾病的治疗：a. 非特异性感染。肺脓肿，经纤支镜细导管导入脓腔内冲洗脓腔或向脓腔内滴注抗生素可提高治疗效果，缩短治愈时间。经纤支镜稀释痰液，用于外科手术后患者或无力咳痰患者。b. 支气管狭窄性疾病的治疗：应用纤支镜不仅能对支气管狭窄的部位、范围、程度和病因做出诊断，同时还可以用于支气管狭窄的治疗。经纤维支气管镜介入技术，如激光、球囊扩张、支架置入等。c. 咯血的治疗：纤维支气管镜对引起咯血的原因有重要的诊断价值，同时可以对咯血进行治疗。通过纤支镜介入局部止血措施，包括注入冰盐水、血管收缩药（如垂体后叶素和肾上腺素等）、凝血药物（如凝血酶、纤维蛋白凝血酶等），以及气囊阻塞压迫治疗咯血。d. 取异物：经纤支镜取异物钳、取异物网篮等器械对气管、支气管内较小异物的取出有很高的成功率。e. 气管插管中的应用：气管插管可分为经口

腔和经鼻腔两种途径，用纤支镜导入的方法经鼻腔途径气管插管，安全且迅速。

2. 禁忌证

纤维支气管镜术是一种相对安全，但有一定创伤性的诊疗手段。纤维支气管镜术的禁忌证较少，但一些高危疾病的患者应视为纤维支气管镜检查的禁忌。

(1) 纤维支气管镜术检查的禁忌证：①肺功能严重损害，$PaO_2 < 6.67kPa$（50mmHg）。②严重心功能不全和心律失常。③不稳定型心绞痛或近期的心肌梗死。④一般情况差，多脏器功能不全，体质虚弱不能耐受检查者。⑤主动脉瘤有破裂危险者或严重高血压，血压高于 160/100mmHg。

(2) 纤支镜活检的禁忌证：①严重的出血倾向、凝血机制障碍者；②尿毒症患者；③肺动脉高压；④严重贫血；⑤妊娠期妇女。

（二）检查方法

1. 术前准备

术前准备按支气管镜检查常规测定凝血功能、心电图、血常规。摄胸部正侧位 X 线片或胸部 CT 扫描确定病变位置，检查前禁食 6h，肌内注射地西泮 10mg 及阿托品 0.5mg。用 2% 利多卡因鼻咽部喷雾麻醉。

2. 患者体位与内镜插入

(1) 患者体位：一般采用仰卧位，患者仰卧于检查床上，肩稍抬高，使头略后仰，操作者位于患者头侧进行操作。对于有呼吸困难或胸部畸形等不能平卧的患者可采用坐位或半坐卧位，要使患者头部后仰，操作者位于患者对面，也可位于背后。

(2) 插入途径：经鼻腔或口腔插入。

(3) 操作步骤：鼻腔、口腔、咽部黏膜先表面 2% 利多卡因喷雾麻醉，启动纤支镜光源，调节好亮度，术者左手中、环、小指握持纤支镜操作部位，拇指放在角度调节钮上，示指放吸引气钮上，右手持纤支镜弯曲部分，距端口 80cm，左手拇指向上拨动角度调节钮，镜远端向上插入鼻孔，送入鼻腔，左手拇指调节镜远端复位并向下插入咽部，挑起会厌、纤支镜通过声门进入气管，直视下深入气管内到隆嵴，再插入左或右支气管，并注入 2% 利多卡因麻药，观察支气管，结合调节角度钮，逐渐进入肺叶、肺段支气管，边插管边观察气管壁形态有无变化，有无新生物病灶，或用活检钳夹局部病变组织或病灶标本，立即固定后准备送病理检查，检查完毕，缓慢拔出纤支镜。

（三）并发症及处理

1. 麻醉药过量或过敏。利多卡因麻醉药过量，一般不超过 300mg（2% 利多卡因 15ml 为宜）。丁卡因有过敏反应，麻醉前少量向咽喉部喷麻醉药，观察是否过敏。

2. 插管过程中发生心搏骤停，立即停止插管，进行心肺复苏抢救。

3. 喉痉挛或喉头水肿，多见于插管不顺利，或麻醉不充分的患者，大多在拔出纤支镜后病情可缓解。严重者应立即吸氧，给予抗组胺药，或静脉给予糖类皮质激素。

4. 术后发热，多见于年纪较大者，除了与组织损伤等因素有关外，还可能有感染因素。治疗除适当使用解热镇痛药外，应用抗生素控制感染。

5. 出血，施行组织活检者均有出血。少量出血经吸引后可自行止血，或用肾上腺素 1mg+ 生理盐水 10ml 局部灌注 5～10ml 止血。出血量大于 50ml 的出血需高度重视，要积极采取措施：①经纤支镜注入稀释的肾上腺素（肾上腺素 2mg，加入生理盐水 20ml 内，每次可注入 5～10ml）；②经纤支镜注入稀释的凝血酶（凝血酶 200μg 加入生理盐水 20ml 内）；③必要时同时经全身给予止血药物，出血量大者尚可进行输血、输液等。

二、纵隔镜检查

（一）适应证

1. 肺癌分期

Ⅰ 期肺癌单纯手术 5 年生存率达 60% 以上；Ⅱ 期肺癌可直接手术，术后辅以化疗等，5 年生存率亦可达 40% 左右；Ⅲ 期肺癌直接手术效果不理想，5 年生存率仅 10% 左右，而术前予以化疗等综合治疗能显著提高生存率（15%～30%）。可见，准确的术前分期对正确治疗起着至关重要的作用。术前分期目前多采用无创方法估测，但准确性差。CT 对纵隔淋巴结诊断标准为直径 > 1cm，其敏感性为 64% 左右，特异性为 94% 左右；正电子发射断层成像（PET）是诊断纵隔淋巴结较好的无创检查者，敏感性为 88% 左右，但其特异性为 86%。而纵隔镜的敏感性及特异性则分别为 96%、100%。

2.纵隔病的诊断

胸腔内气管周围病变一直是胸部疾病诊断的难点。如结核病、肺结节病无须手术治疗，前者一般不适于激素治疗，而后者则多需要激素治疗；某些纵隔肿瘤（如淋巴瘤等）不是手术指征，而需要化疗、放疗，术前若能明确诊断，可避免不必要的手术及错误性的试验化疗。胸部影像学检查，常无法确定病变性质，纵隔镜可直接观察病变，同时活检做病理检查。

3.纵隔肿瘤切除

对于气管周围直径＜ 3cm 孤立病灶可在纵隔镜下切除，术后做病理检查，达到诊断和治疗同步进行。

4.肺癌分型

对肺癌患者，经气管镜或穿刺无法了解病理类型时，可直接通过纵隔镜活检，通过标本病理检查，了解病理类型而指导治疗。

5.辅助肺癌及食管癌手术

联合胸腔镜或腹腔镜行肺癌或食管癌根治术，已成为微创胸外科的重要组成部分，可经纵隔镜行纵隔淋巴结清扫及食管切除。

6.经肋间纵隔镜手术

经肋间纵隔镜手术可行胸膜活检、小的纵隔肿瘤切除、交感神经切断、胸膜粘连术等。

（二）禁忌证

1.一般情况差，不能耐受麻醉或纵隔镜手术。

2.心、肝、肺、脏器功能障碍，对纵隔镜手术有危险者。

3.纵隔内解剖结构畸形或明显异常者，如胸主动脉瘤、上腔静脉梗阻、胸部脊柱后凸、气管移位者等。

4.有气管周围或纵隔内手术史，因纵隔内结构不清，容易损伤重要器官，应避免纵隔镜手术。

（三）操作方法

1.体位

患者仰卧位，肩部垫高，颈部伸展使气管尽可能牵伸至颈部，同时头部的后仰亦为纵隔镜的插入提供空间。对于有上腔静脉综合征的患者，为利于静脉回流减轻术中出血，可使其上半身抬高。

胸骨旁切口时，患者取仰卧位，背部可加垫支撑物以便使胸部前挺，肋间隙增大便于操作。仅需单纯一侧的操作时，可使患者取半侧位，即垫高一侧肢体更利于操作。

胸腔肿物切除或后纵隔操作时，多经肋间操作，可采用侧卧位，或根据肿物的位置就近选择切口，选择相应的体位。

2. 基本操作要点

颈部操作时，有些患者的无名动脉可能位于胸骨切迹上缘，手术时要注意，沿气管前筋膜向下，手指向下分离，前纵隔切开时，要注意不要损伤胸膜，分离时应沿中线探查，隆凸下淋巴结（7组），两侧气管支气管淋巴结（4组），气管周围淋巴结（2组），无名动脉下淋巴结（3a组），用于指探查分离，有肿块应了解肿块与血管的关系，人工隧道已形成，纵隔镜可沿管道进入，观察气管区，隆凸下区，气管右侧区及支气管区，气管左侧区为危险区，应小心心脏及血管、淋巴结分离应在直视下进行分离和取出。术后取出纵隔镜，逐层缝合颈部切口。

（四）并发症及处理

1. 局部出血

气管前结缔组织中血管少，出血不常见。纵隔大血管较多，空间狭小，操作不便，出血多为误伤大血管所致，以奇静脉常见。因此，活检前一定要用针穿刺，无回血时才可针取活检。对于小的出血可局部电凝止血或用吸收性明胶海绵压迫止血。对严重的出血，则需开胸止血。

2. 气管损伤

多为操作不熟练、用力粗暴所致。一旦发生，需开胸修补气管。

3. 胸膜损伤

多因手指钝性分离或活检时误伤胸膜所致。术后少许气胸可自行吸收，有明显症状，气胸较多者可予胸穿抽气或置胸腔插管水闭并引流。

4. 局部感染

纵隔镜手术为Ⅰ级切口，感染均为手术污染所致，发生切口感染或纵隔炎。切口感染局部可有红肿等表现，纵隔炎则表现为发热、白细胞增多、胸骨叩痛等症状，其治疗可应用抗生素控制感染，必要时切开纵隔引流。

5. 切口种植转移

由于活检使癌细胞随操作范围转移，发生率极低。有报道为 1‰，多发生于术后 6～24 周。单纯局部种植可手术切除病灶，术后辅助放疗。

总之，纵隔镜手术的并发症发生率较低（1%～2%），最严重的并发症为大出血。

三、胸腔镜检查

（一）适应证

1. 诊断性胸腔镜检查适应证

(1) 不明原因胸腔积液的诊断：在临床工作中，25% 以上的胸腔积液患者经其他检查方法，包括胸穿抽液、酶学、细胞学、病原微生物、肿瘤标记物，甚至胸膜活检病理检查仍不能最后确定诊断。B 超、X 线检查可发现胸腔积液的存在，但无法确定胸膜病变的部位，胸腔镜可以直接观察胸膜病变的部位和范围，在为直视下活检病理检查确诊。

(2) 胸膜占位性病变：部分胸膜占位性病变不伴有胸腔积液，胸部 X 线片或 CT 等影像资料可以清楚地显示病变大小、部位，但无法确定病变性质，胸腔镜术可以在直接观察病变的同时获取足够的活检组织标本进行病理学检查，明确诊断。

(3) 肺弥漫性病变或周围性局限性肺病变的诊断：双肺弥漫性病变经皮肺穿刺也可取到少许肺组织标本，但常因为取材太少诊断不明确。胸腔镜手术创伤少，能获得有价值的肺病变组织标本，提高了确诊率。

(4) 肺癌的分期：经胸腔镜诊断纵隔、胸骨旁、乳内淋巴结转移情况，对肿瘤分期有很大的帮助，同时经过胸腔镜可以直接观察肺癌或食管癌对周围组织浸润扩散的情况，决定手术切除的可能性。

(5) 心包疾病：胸腔镜可以很好地显示大部分心包，对心包炎症、结核、肿瘤等病变，通过获取心包积液、活检病理检查可以确定诊断。

(6) 横膈病变：胸腔镜可以清晰显示膈肌表面，对膈肌的炎症、缺损或肿瘤做出诊断。

(7) 气胸和血胸的病因诊断：可以观察气胸破裂口的部位、肺大疱的类型、有无粘连及血胸产生的原因。

(8) 急性胸部创伤：进行性血胸、血气胸、食管裂伤、气管支气管断裂等需立即手术的严重胸外伤，经 X 线或胸穿难以确定。胸腔镜手术检查可以明确外伤的部位和程度，决定是否开胸手术。

(9) 支气管胸膜瘘的诊断：经胸腔镜可以直接观察瘘口，并进行治疗，从而避免开胸手术。

2. 治疗性胸腔镜微创手术适应证

(1) 粘连松解术：是胸腔镜术最早开展的胸膜病治疗技术，治疗肺结核、萎缩性肺不张。

(2) 胸膜固定术：是胸腔镜术应用最多且疗效确切的治疗方法，用于治疗恶性胸腔积液、慢性复发性良性胸腔积液、持续性或复发性气胸。

(3) 血胸的治疗：经胸腔镜清除血块及积血，并在内镜直视下经激光、电凝等措施进行腔内止血。

(4) 乳糜胸的治疗：探查胸导管破口，结扎胸导管或行胸膜闭锁治疗。

(5) 急性脓胸的治疗：经胸腔镜进行清创引流和冲洗，并通过胸腔镜进行粘连松解、剥脱，使肺完全膨胀，清除残腔。

(6) 支气管胸膜瘘的治疗：在胸腔镜直视下，对胸膜瘘口清创，应用闭锁剂或封堵剂闭缩瘘口。

（二）禁忌证

1. 广泛的胸膜粘连或脏胸膜和壁胸膜融合者。

2. 血小板计数减少血液凝固系统功能障碍者，一般当血小板计数 $< 40 \times 10^9/L$ 或凝血酶原时间在 16s（40%）以上者。

3. 严重的心肺功能不全患者，近期内发生心肌梗死者，较严重的呼吸困难不能平卧者。

（三）操作方法

1. 术前准备

除气胸患者外，1% 利多卡因局部麻醉穿刺点，在进行胸膜镜术前 1～2 天，要进行人工气胸术，使肺压缩，避免胸腔镜套管针穿刺时造成脏胸膜及肺组织损伤。

先进行逐层局部麻醉直至壁胸膜，然后穿刺到胸膜腔，回抽可见有胸腔积液流出，在抽出胸腔积液后将过滤空气注入胸膜腔，通常注入 300～500ml 空气。术后，行胸部 X 线透视，观察肺压缩的情况，重点观察有无胸膜粘连及粘连部位，以便在胸腔镜检查进镜时避开该部位。如果患者无胸腔积液，则建立人工气胸。

胸腔镜要求严格的无菌操作，对于手术环境要求较高，术前需对内镜室严格消毒，术者及护士应按外科手术的术前要求。

术前 15～30min 肌内注射阿托品 0.5mg，肌内注射地西泮 10mg，手术麻醉可局麻。局麻是选用 1% 利多卡因 10～15ml 对胸腔镜插入局部进行自皮肤至胸膜逐层浸润麻醉。

2. 患者体位

一般取健侧卧位，患侧手臂上抬固定于头架上。切口一般选择第四肋腋前线肋间，或第五肋腋中线，或第六肋腋后线。

3. 操作步骤

局部常规消毒，切口局麻后作 1～1.5cm 切口，止血钳分离皮下组织，肋间肌等至穿透胸膜，插入胸腔镜套管，空气进入胸腔，肺进一步萎缩，插入胸腔镜，观察胸膜、壁层、纵隔、横膈膜、胸膜，观察病灶大小、位置、形态、质地、活动度与周围关系等，根据病变性质确定是实质性或囊性或单纯性积液，出血性血胸，采用切除病灶，止血、抽液、松解粘连，胸膜需固定者经操作用喷入不含石棉医用消毒滑石粉，结束胸腔镜操作手术后，胸腔放引流管，水闭瓶引流。

4. 观察

(1) 胸膜转移性肿瘤多表现胸腔血性积液，胸膜有数个大小不等结节（直径 5～10mm）或呈葡萄状结节病灶，分布于肺、膈胸膜表面，以下胸部多见，晚期病灶分布整个胸膜腔，呈菜花状，乳头状，呈灰色或粉红色，表面有坏死或结痂，多数胸腔无粘连。

(2) 胸腔镜直视下胸膜间皮瘤的典型表现为胸腔积液量大，多为黏稠血性。局限型良性胸膜间皮瘤通常是发生于脏胸膜的带蒂肿块，直径大多 < 10cm，而局限型恶性胸膜间皮瘤则表现为体积更大的带蒂肿块，多见于纵隔胸膜和膈胸膜；弥漫性胸膜间皮瘤多分布于壁胸膜，早期肉眼仅仅见到大量胸腔积液，只有在显微镜下才会发现肿瘤组织；随着病变的进展，胸膜上可以出现孤立或多发的结节，大小不一，基底宽，呈卵石状、葡萄状，多为白色或淡红珠光色，也有灰白或淡黄色，伴有大量胸腔

积液，少数晚期患者由于肿瘤相互融合而出现不规则的片状胸膜增厚或片状鸡皮样改变，甚至胸膜腔消失，瘤体多数质硬，不易钳取，但也可以软而脆，血管较多。

5. 术后处理

术中应观察血压、脉搏、呼吸、心电监护及血氧饱和度测定。

大量胸腔积液的患者术后通常肺不能马上复张，应接胸膜腔闭式引流。

若无明显异常，2～3d 后即可拔管。为预防感染，可酌情应用抗生素。

四、影像引导下肺穿刺活检

CT 导引下肺穿刺活检术

CT 扫描在肺部的显示穿刺针清晰，因而 CT 引导下定位穿刺成为胸部病变导向穿刺活检最常用方法。

1. 适应证

(1) 肺内占位性质病灶不易确定诊断，需要获得组织学明确诊断。

(2) 为进一步明确诊断，同时可给予治疗。

(3) 获取病变病原学诊断。

2. 禁忌证

(1) 严重心、肺、肝、肾功能不全者。

(2) 出血、凝血功能障碍者或血小板减少者。

(3) 严重的全身感染、败血症、脓毒血症未控制者。

(4) 病变周围有大量肺大疱，尤其是穿刺针道方向胸膜下有肺大疱者。

3. 患者术前准备

(1) 术前查血常规、凝血功能、肝肾功能及心电图。

(2) 术前谈话，内容包括患者目前的病情状况、穿刺的重要性、危险性。

(3) 仔细阅读病史及相关影像资料，必要时进行 CT 增强扫描。

4. 穿刺技术操作

(1) 选择合适体位，平卧位或侧卧位或俯卧位，在病灶相应皮肤处放 CT 栅栏定位器，并用胶带固定，启动 CT 扫描，选择穿刺点，在皮肤穿刺点上用2% 结晶紫做标记，移去 CT 栅栏定位器。

(2) 穿刺点消毒，局部用 1% 利多卡因局部浸润麻醉，穿刺针垂直经穿刺点依次进入皮下、肋间肌、胸膜腔、穿刺到肺部，再次启动 CT 扫描，观察针尖位置与肺癌灶是否相对应及距离，关闭 CT 再次进针穿刺到病灶内。

(3) CT 扫描观察针尖在肺癌病灶中心，接注射器，抽成负压在病灶内来回穿刺 2～3 次，移去负压拔出针，穿刺物涂片送病理检查。

(4) 拔出针后，针孔用消毒纱布压迫数分钟。

(5) 术后平卧 4h，观察有无并发症。

5. 术后处理

并发症发生率的高低一般与下列因素有关：①穿刺针的选择，较粗的穿刺针尤其是较粗的组织切割枪并发症发生率增高。②病灶部位与进针途径。③穿刺的次数。④病例的选择，凡有肺气肿的患者和年龄大者，并发症的发生率明显高于年轻而无肺气肿的患者。

(1) 一般处理：术后嘱患者平卧，严密观察生命体征 4～6h，根据实际情况采用相应的措施。

(2) 并发症及处理。

① 气胸：经皮肺病变穿刺活检并发症中发生率最高的为气胸，发生率为 10%～30%，通常为少量气胸，临床无须特殊处理。对原有肺疾病而产生明显临床症状者和气胸超过 30% 者，应及时采用抽气或穿刺插管负压水闭瓶引流治疗。

② 咯血及出血：术后少量咯血较为常见，穿刺时损伤肺组织内微小血管，少量血液渗入到肺泡腔及支气管腔内被咯出，往往表现为痰中带血，临床无须特殊处理；穿刺通道或穿刺靶病变出血常见于使用粗穿刺针或切割针（＞16G）和穿刺富血管肿瘤，术后应立即注射止血药物，并密切观察病情变化，使用促凝血药物无效、伴有大量咯血及血胸时，需胸外科医生手术处理。

③ 疼痛：穿刺活检后疼痛多为轻度，1～2d 可自行消失，无须处理，若出现剧烈疼痛，给予镇痛药。

④ 感染：穿刺活检后感染多与穿刺器械或皮肤消毒或 CT 室消毒不严有关，穿刺术后应常规应用广谱抗生素 2～3d 预防感染，一旦出现感染症状或体征，应及时加大抗生素用量。

第 12 章 肺癌的影像学表现

影像学检查是目前肺癌筛查和诊断主要方法，包括胸部 X 线片和 CT 扫描，而 MRI 和 PET 较少应用。

一般来说，胸部 X 线片可确定直径≥ 10mm 的肺内非钙化小结节。多层螺旋 CT（MSCT）低剂量扫描是目前最常用的肺癌筛查和诊断方法，早期肺癌的灵敏度高于胸部 X 线片。低剂量 MSCT 能十分准确地检测出直径≥ 5mm 小肺癌。MRI 采用快速扫描序列（如 HASTE）T_2WI 可充分显示直径≥ 5mm 的肺结节。PET–CT 的优势是可进行全身同时检查，有更高的特异性，但分辨率相对较低，因此适用于定性诊断。

在筛查和诊断出的结节中，良性病变占绝大部分（90%～95%），对于特殊人群，如 45 岁以上吸烟者，肺内实性或部分实性的直径＞ 2cm 的结节，恶性概率高达 40% 以上，需要注意。直径＜ 1cm 的实性结节恶性概率＜ 3%，对于直径＜ 5mm 的结节每年常规检查观察，无须特殊处理；直径在 5～9mm 的结节可以于 3～6 个月、12 个月和 24 个月时进行随访 CT 检查；直径＞ 10mm 的病灶原则上需要注意。严密观察，定期检查。

一、肺癌影像学

肺癌的影像学分型与肿瘤的病理大体标本类型一致，根据肿瘤的发生部位，分为中央型、周围型和弥漫性。胸部 X 线片和胸部 CT 扫描是肺部疾病检查的常用方法，检查所示图像与肿瘤形态学特点基本一致。

（一）中央型肺癌

中央型肺癌的影像学表现：直接征象主要为支气管的改变及肺门肿块；间接征象为支气管阻塞征，包括阻塞性肺不张、阻塞性肺气肿、阻塞性肺炎及黏液嵌塞等。其他常见表现有肺门及纵隔血管改变、肺门及纵隔淋巴结肿大、胸腔积液、肺内转移等。

1. 直接征象

(1) 支气管改变：早期中央型肺癌肿瘤局限于支气管腔内，或在肺叶或肺段支气管内浸润性生长，未侵及周围肺实质，无转移。因此早期中央型肺癌影像学上主要表现为支气管壁增厚和管腔狭窄。

① 支气管壁增厚：正常情况下，无论 CT 扫描层面与支气管走行方向呈垂直还是平行，显示气管及支气管的管壁厚度均匀，为 1～3mm。当肿瘤浸润范围增大，管壁增厚时，在周围充气肺组织或纵隔脂肪层衬托下，增厚的支气管壁易于显示。当中央型肺癌的早期仅为黏膜浸润时，管壁的轻度增厚改变，CT 不易显示。

② 支气管腔狭窄：中央型肺癌的支气管腔改变，根据肿瘤生长方式和病变发展程度，CT 能显示支气管腔狭窄形态程度和范围。常呈现 3 种形态：①向支气管腔内突入的软组织影，自轻微隆起到明显息肉状，伴支气管腔狭窄。②管壁浸润增厚时，当扫描层与病变支气管近于平行时，见支气管管腔狭窄，局部管壁有不规则增厚。表现为局限性环形狭窄，也可表现为管状狭窄。③支气管管腔可由轻度狭窄到完全闭塞呈向心锥状或呈鼠尾状，管腔突然截断，或管腔呈偏心性狭窄。管壁可光滑，也可凹凸不平。

(2) 肺门肿块：肺门肿块是中央型肺癌最主要的影像学表现。肿瘤组织穿透支气管壁在血管、支气管鞘内及淋巴结内浸润，并侵入周围的肺实质，形成肺门部软组织肿块。病变晚期，原发灶和转移或直接与侵犯而肿大的淋巴结融合，形成肺门肿块。

肺门肿块通常表现为结节状、边缘不规则，也可有分叶表现，同时可见阻塞性肺炎、肺不张。肺门肿块的大小有时与支气管的狭窄程度并不相称，某些恶性程度高的肺癌，在受累支气管明显狭窄之前往往已经出现明显肿块，是肿瘤迅速浸润支气管壁伴肺门淋巴结转移所致。有时肿块周围见沿肺血管、支气管向肺野呈放射状分布的细条影，病理机制是由于肺门肿块所致的阻塞性淋巴管炎。肿瘤的淋巴浸润及间质的纤维化反应，在影像上表现为肿瘤边缘的毛刺。

中央型肺癌征象在胸部 X 线片上显示为肺门肿块影，肿块位于一侧肺门，突向同侧肺野，边缘多较清晰。CT 或 MRI 横断扫描可明确肿块的部位及大小，常见受累支气管被肿瘤包绕。典型者以病变支气管为轴心向周围浸润，但更多见的是肿瘤偏支气管的一侧生长，并挤压支气管。肿块有的呈椭圆形，其长轴与支气管长轴一致。CT 平扫时肿块内部密度均匀或不均匀，MRI 可以较好地显示肺门肿块内部的组织成分，肿瘤的边缘特征可清晰显示。多表现为等 T_1，稍长 T_2 信号，部分癌灶内信号欠均匀，T_2WI 呈小结节状或散在斑点状高信号，为肿瘤内的坏死成分，由于 T_2WI 加权像肺癌肿块信号稍高而不张肺组织及阻塞性肺炎由于含有较多的水分信号较癌组织更高而可清晰地与癌灶区分。

进展期中央型肺癌常伴有肺门、纵隔淋巴结肿大，肺门淋巴结肿大与癌组织相融合，两者边界在常规 CT 扫描图像往往不易区分，但中央型肺癌的肺门肿块与单纯肺门、纵隔淋巴结肿大构成的肿块通常可以鉴别。前者常见支气管的改变，主要表现为管壁本身异常增厚、管腔内有肿块、管腔狭窄和中断。而单纯淋巴结肿大边界尚光滑，邻近支气管本身无异常改变，仅受压移位。

2. 间接征象

(1) 支气管阻塞征象：中央型肺癌，常最先出现受累支气管阻塞的影像表现。

① 阻塞性肺气肿：支气管阻塞征象中最早的改变为局限性阻塞性肺气肿。肿瘤自支气管黏膜向支气管腔突入，逐渐使管腔狭窄到一定程度时便会形成活瓣样阻塞，即吸气时气流尚可顺利通过，但呼气时气流受阻，因而造成受累支气管所支配的肺叶内空气滞留，形成呼气性局限性肺气肿，该征象称为空气捕捉现象或 Rigler 征。胸部 X 线摄片及 CT 扫描主张深吸气并且屏气摄片，因此不利于呼气性肺气肿的显示，明确分辨常有困难。呼气性肺气肿通常表现为受累肺叶密度减低，支气管血管束稀疏，这要与健侧相应区域或同侧同一层面前、后肺野对比观察。

② 阻塞性肺炎：随着支气管狭窄程度加重，狭窄以远的肺组织因分泌物引流不畅而发生感染，导致肺炎或肺脓肿。通常伴部分肺不张。

阻塞性肺炎若出现在中央型肺癌的较早阶段，经抗感染治疗可完全吸收，胸部 X 线片及 CT 图像均表现为小斑片状边缘模糊影，按肺段、肺叶分布。中央型肺癌所致阻塞性肺炎往往在同一部位反复发生，且逐渐加重，发展成整个肺段或一叶或一侧肺实变，与一般非阻塞性细菌性肺炎相似。此时经抗感染治疗后病变不吸收或仅部分吸收，故又有不可逆肺炎之称。反复炎症则产生纤维条索影。

阻塞性肺炎进一步发展可形成单发或多发肺脓肿，CT 图像上在大片实变背景中见液 – 气平面，但洞壁较难显示。

③ 阻塞性肺不张：阻塞性肺不张亦是中央型肺癌最常见间接征象之一。肺不张的发生原因是支气管严重狭窄及受累支气管被分泌物完全阻塞。肺不张可以发生于

一个肺段，也可以发生于肺叶或一侧全肺。

不张的肺组织在胸部 X 线片上表现为相应区域肺组织体积缩小、密度增高，其边界清晰。周围结构向病变移位，最常见于横膈及叶间裂或纵隔移位。

还可在 CT 或 MRI 表现为同一水平扫描图像上患侧肋骨段数较对侧增多。不张肺邻近的肺叶或对侧肺见代偿性肺气肿改变。

阻塞性肺炎、肺不张发生后，受累肺叶形成实变，在平扫 CT 图像上与肺门肿块密度差异甚小，实变肺将肿块完全或部分掩盖。动态增强扫描有利于显示肺门肿块。

与肺实变区分，这主要是由于两者的血供不同。不张肺的血供是以肺动脉分支为主，血管相对粗大，造影剂经静脉注入，循环到右心后立刻进入肺循环，造影剂循环路线相对短；而肺癌的血供主要是口径相对细小的支气管动脉分支，造影剂要经肺循环入左心到主动脉后，再入支气管动脉，故循环路线相对较长。这样，造成不张肺与肿瘤血流灌注的时间差。多期动态 CT 扫描可以在增强的峰值期（2min 内）完成扫描，可显示不张肺叶与肿瘤有各自不同的增强表现。在增强的早期，在肺实质到达峰值之前，在不张肺叶内可见高密度的血管影，体积缩小的不张肺强化后密度明显增高，内见无强化的分支状条索影（为正常或略扩张的支气管），而肺癌肿块此时强化不明显，与不张肺叶构成鲜明的对比。

MRI 对区分中央型肺癌与继发性肺改变具有明显优势。在 T_2WI 图像上，不张肺叶内的支气管如仍有气体存在，表现为低信号，如充满黏液仍表现为高信号，通常不张肺的信号高于肿块的信号，两者可以区分。

中央型肺癌伴随的肺部阴影也可以是肺梗死，这是由于一方面肺部血管受到肿瘤侵犯致血管腔狭窄，肺循环血量减少；另一方面，肺血管受肿瘤损害致局部肺组织通气血流比例失调，局部低氧，导致反射性肺血管痉挛狭窄，发生肺梗死。

④ 黏液嵌塞：一些中央型肺癌病例在阻塞远端的支气管内有黏液潴留，即支气管内分泌物和脓液或其他分泌物积聚，构成支气管阻塞，故称阻塞性黏液嵌塞。

胸部 X 线片和 CT 平扫时因阻塞性肺炎、肺不张而难以显示支气管黏液嵌塞。而表现出一条或几条呈索形条状或分叉状软组织密度影，其长轴指向肺门，肺门增大。增强 CT 扫描时，在不张而被强化的肺叶内，含黏液的气管未强化，呈低密度条状影，形态多种多样。

(2) 其他征象。

① 纵隔及肺门血管改变：中央型肺癌晚期，肿瘤可侵犯纵隔内的大血管、心脏、食管等结构，如右肺上叶的肿瘤可直接侵犯上腔静脉，造成下腔静脉狭窄甚至完全梗阻。更多见的是淋巴结转移压迫上腔静脉，在增强图像上常见上腔静脉近心端不规则狭窄，出现颈部、上胸部侧支循环。

② 肺门、纵隔淋巴结转移：CT、MRI 显示肺门、纵隔淋巴结肿大、淋巴结的大小、形态、边缘情况对判断有无转移有一定帮助。一般以淋巴结长径 > 1.5cm、短径 > 1.0cm 作为淋巴结转移的诊断标准，而长径 > 2.0cm 大多为转移。超声内镜（endoscopic ultrasonography，EUS）可以帮助诊断肺癌纵隔淋巴结转移，尤其是主动脉窗、隆凸下及食管旁淋巴结。恶性淋巴结在超声图像上表现为圆形或椭圆形、低回声或无回声结节，短径 > 1.0cm，边界清晰或不清晰。镜导引下的针吸活检术（endoscopic ultrasonography guided fine-needle aspiration，EUS-FNA）可以获得病理诊断结果。

③ 胸腔积液：肺癌患者发生的胸腔积液多在肺癌的同一侧胸腔，其胸部 X 线及 CT 表现与其他原因引起的胸腔积液无明显差别。因为中央型肺癌多合并肺不张，发生在中央型肺癌患者的胸腔积液不产生明显占位效应，即纵隔不向健侧移位，膈肌位置不下移等，这是与普通胸腔积液的主要不同之处。

（二）周围型肺癌

周围型肺癌较中央型肺癌多见，其影像学表现也多种多样。CT 图像瘤体内部、瘤 – 体交界带、周围邻近结构就可表现出多种征象，缺乏专一性和特异性较强的征象，周围肺癌的征象表现为以下几方面。

1. 瘤体内部的 CT 表现

主要包括空泡征、支气管充气征、钙化、坏死液化及空洞形成等。

(1) 空泡征：指肿瘤内直径 ≤ 5mm 的气体密度影或低密度影，多为 1～2mm，一个或多个，边界尚清。多个者呈蜂窝状，以瘤径 ≤ 3cm 的周围型小肺癌多见。常见于瘤体中央区，少数近边缘，甚至可见于瘤 – 肺交界区域。为沿肺泡壁生长的癌组织未封闭肺泡腔，腔内遗留大量黏液，使肺泡腔扩张所致。部分原因是小病灶坏死，在坏死组织排出后形成小空腔，或坏死组织体积缩小形成真空时表现为空泡征。多见于肺泡癌、腺癌、鳞腺癌等，空泡征的出现率随肿瘤增大而明显减少。

(2) 支气管充气征：多见于小肺癌，典型者为瘤灶内管状低密度影，长短不一，有的可见分支。非典型者表现为单个圆形或椭圆形气体密度影，出现于数个相邻扫描层面。是由肺内不同部位的肿瘤内含气支气管行走的方向不一。利用多平面重建技术（MPR）可以清晰显示肿瘤内支气管形态。一般认为，支气管充气征的形成与肿瘤生长方式有关，多见于呈伏壁式生长的肺癌，癌组织在细支气管和肺泡表面生长，而管腔仍通畅。

支气管充气征多由肺实质的病变所致，也有近端支气管阻塞，导致远端肺实质炎症与肺不张，其内支气管仍残留空气，形成支气管充气征，由于胸腔负压增加，可导致支气管扩张。

(3) 肺癌的钙化：周围型肺癌的钙化常表现为细沙砾状，分布弥散，或偏瘤体的一侧。一般认为，普通 X 线检查肺癌钙化的检出率为 1%，明显低于良性病灶钙化检出率，如结核球及错构瘤等钙化。肺癌钙化的 CT 检出率明显高于胸部 X 线片，而高分辨率 CT 的检出率又明显优于常规 CT（常规 10mm 层距的 CT 扫描对肺癌钙化的检出率为 6%～7%）。有资料显示，周围型小肺癌高分辨率 CT 扫描，钙化的检出率为 13.5%。肺癌钙化主要见于鳞癌、腺癌，中央型和周围型均可发生。钙化机制有以下几种原因：①营养不良性钙化，因肿瘤血液供应障碍，瘤细胞变性、坏死，局部酸碱度改变，钙质沉积。②瘢痕或支气管软骨钙化被肿瘤包裹。③瘢痕癌钙化，在瘢痕或肉芽肿基础上发生的肺癌，易钙化，钙化位于肉芽肿内。④与癌细胞的内分泌功能有关，即肿瘤本身所致的钙化。如黏液性腺癌，其内分泌因子使瘤体内钙质沉积。

一般而言，大多数良性病变（如肉芽肿、结核球、错构瘤等）的钙化类型较特殊，钙化多呈弥漫性，同心圆状（包壳状）、爆米花样。而肺癌的钙化多呈弥散性细小点状，若钙化越细小、较少，呈细盐或沙砾状，则恶性的倾向性越大。肺部转移性肿瘤亦可发生钙化。

(4) 肺癌的空洞：空洞是肿块或实变病灶内坏死液化经支气管排出内容物并引入空气而形成。病变内未引入空气者不属于空洞，而被称为坏死或脓肿。在影像上肺部空洞是具有完整的壁包绕的含气腔隙，洞壁厚度在 1mm 以上。一般将洞壁厚度 ≥ 3mm 称为厚壁空洞，< 3mm 称为薄壁空洞。周围型肺癌空洞壁厚度数毫米至数厘米不等，以 > 4mm 多见。肺癌空洞发生率为 2%～16%。按组织类型统计，鳞癌空洞发生的概率较其他类型的肺癌多。癌性空洞典型的 CT 表现为厚壁或壁厚薄不均（0.5～3cm），内壁凹凸不平，或呈结节状，外壁呈波浪状或分叶状；多数为中心性，少数为偏心发生；大小不一，个别病例壁非常薄，与肺大疱、支气管囊肿的壁相仿，这类空洞多是真性肺大疱或支气管囊肿内发生肺癌；另一种可能是肿瘤内广泛坏死，或肿瘤压迫或阻塞邻近支气管致肺气肿、肺大疱形成，之后肿瘤向肺大疱壁靠近生长而成。一般而言，壁厚≤4mm的空洞倾向于良性，≥15mm的空洞倾向于恶性。如显示内壁不规则，尤其是壁有结节，为癌性空洞的重要依据。

2. 肿瘤 - 肺交界带

肺癌瘤体与周围肺交界带包括瘤灶、瘤灶边缘的形态与瘤灶周围肺组织，即紧靠肿瘤的周围肺的改变与肺癌的生长方式有关。一般，肿瘤以堆集式生长为主时，瘤体边缘光整，而以伏壁式生长的肺癌则边缘不整。肿瘤 - 肺交界带的CT表现有以下几点。

(1) 毛刺征：从肺窗上观察，毛刺征表现为自瘤体边缘向周围肺伸展的、不与胸膜相连、呈放射状，无分支的及细短线条影，近瘤体处略粗。有时在某一扫描层可显示毛刺位于宽窄不一肺气肿带内。病理基础为肿瘤细胞向邻近支气管血管鞘或局部淋巴管浸润，或肿瘤的促结缔组织生成反应的纤维带。

毛刺征在很大程度上提示结节是恶性，多层螺旋CT，MRI图像能提高此征象的显示率，而常规10mm层厚的CT扫描，常表现为晕圈状或毛刷状。一般认为，毛刺征以腺癌发生率最高。而肿瘤部分或全部边缘清楚者，多见于鳞癌、未分化癌、类癌和部分腺癌。

(2) 分叶征：表现为肿瘤边缘凹凸不平，呈花瓣状突出，相邻两个突出之间为相对凹入的切迹，切迹处有的可见肺血管进入。据文献资料，在X线片上，肺癌的分叶占80%以上，基本上呈弧形。分叶突出部分与CT扫描层部分相切时可见自肿瘤边缘突向肺野、呈尖角状的棘状突起，典型者其边缘隆起，此时部分病例在肺窗上观察可见较粗毛刺影与棘突相连。棘突处为肿瘤生长的前端部位，分叶形成的病理基础，一般认为是由于肿瘤生长过程中，所处空间位置上瘤体各部位所受阻力不一、生长速度不均所致。肿瘤分叶深度对良、恶性的判断也有一定帮助。在CT扫描图上利用分叶弧线长与弦长的比值，将分叶深度分为三型，即比值≥0.4的为深分叶、比值=0.3的为中分叶、比值≤0.2的为浅分叶。深分叶对周围型小肺癌具诊断价值。

3. 肿瘤邻近结构的改变

肿瘤邻近结构异常主要包括胸膜、瘤周血管及支气管的改变。

(1) 胸膜改变：最常见的是胸膜凹陷，其次为肿瘤的胸膜浸润，胸膜凹陷在 X 线、CT 上表现为肿瘤远端与胸壁间线状影和（或）小三角形影。多见于腺癌和肺泡癌。胸膜凹陷的病理基础一般认为是瘤灶间质中大量成纤维细胞增生及胶原纤维形成并收缩造成的。凹入中心一般较深，多与瘤体相连。胸膜凹陷进入瘤体内部。

典型胸膜凹陷呈喇叭口形或类三角形影。常规横断面 CT 扫描中比较少见，因为常规横断面扫描较少能恰好通过胸膜凹陷中心线，而且许多胸膜凹陷中心线呈上下斜行走向，与横断层面形成夹角。

炎性病变（如结核球）、机化性肺炎或炎性假瘤等可引起邻近肺的纤维组织增生，延伸达脏胸膜下而产生胸膜凹陷，并常伴邻近胸膜增厚，表现为病灶邻近肺野不规则纤维索条，部分伸达脏胸膜面，产生胸膜凹陷。

胸膜浸润见于胸膜下肿瘤或肿瘤体积增大直接浸润壁胸膜，常表现肿块与胸壁胸膜线消失，与胸壁广基相贴，交角变钝。

CT 检查对于区分肿瘤紧贴胸膜还是侵犯胸膜、胸壁常难以准确区分，因为继发感染、出血也可造成邻近胸膜增厚。最有意义的征象是胸壁骨骼破坏，脂肪层模糊对肺癌具有相对诊断价值。

(2) 邻近血管、支气管改变：肺内支气管与同级肺动脉伴行，位于肺叶、肺段、亚段及小叶的中心，而肺静脉及其属支单独走行在肺段、亚段及小叶的边缘。周围型肺癌多起源于支气管黏膜上皮或腺上皮，故较易出现支气管截断。肺动脉与支气管伴行，早期受累时可表现为边缘走行伴僵直、牵拉、变窄等，进一步受累严重时可表现为截断。肺静脉与支气管有一定间距，出现周围型肺癌体积较小，血管、支气管改变较少。

周围型肺癌与肺动静脉、支气管间的关系可出现 5 种：①在肿瘤边缘被截断；②在肿瘤内部截断；③在肿瘤内部穿过；④在肿瘤边缘走行，僵直、牵拉或变窄；⑤在肿瘤边缘走行，向外推压呈光滑弧形。

肿瘤与肺动静脉、支气管间的具体关系，主要取决于肿瘤大小和内部的密实程度。支气管和肺动脉Ⅰ型均多见于直径 2.0cm 以上、实性，Ⅱ～Ⅲ期周围型肺癌；Ⅱ型多见于直径 2cm 以下、部分实性或非实性、Ⅰ期周围型肺癌。肺静脉分型中，Ⅳ型最多见，其原因是肺静脉为肺段或亚肺段的边界，肿瘤体积逐渐增大累及，同时肺静脉管壁薄弱，被肿瘤包埋挤压时多闭塞，故不易表现为在肿瘤内部穿过。应当注意，在连续系列薄层扫描图像上，见病灶邻近肺静脉中断、包绕时常提示恶性。

4. 周围型肺癌的转移

(1) 纵隔、肺门淋巴结转移：正常纵隔淋巴结周围为纵隔脂肪，短径 < 1cm，增强 CT 扫描图像上表现为无强化的椭圆形软组织密度。但在 CT 影像上部分肿大的淋巴结并非肿瘤转移，而正常大小的淋巴结也可能有肿瘤转移。但就密度而言，如果在肿大淋巴结中央见脂肪密度，系良性病变。PET 对于阳性结果的判断标准不依赖于淋巴结的大小，而取决于其代谢的强度，从而弥补了 CT 的不足。

肺的淋巴结分浅、深两组，深组淋巴管在肺组织内，分别组成小叶间淋巴管和小叶内淋巴管，在肺实质内走向肺门。因此，肺淋巴回流经由肺内淋巴结→肺门淋巴结→纵隔淋巴结途径。浅组淋巴结分布于肺表面，从多个方向集中于肺门，在肺门处与深组集合管合并或单独注入肺门淋巴结。一般认为，在纵隔胸膜反折外侧，被脏胸膜所包绕的淋巴结称为肺内淋巴结（包括肺门淋巴结），所有位于纵隔胸膜反折以内的淋巴结称为纵隔淋巴结。

对于非小细胞型肺癌，不同肺叶发生的肺癌其淋巴结转移也有各自的特点。右上叶肺癌通常累及同侧气管旁、奇静脉及隆凸前淋巴结，越过中线到气管左前或血管前的淋巴结者只占 10%；右肺下叶常转移到右肺门、气管前、隆凸下前、下肺韧带淋巴结；而左肺上叶肺癌中 35% 累及双侧纵隔淋巴结；左下肺叶的肺癌转移广泛，可转移到几乎所有的纵隔淋巴结。肺癌在无肺门淋巴结转移时发生纵隔淋巴结转移（N_2）称为跳跃性纵隔淋巴结转移，这可能与解剖因素有关，因为肺段胸膜下淋巴管可直接回流汇集到纵隔淋巴结。肺腺癌的淋巴结转移率显著高于鳞癌。对于直径 ≤ 3cm 的周围型非小细胞肺癌，肿瘤直径越大，其纵隔淋巴结转移率越高，肺泡细胞癌、直径 ≤ 2cm 的鳞癌和 ≤ 1cm 的腺癌其纵隔淋巴结转移率相对较低。

(2) 肺癌肺内转移：肺癌可通过破坏叶间裂播散到相邻肺叶，亦可经血行或淋巴转移到同侧或对侧肺。肺癌肺内血行转移主要以实性结节最为常见，其少见影像可表现为空洞转移、磨玻璃转移、转移病灶边缘毛糙和（或）胸膜凹陷征，以及转移灶内可见含气支气管气征像等，主要见于腺癌；淋巴道转移表现为支气管血管束不规则结节状增厚，小叶间隔增厚呈串珠状或胸膜下多角形细线结构。有时对侧肺结节灶或肿块也可能为第二个原发灶或为转移灶。

（三）弥漫性肺癌

弥漫性肺癌是一种原发病灶不明确，而表现为沿支气管或淋巴管蔓延的肺癌，病理学及影像学表现为肿瘤在肺内弥漫性分布。肿瘤可表现为肺炎型或多发结节型。

肺炎型，表现为一叶或多叶实变，形态类似于大叶性肺炎，其病理学基础为癌组织沿肺泡壁蔓延形成肺泡实变。

多发结节型，表现为一叶、多叶或两肺多发粟粒大小的结节灶，其发生原因为肿瘤沿淋巴管蔓延形成小结节或粟粒状病灶。此型过去一般诊断为细支气管肺泡癌。

二、不同病理类型肺癌的 CT 表现

（一）鳞癌

中央型多见，发生在肺周围者仅占 35%。体积往往较大，多数边界清。CT 图像中央常见有坏死、液化，形成空洞，其洞壁厚，内壁不规则。邻近血管和支气管扭曲、聚集较轻。胸膜凹陷，不如腺癌典型。远处转移相对少见。

（二）腺癌

周围型多见，在周围型肺癌中占 64%。CT 图像上表现为圆形或类圆形，直径多 < 4cm，分叶、毛刺、胸膜凹陷较为明显。在多处瘢痕基础上发展所致者，可见多发灶。一般认为，周围型腺癌除继发侵犯或压迫支气管外，一般早期支气管管腔无压迫征象。

当腺癌以周围小结节的形式出现时，其生长速度可相当缓慢，有的在几年后才突然增大，常易被误诊。一般认为，这种相对稳定的现象可能是肿瘤内继发成纤维化反应所致。

（三）大细胞癌

CT 表现与腺癌相似。最常见的表现为周围型肿块，生长迅速。肿块直径常大

于 4cm。肿块边缘分叶，少见空洞。与腺癌不同的是早期转移。

（四）小细胞癌

占肺癌总数的 20%～30%。病灶起自段支气管内，管腔无狭窄及梗阻现象。原发灶一般很小，常规 X 线检查不易发现，有时 CT 检查亦难发现。也有不少病例，病灶位于肺门部，与肿大淋巴结相互融合而不能分辨正常范围，即使手术也难以分辨。小细胞癌一般早期就有淋巴结和血行转移。小细胞癌表现为周围型肿块者只占 14%，CT 扫描见外周肺内肿块的同时，常见肺门、纵隔淋巴结明显肿大。肺门和纵隔肿大淋巴结多发生融合，表现为纵隔内巨大肿块，将大血管包绕，使气管受压；胸腔积液常见。小细胞癌在检出时易发现脑部、骨髓、肾上腺、肝及对侧肺等处转移。

（五）肺上沟癌

又名 Pancost 肿瘤，为周围型肺癌中的一种特殊类型。该处相当于肺尖部，贴近胸膜顶。肿瘤位于肺尖段，沿胸膜顶下蔓延生长。由于肺尖部空间范围小，肿瘤长大时，易早期侵及周围结构而产生相应的症状。以鳞癌多见。

肺尖部肿块呈分叶及不规则边缘。肿块在生长发展过程中常累及纵隔、胸椎、胸膜、神经及血管甚至下颈部结构。MRI 检查了解肿瘤的大小、部位方面，以及显示神经、血管的受累情况方面，优于 CT 横断面扫描图像。

第13章　肺癌的临床症状与诊断

一、肺癌的临床症状

恶性肿瘤的治疗效果主要取决于早期诊断，要做到肺癌的早期诊断需注意以下两方面：一是普及肺癌的防治知识，对任何可疑的肺癌症状要及时进一步检查，尤其是高危人群；二是提高医务人员对肺癌早期征象的认识，避免漏诊、误诊。

（一）高危人群

肺癌是多基因参与多种因素影响导致发病，其病因及发病机制至今尚未清楚，因此，对高危人群的肺癌知识普及非常重要。肺癌高发区或有高危因素的人群需定期查体，特别是40岁以上有长期吸烟史，高危职业接触史（如冶金、开矿、接触石棉、水泥粉尘等）及恶性肿瘤家族史等因素。近年来肺癌发病年龄日趋年轻化，而非吸烟者发病率明显增加，尤其是女性的肺癌发病率呈逐年上升趋势，据资料显示可能与被动吸烟及环境污染有关，所以定期体检应重点关注高危人群，在临床工作中，有下列情况者应作为可疑肺癌对象进行相应检查：①咳嗽持续2周以上，经仔细查找仍然找不出原因，对症治疗无效者。②原有慢性呼吸道疾病，咳嗽性质改变者。③痰中带血丝或者血块，持续存在或短期内反复出现。④肺炎，特别是段以下肺炎，治疗后在同一部位发生复发者。⑤影像学怀疑肺脓肿，无大量脓痰，抗感染治疗效果不佳者。⑥影像学（X线、CT、MRI）发现局限性肺气肿或肺段、叶性肺不张。⑦影像学发现肺内孤立性圆形病灶伴有毛刺、分叶或胸膜凹陷征者或单侧性肺门阴影增大者。⑧胸腔积液，尤为血性积液并进行性增加。

（二）临床表现

肺癌的临床表现与肿瘤的发生部位、大小、是否压迫或侵犯邻近器官及肺癌组织细胞学类型、分化程度、生物学行为等情况有关。肺癌早期可无明显症状，大多在胸部影像学检查时被发现，若病灶尚未侵犯、压迫主气道或侵犯胸膜、胸壁及心血管等，即使病灶已较大，也可无任何症状，尤其周围型病灶，使得大部分患者确诊时已到晚期。

肺癌的无症状就诊有几种情况：一是患者无任何临床症状，仅在健康查体时发现；二是患者无呼吸道症状，但以肺癌侵犯周围组织或转移时出现的症状为首发表现；三是先以副癌综合征来就诊或以肺癌远位转移到脑、肝、肾部位症状其他科来就诊；四是健康检查时发现肿瘤标志物升高来就诊。

1. 肺癌本身症状

(1) 咳嗽：肿瘤在较大的支气管内生长或肺癌压迫较大支气管引起狭窄时，可以出现刺激性干咳或伴有少量黏液痰，尤其病灶位于主支气管或隆凸附近更明显，患者干咳剧烈，镇咳药物不易控制。咳嗽进行性加重，多为持续性，这是一种特征性的阻塞性咳嗽。肺泡癌也可出现剧烈咳嗽，但往往伴有大量黏液性痰。

(2) 咯血：肺癌引起的咯血通常为痰中带血点或血丝或断续的少量血块痰，一般很少出现大量咯血。从肿瘤发生部位上看，中央型者较周围型者容易出现咯血症状，从组织类型上分析，鳞状细胞癌较其他类型的肺癌咯血多见。肿瘤的血管主要分布于肿瘤表面，当肿瘤表面破溃或侵蚀血管或肿瘤组织坏死与肺泡管以上气道相通时，此时血痰中可以查到癌细胞概率高，也有部分患者因剧烈咳嗽造成呼吸道局部血管破裂而出血。

(3) 发热：主要是由于继发感染、肿瘤坏死吸收热和肿瘤细胞本身释放热原质造成，肿瘤阻塞支气管，排痰不畅，远端肺组织继发感染，可出现发热，表现为感染性发热的特点，与气管相通时可伴有脓痰和痰液增多，与支气管不通时可出现肺脓肿。影像学经常提示"阻塞性肺炎"而患者并无发热、咳嗽及咳痰等感染症状，此时并非真正的炎症，而是由于分泌物潴留所致；另外，肿瘤较大或生长速度较快，而肿瘤血管生长较慢发生肿瘤生长缺血，引起肿瘤组织坏死时，表现为肿瘤坏死物质吸收热，为低热及中度发热，多在午后或夜间出现，可自行消退，伴或不伴有咳嗽、咳痰等症状，这可能是由于肿瘤细胞坏死释放热原或肿瘤细胞本身代谢产物刺激体温中枢引起，此时抗生素治疗无效，需用非甾体消炎镇痛药物或激素抑制炎性细胞及炎性介质才能退热。

(4) 胸闷、气喘：肿瘤造成的较大支气管不同程度的堵塞或受压产生相应的肺叶或一侧全肺不张、肿瘤侵犯胸膜引起胸腔积液或严重肺感染造成胸闷、气喘、呼吸不畅。

2. 肺癌侵犯周围组织或转移时出现的症状

(1) 肿瘤压迫或侵犯喉返神经：出现声带麻痹、声音嘶哑，发音困难。

(2) 肿瘤压迫上腔静脉：原发灶本身或肿大的纵隔淋巴结压迫上腔静脉，导致回流于上腔静脉的头颈部及上肢的静脉回流受阻，引起相应的临床症状，如患者出现头晕和头痛或眩晕、胸闷、头面部及上肢皮肤发紧等症状，检查可发现发绀面容，面、颈部、上肢和上胸部皮肤呈紫红色改变，颈静脉充盈或怒张，头面部、皮肤皮下组织非凹陷性水肿等上腔静脉压迫综合征体征。多见于中心型肺癌或肺癌纵隔淋巴结转移。

(3) 肿瘤侵犯胸膜或导致淋巴回流受阻：可引起胸膜腔积液，大多为血性，大量积液可以压迫肺叶或一侧肺不张，或气管移位，引起胸闷、气急、呼吸困难。

(4) 胸痛：肿瘤侵犯壁层胸膜、肋骨及肋间神经，可以引起持续剧烈的胸痛，呼吸、咳嗽时胸痛加重。肋骨、脊柱受侵犯时，可有局限性压痛点，肿瘤压迫肋间神经疼痛可累及肋间神经分布区域。

(5) 上叶尖部肺癌：亦称 Pancoast 肿瘤，可侵入纵隔和压迫位于胸廓入口的器官组织，如第 1 肋骨、锁骨下动静脉、臂丛神经、颈交感神经等，产生剧烈胸肩痛，上肢静脉怒张、水肿、上臂痛和上肢运动障碍，也可出现颈交感神经综合征(Horner 征)，表现为同侧上眼睑下垂、瞳孔缩小、眼球内陷、面部无汗等表现。

(6) 肿瘤发生纵隔转移时可压迫食管引起吞咽困难。

(7) 肿瘤发生脑转移：出现头痛、恶心、眩晕或视物不清等神经系统症状和神经定位体征，应当考虑发生脑转移的可能。

(8) 肿瘤发生骨转移：持续、固定部位的疼痛，伴有血浆碱性磷酸酶或血钙升高，应当考虑发生骨转移的可能。

(9) 肿瘤发生肝转移：患者出现食欲减退、恶心、消瘦、右上腹痛伴有肝大、碱性磷酸酶、谷草转氨酶、乳酸脱氢酶或胆红素升高，应当考虑发生肝转移的可能。

(10) 肿瘤发生其他转移症状：伴有尿潴留或失禁、便秘、走路不稳易跌倒，甚至出现截瘫时要考虑发生脊髓转移的可能；发生皮下转移时可在皮下触及结节。

3. 副癌综合征

少数肺癌尤其是腺癌、低分化或未分化癌患者，由于肿瘤细胞产生内分泌物质，临床上可出现不同的全身症状，如原因不明的肥大性肺性骨关节病，包括杵状指、骨关节肥大等；肿瘤分泌促肾上腺皮质激素可引起 Cushing 综合征；肿瘤分泌促性激素引起男性乳腺发育；肿瘤分泌抗利尿激素引起抗利尿激素分泌失调综合征，少数患者表现为神经肌肉综合征，包括重症肌无力、多发性神经肌肉痛、皮肌炎及硬皮病等自身免疫性疾病表现。这些临床表现可以发生于查出肿瘤前数年，也可与肿瘤同时存在，有效切除肿瘤病灶可使副癌综合征部分缓解甚至消失。

二、肺癌的诊断

肺癌的诊断，首先是询问病史，了解临床症状和病史后为进行下一步体格检查及一系列的检查提供线索。

（一）体格检查

多数肺癌患者在早、中期无特异性阳性体征，当肿瘤压迫或侵犯邻近器官及出现转移等症状可能会出现相应体征：①体检可有声带麻痹、上腔静脉阻塞综合征、Horner 征、Pancoast 综合征的体征。②体检可有肺不张、阻塞性肺炎、胸腔积液的阳性体征。③体检发现肝大伴有表面凹凸不平、皮下结节、锁骨上窝淋巴结肿大、肋骨或脊椎棘突压痛等，提示发生远处转移的可能。④少数患者出现原因不明症状，如杵状指（趾）、非游走性关节疼痛、男性乳腺发育、皮肤黝黑或皮肌炎、共济失调及静脉炎等。

（二）影像检查

X 线平片一般用于健康查体，CT 检查是目前临床诊断肺癌和评价治疗疗效的重要手段，B 超、MRI 可作为转移部位的补充检查，骨扫描检查是用于判断骨转移的常规检查。

1. 胸部 X 线检查

胸部 X 线片是在查体时早期发现肺癌的一个重要方法。

2. 胸部 CT 检查

胸部 CT 可以进一步验证病变所在的部位和侵犯范围，也可根据病灶的毛刺征、分叶征、胸膜牵拉征、厚壁偏心空洞及病灶对周围组织的侵袭特征或者淋巴结、血行转移的征象，区分其良性、恶性。CT 可清楚显示肺叶中 0.5cm 以上的肿块阴影，对肺门及纵隔、锁骨上下及腋窝淋巴结转移的情况，以及是否侵犯脏胸膜、壁胸膜及其他脏器、胸腔积液、肿瘤空洞内部情况等，CT 引导下经皮肺占位穿刺活检是获取病理细胞学、组织学诊断，在各种影像学检查中显示肺结构的清晰度最好。

3. B 型超声检查

主要用于发现腹部重要脏器及腹膜、腹膜后淋巴结有无转移，也用于颈淋巴结的检查，对于邻近胸壁的肺内病变或胸壁病变，可鉴别其囊、实性，可进行超声引导下穿刺活检，最大优势是实时监控，可实时显示穿刺针位置、穿刺路径，对于穿刺路径上的血管显示清晰，避免活检时损伤血管引起大出血；常用于胸腔积液抽取定位、置管引流及治疗效果随访。

4. MRI 检查

MRI 检查对肺癌的临床分期有一定价值，特别适用于判断脊柱、肋骨及颅脑有无转移；MRI 引导下进行经皮肺占位穿刺活检，尤其对某些特殊部位的肿物由于扫描角度受限的 CT 检查，配有 MRI 兼容的引导系统时可相对实时显示穿刺路径。

5. 骨扫描检查

是骨代谢检查，反映的是骨代谢率，发现骨转移病灶可早于 X 线、CT 等影像学检查 3~6 个月，是用于判断骨转移的常规检查。

6. 正电子发射断层扫描（positron emission tomography–CT，PET–CT）检查

是一种功能影像学检查，反映的是组织代谢能力高低，由于多数肿瘤是高代谢，故可用于肿瘤的诊断和疗效评价。用于临床表现及各项检查高度怀疑恶性肿瘤而 CT、MRI 等常规检查不能确诊或未发现原发灶的肿瘤患者，也可作为判断肺癌根治性手术切除可能性估计及术后、放化疗治疗后的疗效评价手段。

（三）内镜检查

1. 纤维支气管镜（简称纤支镜）检查

是诊断肺癌最常用的方法，包括纤支镜直视下刷检、支气管灌洗获取细胞学及活检进行组织学诊断，中心型肺癌诊断的阳性率较高。

2. TBNA 和 EBUS–TBNA

经纤支镜引导下的穿透支气管壁穿刺术（transbronchial needle aspiration，TBNA）和超声纤支镜引导下的穿透支气管壁穿刺活检术（endobronchial ultrasound–guided transbronchial needle aspiration，EBUS–TBNA）对周围型肺癌及普通纤支镜难

以到达的部位可取得针吸细胞涂片标本；可获得纵隔淋巴结 N_1 和 N_2 的病理诊断结果，有助于术前评估根治性手术切除的可能性。

3. 纵隔镜检查

可直接观察气管前隆凸下及两侧支气管区淋巴结肿大情况，并可获取标本做组织病理类检查，这对局部晚期病例的分期和手术可能性评估尤其重要，是目前临床评价肺癌纵隔淋巴结状态的"金标准"。

4. 胸腔镜检查

胸腔镜主要用于肺癌脏胸膜、壁胸膜转移的诊断及近脏胸膜的肺占位性病灶的切除，尤其是肺部微小结节病灶行胸腔镜下病灶切除，可达到既明确诊断又进行病灶切除的目的。

（四）其他诊断性检查

组织病理学检查是诊断肺癌"金标准"。

1. 痰细胞学检查

是目前诊断肺癌简单方便无创伤性诊断方法之一。较大支气管的中央型肺癌，特别是伴有血痰者，痰中找到癌细胞的概率较高。标本取材要求是，最好晨起留取，先漱口洗脱出口咽分泌物，再以诱发的方式深咳获得深部痰。为避免细胞自溶性坏死，标本要及时送检，时间限定在 2h 最好。一般连续查 3 天留取痰液，其阳性率可达 60%。痰液细胞学的阳性结果不能作为肺癌的唯一确诊依据，应尽可能获得纤支镜下穿刺针吸细胞学或经 CT 引导皮肺穿刺活检的病理组织学检查，才能作为诊断依据。

2. 经胸壁肺占穿刺活检术（transthoracic needle aspiration，TTNA）

在 CT 或 B 超或 MRI 引导下进行，获取组织标本进行病理、组织化学检测及分子病理学检查，敏感度和特异性均较高。可了解肺癌的组织学来源、性质、分类，还可通过基因检测，测定其分子生物学行为，为后续治疗、具体方案制订和预后分析提供依据。

3. 胸腔穿刺术

当胸腔积液原因不明时，可以进行胸腔穿刺，获得细胞学检查诊断，细胞学的结果与肺癌的分期密切相关，细胞学阳性时分期为 M_{1a}。胸腔积液涂片易误诊，不能作为确定肺癌诊断的唯一细胞和组织学证据，只用于分期判断。

4. 胸膜活检术

当胸腔积液穿刺未发现癌细胞阳性结果时，胸膜活检可以提高阳性检出率。

5. 淋巴结活检术

对于肺部占位病变或已临床诊断为肺癌的患者，如果伴有浅表淋巴结肿大，此时行淋巴结活检是简单可靠的获得病理学诊断的方法，有助于判断肺癌的分期，确定治疗方案。

（五）血液和体液肿瘤标志物检查

对于原发性肺癌，尽管某些化验结果与肺癌的组织类型、分化程度和细胞生物学行为有一定的相关性，但目前尚无特异性的血液和体液免疫生化检测方法，多用于病情程度的判断和肺癌治疗过程中的评估。

1. 血液生化检查

对于原发性肺癌，肺癌患者血清碱性磷酸酶（alkaline phosphatase，ALP）或血钙升高考虑骨转移的可能；肝转移时，由于肝细胞受损或胆系受侵，血清碱性磷酸酶、谷草转氨酶、乳酸脱氢酶或胆红素可升高。

2. 血液肿瘤标志物检查

与肺癌相关性较明显的肿瘤标志物有癌胚抗原（carcino-ma-embryonic antigen，CEA）、神经特异性烯醇化酶（neuron specific enolase，NSE）、细胞角蛋白 21-1 片段（CYFRA21-1）及鳞状细胞癌抗原（squamous cell cancer，SCC-Ag）等。

3. 浆膜腔积液的肿瘤标志物检查

胸腔积液、心包腔积液的肿瘤标志物可数倍于相应的血清肿瘤标志物检查结果，一般以 4 倍于血清值为阳性标准。

（六）病理组织学诊断

手术或组织活检标本的组织病理学诊断，是肺癌确诊的"金标准"，是测定个体化治疗的重要参考依据。

（七）肺癌的鉴别诊断

1. 肺结核性病变

是肺部疾病中较常见，也是最容易与肺癌相混淆或共存的病变。肺结核球多见于年轻患者，一般无症状，病灶边界清楚，密度高，有包膜，可含钙化点，有时是纤维结节状病灶，多年不变，对于临床上难以鉴别的病变，应做穿刺活检。肺门淋巴结结核易与中央型肺癌相混淆，急性粟粒性肺结核应与弥漫性细支气管肺泡癌相鉴别，但结核患者年龄较轻，有发热、盗汗等全身中毒症状，痰查结核菌可助鉴别，结核菌素试验阳性、抗结核抗体阳性不能作为排除肺癌的指标，应该注意的是有肺结核与肺癌共存的可能。对肺结核还是肺癌的诊断有困难者，禁忌行放射治疗或化学药物治疗，但可进行诊断性抗结核试验治疗并密切随访。

2. 肺炎

约有 1/4 的肺癌早期以肺炎的形式出现，对起病缓慢，症状轻微，抗炎治疗效果不佳或反复发生在同一部位的肺炎，应当高度警惕有肺癌可能。

3. 良性肿瘤

常见的有肺错构瘤、支气管肺囊性、巨大淋巴结增生、硬化性血管瘤、肺纤维瘤、肺脂肪瘤等。这些良性病变在影像检查上各有其特点，若与恶性肿瘤不易区别时，应当考虑活检或手术切除。

三、肺癌的分期

肺癌根据光镜下细胞的大小，首先分为非小细胞肺癌（non-small cell lung cancer，NSCLC）和小细胞肺癌（small cell lung cancer，SCLC）两种大的病理类型，临床实践中也证实此种分类方法和治疗原则密切相关，故一直沿用至今。肺癌确定诊断后，根据 WHO 制订的结合肿瘤的大小（tumor，T），淋巴结转移的情况（node，N）和有无远处转移（metastasis，M）三个方面将肺癌进行 TNM 分期后，经多学科讨论制订肺癌的综合治疗原则。由于 NSCLC 和 SCLC 的细胞生物学行为不同，其淋巴结和血行转移的特点不同，一般来讲，NSCLC 肺癌灶较小，局限在同侧肺内，尚未发生远处转移，患者的全身状况较好，心肺功能可以耐受根治性手术，应采用手术为主的治疗及综合治疗方案：包括术前新辅助化疗和放疗及术后辅助化疗和放疗等，不能耐受或不愿接受手术的患者也可接受肺癌微创治疗，如肺癌微创手术、射频消融术、微波消融术或氩氦刀冷冻治疗等，也能达到一定程度的根治目的。正确的 TNM 分期对临床治疗方案的选择具有重要的指导意义。对于 SCLC，有早期即出现淋巴结转移和远处血行播散的特点，约 2/3 的病例在初诊时已有血行转移，在剩余的 1/3 中，大多数已有淋巴结的广泛转移，即使原发灶很小，能够完全手术切除，但仍易出现复发和转移危险，因此，小细胞肺癌放疗、化疗是主要治疗方案。临床研究证实按局限期（limited disease，LD）和广泛期（extensive disease，ED）对 SCLC 进行分期更适用于临床选择治疗方案。LD 期有治愈的可能性，应给予根治性化疗和原发灶及淋巴结引流区的放疗；ED 期，多数情况下采取的是姑息性化疗。自从 1973 年国际抗癌联盟（union for international cancer control，UICC）和美国癌症联合委员会（American joint commission for cancer，AJCC）开始对肺癌进行分期以来，随着医疗实践的不断验证，虽已进行了 6 次修改，但仍不能满足临床需要。

（一）UICC 第 7 版 IASLC 2009 具体内容

1. UICC 第 7 版 IASLC 2009 的修订要点

UICC 第 7 版 IASLC 2009 的修订内容概括如表 13-1 所示。在 T 分期的统计分析中，通过 T 分期后分析生存率发现，肿瘤大小的分割点的最佳位置分别为 2cm、3cm、5cm 和 7cm，仍以 3cm 分割 T_1 和 T_2 期，但把 T_1 再分为 T ≤ 2cm 为 T_{1a}，2cm ＜ T ≤ 3cm 为 T_{1b}；T_2 组再分为 3cm ＜ T ≤ 5cm 为 T_{2a}，5cm ＜ T ≤ 7cm 为 T_{2b}；T ＞ 7cm 原初步定为 T_{2c}，但分析发现其生存率与其他 T_2 组之间有显著性差异，与 T_3 无明显差别，修订为 T_3。根据预后的相似性，原发灶同叶的单个或多个的卫星灶组由原 T_4 修订为 T_3；原发灶同侧不同叶的单发或多发病灶由 M_1 修订为 T_4；胸膜播散（包括恶性胸膜积液、恶性心包积液、胸膜转移结节）由 T_4 修订为 M_1。

在 N 分期的统计分析中，通过 N 分组分析生存率发现，受累淋巴结的解剖位置影响较小，肿瘤负荷比淋巴结解剖位置更对生存率有影响，提示应把 N 分期分为 N_{1a}（单一 N_1 期淋巴结）、N_{1b}（多个 N_1 期淋巴结）、N_{2a}（单一 N_2 期淋巴结）或 N_{2b}（多个 N_2 期淋巴结），并应把各个 N 分期和各个 T 分期逐一组合进行统计分析（如 T_1N_{1a}、T_1N_{1b} 等），可惜因每一组合的例数太少未能得到可靠的统计学结论，做本次修订仍不能把淋巴结进行亚分期。鉴于不论是临床分期，还是病理分期，都进一步证明了生存期在原分期标准的不同 N 分期中有显著差异，故在第 7 版中保留原分期标准。

在 M 分期的统计分析中发现，尽管对侧肺结节的预后较胸膜侵犯明显要好，但两者预后意义的相似性仍远较 T_4 组更近，而且均与远处转移的 M_1 组有显著差异。故本版修改了 1997 年版的 M 分期，把胸膜侵犯由 T_4 修订为 M_{1a}，对侧肺转移亦为 M_{1a}，远处胸腔外转移定为 M_{1b}。

表 13-1 第 6 版和第 7 版中的 T 和 M 分期及 TNM 组合

第 6 版 T/M 分期	第 7 版 T/M 分期	N_0	N_1	N_2	N_3
T_1（≤ 2cm）	T_{1a}	ⅠA	ⅡA	ⅢA	ⅢB
T_1（2cm < T ≤ 3cm）	T_{1b}	ⅠA	ⅡA	ⅢA	ⅢB
T_2（3cm < T ≤ 5cm）	T_{2a}	ⅠB	ⅡA$^\triangle$	ⅢA	ⅢB
T_2（5cm < T ≤ 7cm）	T_{2b}	ⅡA$^\triangle$	ⅡB	ⅢA	ⅢB
T_2（> 7cm）	T_3	ⅡB$^\triangle$	ⅢA$^\triangle$	ⅢA	ⅢB
T_3 浸润周围结构		ⅡB	ⅢA	ⅢA	ⅢB
T_4（同叶肺结节）		ⅡB$^\triangle$	ⅢA$^\triangle$	ⅢA$^\triangle$	ⅢB
T_4（侵犯周围器官组织）	T_4	ⅢA$^\triangle$	ⅢA$^\triangle$	ⅢB	ⅢB
M_4（同侧不同叶转移）		ⅢA$^\triangle$	ⅢA$^\triangle$	ⅢB$^\triangle$	ⅢB$^\triangle$
T_4（胸膜播散）	M_{1a}	Ⅳ$^\triangle$	Ⅳ$^\triangle$	Ⅳ$^\triangle$	Ⅳ$^\triangle$
M_1（对侧肺转移）		Ⅳ	Ⅳ	Ⅳ	Ⅳ
M_1（远处转移）	M_{1b}	Ⅳ	Ⅳ	Ⅳ	Ⅳ

△ . 是第 6 版中被修订的部分

2. UICC 第 7 版 IASLC 2009 的内容

UICC 第 7 版 IASLC 2009 于 2010 年 1 月 1 日开始使用，具体内容如下。

(1) 非小细胞肺癌：肺癌 TNM 分期中 T、N、M。

① 原发肿瘤（T）。

T_X：原发肿瘤不能评估，或痰、支气管冲洗液找到癌细胞。但影像学或支气管镜没有见到肿瘤。

T_0：没有原发肿瘤的证据。

T_{is}：原位癌。

T_1：肿瘤最大径≤ 3cm，周围被肺或脏胸膜所包绕，支气管镜下肿瘤侵犯没有超出叶支气管（即没有累及主支气管）。

T_{1a}：肿瘤最大径≤ 2cm。

T_{1b}：肿瘤最大径> 2cm 而且≤ 3cm。

T_2：肿瘤大小或范围符合以下任何一项：肿瘤最大径> 3cm，但不超过 7cm，累及主支气管，但距隆凸≥ 2cm；累及脏胸膜，扩展到肺门的肺不张或阻塞性肺炎，但不累及全肺。

T_{2a}：肿瘤最大径 ≤ 5cm，且符合以下任何一点：肿瘤最大径 > 3cm，累及主支气管，但距隆凸 ≥ 2cm，累及脏胸膜扩展到肺门的肺不张或阻塞性肺炎，但不累及全肺。

T_{2b}：肿瘤最大径 > 5cm 且 ≤ 7cm。

T_3：任何大小的肿瘤已直接侵犯了下述结构之一者：胸壁（包括肺上沟瘤）、膈肌、纵隔胸膜、心包或肿瘤位于距隆凸 2cm 以内的主支气管，但尚未累及隆凸；或全肺的肺不张或阻塞性肺炎。肿瘤最大径 > 7cm；与原发灶同叶的单个或多个的卫星灶。

T_4：任何大小的肿瘤已直接侵犯了下述结构之一者：纵隔、心脏、大血管、气管、食管、喉返神经、椎体、隆凸；或与原发灶同侧不同叶的单发或多发病灶。

② 区域淋巴结（N）。

N_X：区域淋巴结不能评估。

N_0：无区域淋巴结转移。

N_1：转移至同侧支气管旁淋巴结和（或）同侧肺门淋巴结和肺内淋巴结，包括原发肿瘤直接侵犯。

N_2：转移至同侧纵隔和（或）隆凸下淋巴结。

N_3：转移至对侧纵隔、对侧肺门淋巴结、同侧或对侧斜角肌或锁骨上淋巴结。

③ 远处转移（M）。

M_X：远处转移不能评估。

M_0：无远处转移。

M_1：有远处转移。

M_{1a}：胸膜播散（包括恶性胸膜积液、恶性心包积液、胸膜转移结节）；对侧肺叶的转移性结节。

M_{1b}：胸腔外远处转移。

大部分肺癌患者的胸腔积液（或心包积液）是由肿瘤所引起的。但如果胸腔积液（或心包积液）的多次细胞学检查未能找到癌细胞，胸腔积液（或心包积液）又是非血性或非渗出性的，临床判断该胸腔积液（或心包积液）与肿瘤无关，这种类型的胸腔积液（或心包积液）不影响分期。

(2) 肺癌 IASLC 2009 TNM 分期：见表 13-2。

表 13-2　肺癌 TNM 分期（IASLC 2009）

分　期	TNM
隐匿癌	T_X, N_0, M_0
0	Tis, N_0, M_0
ⅠA	$T_{1a/b}$, N_0, M^0
ⅠB	T_{2a}, N_0, M_0
ⅡA	$T_{1a/b}$, N_1, M_0
ⅡA	T_{2a}, N_1, M_0
ⅡA	T_{2b}, N_0, M_0
ⅡB	T_{2b}, N_1, M_0
ⅡB	T_3, N_0, M_0
ⅢA	$T_{1a/b}$, N_2, M_0
ⅢA	$T_{2a/b}$, N_2, M_0
ⅢA	T_3, N_1, M_0
ⅢA	T_3, N_2, M_0
ⅢA	T_4, N_0, M_0
ⅢA	T_4, N_1, M_0
ⅢB	T_4, N_2, M_0
ⅢB	任何 T, N_3, M_0
Ⅳ	任何 T, 任何 N, $M_{1a/b}$

（二）UICC 第 7 版 IASLC 2009 的 T 分期

单独考虑 T 因素与手术的关系，循证医学的证据把能切除的指征定为 UICC 第 6 版的 T_3 以内，而把部分 T_4（不包括胸腔积液）列为有切除可能或者在新辅助治疗后能切除，因而 T_3、T_4 的区分对手术的可能性及手术时机的选择尤为重要，另一方面目前 T_1 或 $T_2N_0M_0$ 的病例经手术切除后，也仅有 50% 的患者能获得长期生存。考虑到患者术后辅助治疗的受益程度，目前循证医学的证据认为 ⅠA 期的患者从辅助化疗中受益不大，不建议辅助化疗，然而 ⅠA 期的患者根治手术后的 5 年生存期也仅在 70% 左右，其中确有一部分患者术后出现了转移，肿瘤细胞的生物学特性不同固然是一个重要原因，但不得不考虑 ⅠA 期的肿瘤大小跨度为 0～3cm，是否导致 ⅠA 期过于笼统，如能再进一步划分肿瘤大小，分析各组间的生存率差别，可望从分期的角度筛选出 ⅠA 期中的高危患者进入辅助治疗组；完全切除的 ⅠB 期患者，不推荐常规应用术后辅助化疗，可选择观察，也可对"高危人群"给予辅助化疗，包括肿瘤 > 4cm、低分化、脉管癌栓、脏胸膜受累、肿瘤切缘阳性、N_x 等，可见同一分期中的肿瘤大小不同影响着治疗方法的选择。基于以上考虑，UICC 第 7 版 IASLC 2009 中的 T 分期在对数据库背景资料进行大量分析后进行了修订。

通过按肿瘤大小分组后分析生存率发现，肿瘤大小的分割点的最佳位置分别为 2cm、3cm、5cm 和 7cm。仍以 3cm 分割 T_1 和 T_2 期，但把 T_1 再分为 T ≤ 2cm 为 T_{1a}，2cm < T ≤ 3cm 为 T_{1b}；T_2 组再分为 3cm < T ≤ 5cm 为 T_{2a}，5cm < T ≤ 7cm 为 T_{2b}；T < 7cm 原初步定为 T_{2c}，但分析发现其生存率和其他 T_2 组之间有显著性差异，与 T_3 反而无明显差别，故修订为 T_3。根据预后的相似性，原发灶同叶的单个或多个的卫星灶组由原 T_4 修订为 T_3；原发灶同侧不同叶的单发或多发病灶由 M_1 修订为 T_4；胸膜播散（包括恶性胸膜积液、恶性心包积液、胸膜转移结节）由 T_4 修订为 M_1。

（三）UICC 第 7 版 IASLC 2009 的 N 分期

对尚未发生血行转移的肺癌患者来说，淋巴结转移程度的认定，对患者手术、放疗和全身治疗的可行性和各种治疗方法先后治疗的选择是尤为重要的。单纯考虑 N 分期和根治性手术的可行性，N_2 期以内的淋巴结转移可以切除，N_3 淋巴结转移中部分直接有根治性手术机会，部分在新辅助治疗（化疗、放疗）后再评估，可能获得二次手术机会。局部晚期肺癌指肺癌伴有纵隔淋巴结 N_2 转移或侵犯纵隔重要脏器的结构（T_4）或有锁骨上淋巴结转移的 N_3 患者，分期为 Ⅲ 期，这组患者在肺癌的治疗中最为复杂，治疗方案最多。即使是 N_2 期患者，根治性手术患者的 1 年和 5 年生存率也不理想，仅分别为 55% 和 16%，对 N 分期进行细分或许可有助于筛选出受益人群。已有循证医学证据证明新辅助治疗的意义不仅在于使局部晚期患者通过新辅助化疗后降期使一部分患者获得手术机会，更在于新辅助治疗可减少术后的复发转移概率。但遗憾的是，UICC 第 7 版 IASLC 2009 中最终仍然未能对 N 分期进行修订。

（四）UICC 第 7 版 IASLC 2009 的 M 分期

准确临床分期对患者治疗原则的制订非常重要，远处转移的认定，更直接决定了一个患者是有机会接受长期生存 / 治愈性治疗还是姑息性治疗。NSCLC 的治愈大多是以根治性手术为前提的，不同 cT、不同 cN 之间的生存率差异主要出现在接受手术治疗的患者中。例如未接受手术的 15 451 例 cM_0 患者的中位生存期和 5 年生存率在 N_0 期为 13 个月和 9%，在 N_3 期为 9 个月和 5%，无显著差异，接受手术者分别为 40 个月和 42%、8 个月和 7%，差别明显。一个患者一旦定为 M，意味着不能行根治性手术，也即意味着治愈的可能性极小。

另外，UICC6 中未定为 M 的患者，如胸膜播散患者，即使勉强行根治性手术，也未取得应有的好结果，这再一次验证了 M 分期的准确评估非常关键。UICC 第 7 版 IASLC 2009 中 M 分期的内容做了部分修订。

1. UICC 第 7 版 IASLC 2009 中 M 分期的结果

胸膜播散（恶性胸腔积液、心包积液或胸膜结节）较其他 cT_4M_0（任何 N）患者中位生存期明显缩短，而且随着生存时间延长生存率的差异更明显，5 年生存率分别为 2% 和 30%，病理证实的胸膜转移 5 年生存率略好些，为 20%，胸膜播散组的生存率和对侧肺内结节组反无明显差异，与胸腔外转移组有明显差异，因而在新分期中把恶性胸腔积液由 T_4 升至 M_{1a}。

对侧肺结节是由影像学发现的定为 M_1 后，一般不能进行手术，本组中位生存期 10 个月，1 年生存率 45%，5 年生存率 3%。

对于肿瘤患者来说正确的治疗第一步是明确病理诊断，第二步是准确的临床分期，通过准确的临床分期，才能选择出有根治性可能的患者，合理安排综合治疗方案以求达到长期生存或治愈。也可以选择出无根治性可能患者，避免过度不必要的手术治疗，使患者生活质量下降，采用非手术治疗综合治疗，改善症状，提高生活质量，延长生存期。

2. UICC 第七版 IASLC 2009 的 SCLC 分期

SCLC 仅占肺癌的 15%～20%，对放疗、化疗敏感，在 20 世纪 50 年代，第一版 SCLC 分期是由退伍军人医院肺癌研究组制订的，简单地分为局限期（limited disease，LD）和广泛期（extensive disease，Ed），LD 指瘤限于一侧胸腔，包括局部侵犯胸壁和纵隔及同侧淋巴结和锁骨上淋巴转移。Ed 是指超出一侧胸腔范围病变。

30 年后，1989 年 IASLC 才对此分期系统做修改，把 LD 修订为病变局限于一侧胸腔伴有区域性淋巴结转移，包括肺门、同侧和对侧纵隔，同侧和对侧锁骨上淋巴结，但不能明显上腔静脉压迫，声带麻痹和胸腔积液。

因为 SCLC 有早期淋巴结转移和远处播散，2/3 患者初诊时已有血行转移，余下

1/3 患者中大多已有淋巴结转移，因此早期患者原发灶也不能完全切除。因而 TMM 分期是适合手术为主的治疗，故 SCLC 采用 TNM 分期很少。按 LD 和 ED 分期更适合大多数 SCLC 患者，而对放疗 LD 患者，从尽量减少局部复发的角度，放射野的划定需要准确到淋巴结分区，放射野扩大到原发灶和引流区淋巴结，如此大范围照射野放射量只能达到姑息治疗量，造成原发灶复发率高，现行放疗仅照射肿瘤和临床受累淋巴结，放疗量能达到根治量。UICC 第七版 IASLC 中探讨了对 SCLC 进行 TNM 分期的可能性。

若按 T 分期为主线进行分析，其中 M_0 患者中，随着 T 的增加，其中 1 年和 5 年生存率逐年下降，其中 T_1 期明显好于其他 T 分期，若按 N 分期为主线进行分析，在 M_0 病例中，随着 N 的增加，其 1 年和 5 年生存率逐渐下降，而 N_0 和 N_1 期明显好于其他 N 分期，在 N_3 中因资料不足，不能对比纵隔淋巴结和锁骨上淋巴结转移 N_3 的生存期有无差别。

总之，UICC 第 7 版 IASLC 2009 对 SCLC 的 TNM 分期标准仅对于外科手术的 $T_1N_0M_0$ 患者采用更为合适，准确的 TNM 分期改变不了对 SCLC 的治疗以放疗、化疗为主的原则。

四、肺部转移性肺癌

肺是全身血流的必经器官，肺丰富的血管床仍是全身血流的滤过器，因此肺也是恶性肿瘤转移的"靶"器官，据统计恶性肿瘤的肺转移率高达 40%～50%；结肠癌有 50% 转移到肺。因此肺转移癌在肿瘤临床治疗过程中有重要意义。

转移性肺癌是指身体其他部位的肿瘤细胞经淋巴、血路等转移到肺的恶性肿瘤。统计资料表明，原发性恶性肿瘤发生肺转移者以消化系统肿瘤及女性生殖系统的肿瘤最多见，各占肺转移癌的 25%～30%，其次是呼吸系统的肿瘤，约占肺转移癌肿瘤的 15%～20%；骨关节及软组织癌肿占肺转移的 10%～15%；内分泌系统肿瘤占肺转移癌肿瘤的 5%～10%；男性生殖系统及泌尿系统的癌肿占肺转移癌肿瘤的 3%～5%。化学感受器、间皮组织等最少，约占肺转移癌肿瘤的 1%～3%。

（一）发展过程

肺转移癌的发生是恶性肿瘤细胞先短暂地停留在肺的小动脉或毛细血管的分叉

处，黏附在毛细血管内皮上，为纤维素等形成的凝块所包裹，然后穿过血管壁进入血管外的结缔组织内，开始细胞增殖后新生血管形成，逐渐发展成为微小癌病灶，即形成肺转移癌灶。肺内转移癌灶一旦形成，因原发癌倍增时间各不相同，生长速度亦有明显差异。文献报道，绒癌最短为 12 天、肉瘤类为 10～30 天、精原细胞癌 46 天、鳞癌 50～60 天、乳腺癌 75 天、腮腺癌 93 天，倍增时间最长的为甲状腺癌肺转移，常在数年以上。因此，肺转移癌的自然发展过程主要取决于原发性癌瘤的生物学特性，倍增时间越短的癌瘤，其自然发展的速度就越快，相反，倍增时间越长的癌瘤，其自然发展速度越慢。

（二）局部表现

转移性肺癌最常见的部位是在肺部中下野，在 X、CT 片上呈多发结节性病变，直径在 1～4cm，边缘较光滑、清楚，随着癌灶增大和增多，癌灶可以互相融合成片状或巨块状。绒毛膜癌转移至肺呈棉花团状的球形阴影，来自消化道的肺转移癌可呈弥漫性或散在性大小不等，直径 1～3cm 病灶或粟粒样或网状阴影，转移性鳞癌可形成不典型的癌性空洞，甲状腺癌肺转移癌灶多呈弥漫性粟粒样微小病灶。少数生长较慢的转移性肺癌，可形成弥漫性肺纤维化样改变。

（三）病变部位

肺部转移性癌的病变部位，根据临床观察可能与原发癌肿的病理组织学类型及转移方式有关，一般说来，转移性肺癌病灶一般大多数在肺组织内，但也有少数在支气管内者，肿瘤经血行播散到肺转移癌分布在中下叶者多于上叶，右肺多于左肺，尤其是孤立性肺转移癌大多数发生在下叶或中叶。

X 线、CT 片上表现为边缘光滑、界限清楚，这两点与原发性癌不同。转移肺癌空洞多发生于上叶，经淋巴管播散的转移性肺癌，表现为肺门阴影增大，向肺野作放射性播散，呈典型的弥漫性网状结节性改变，并有条索状阴影自肺门向周边放射。

（四）扩散与转移

原发性癌瘤转移至肺的途径可分为血行转移、淋巴性转移和直接蔓延三大途径，其中以血行转移为最常见，有时可以兼有两种类型的转移方式。

1. 血行转移有以下四种方式。

(1) 癌细胞经体静脉流到肺。

(2) 癌细胞经门静脉循环到肝，再经下腔静脉及右心到肺。

(3) 癌细胞首先从淋巴道转移到胸导管，进入锁骨下静脉后再随血循环入肺。

(4) 肺部原发性恶性肿瘤，侵犯肺静脉，再经左心及体动脉随血循环入支气管动脉而播散到肺。

2. 淋巴道转移

全身的恶性肿瘤都可能通过淋巴道转移到肺。

(1) 肿瘤先转移到纵隔淋巴结，再沿淋巴管逆行转移到肺门淋巴结、肺内淋巴结和肺间质。

(2) 瘤栓转移到肺血管内，引起闭塞性动脉内膜炎，然后穿过血管壁进入血管周围淋巴结和肺间质内，达到肺门淋巴结，再播散到肺。

3. 直接浸润或蔓延

多数是从原发于胸壁、胸膜、纵隔及膜下的恶性肿瘤直接蔓延到肺，或肺内一个区域呼吸道向其他部位及支气管的管腔内种植。

（五）病理及临床类型

1. 病理类型

转移性肺癌的病理组织学类型一般按照原发性肿瘤分类，根据国内外尸体解剖的统计资料，在转移性肺癌中，癌占大多数为 80%～85%，肉瘤占 15%～20%。

2. 临床类型

根据转移性肺癌的 X 线及 CT 表现临床上分为以下类型，各型与病理组织学特点有一定关系。

(1) 结节型：常为多发性结节，占大多数，只有 10%～20% 为孤立性病变，直径 1～3cm，其原发癌以结肠癌、骨肉瘤、肾癌等肺转移者为多见。甲状腺癌肺转移多为弥漫性粟粒样病灶。

(2) 大片阴影型：在结节性病变的基础上，随病灶的增大和增多，可互相融合成大片状或大块状，X 线、CT 表现为肺内大片状模糊阴影及整个肺叶呈致密阴影，原发灶多见于乳腺癌、骨肉瘤转移。

(3) 粟粒型：为血源性转移的特征，两肺中下野或全部肺野布满粟粒状或斑点状阴影，多见于血管丰富的原发肿瘤，如肾癌、肝癌、甲状腺癌、骨肉瘤等。

(4) 肺门阴影增大型：为淋巴管转移癌的普遍表现，一般先出现肺门阴影增大，而后向肺野作放射性扩散，呈网状或条索状阴影，原发灶多见于乳腺癌、胃癌、鼻咽癌、胰腺癌等。

(5) 球形阴影型：为恶性肿瘤经血行转移到肺的典型表现，约 3/4 肺转移病灶为多发性病灶，如结肠癌肺转移，呈边缘整齐、界限清楚的球形灶，约 1/4 为单发灶。绒毛膜癌转移至肺多呈棉花团状球形病灶。

(6) 空洞型：约有 4% 的肺转移癌可出现各种形态的空洞，空洞的大小及数量不等，原发癌灶多见于头颈部癌及女性生殖器癌。

五、胸腺瘤

胸腺位于前纵隔，系由第 3、第 4 对咽囊上皮细胞演变而来。胸腺呈锥形，由不对称两叶组成。出生后胸腺继续生长、发育，一直到青春期以后，胸腺逐渐萎缩并退化。胸腺由皮质和髓质所组成。内部为髓质，由上皮样细胞和少量淋巴细胞组成，外部为皮质，充满淋巴细胞。胸腺肿瘤可以发生在胸腺任何部位。典型的胸腺瘤（Thymoma）是指发源于正常胸腺的上皮样细胞，并不是取决于淋巴细胞成分的多少。生殖细胞瘤、类癌、恶性淋巴瘤也可以发生在胸腺，但不是胸腺瘤。胸腺瘤发病率占纵隔肿瘤的 10%～20%，是纵隔部位最常见的三种肿瘤之一。40—50 岁为好发年龄。男女发病率无性别差异。

（一）病理分类

胸腺瘤大多位于前纵隔，前上纵隔，少数位于中纵隔或后纵隔。肿瘤大小不一，直径 1～20cm 不等，呈实质肿块或结节状肿块。中位数 5～10cm。近年来由于冠状动脉搭桥手术的广泛开展，术中发现不少无症状的微小胸腺瘤。几乎所有的胸腺瘤都是由肿瘤性上皮和非肿瘤性淋巴细胞混合组成。这两种细胞成分的比例，各个肿瘤都不一样，甚至在一个肿瘤的不同小叶内也有差异。有时可见角化的上皮细胞形成胸腺小结构，有诊断意义。根据瘤体中的细胞成分和比例，可将胸腺瘤分成三型：①上皮细胞型：最常见，肿瘤构成以上皮细胞为主，淋巴细胞不多。②淋巴细胞型：肿瘤主要由淋巴细胞构成。上皮样细胞不多。③混合型：上皮细胞和淋巴细胞呈弥漫性或混合性增生。

分级：A、良性：包膜完整；B、恶性Ⅰ型：浸润型；C、恶性Ⅱ型：胸腺癌。

电镜观察：肿瘤上皮细胞内可见分支状张力原纤维、桥粒、长细胞突起和基板，这与前上纵隔的其他肿瘤如恶性淋巴瘤、类癌、生殖细胞瘤、纤维性间皮瘤的鉴别是十分有用的。

免疫组化：肿瘤上皮显示 Keratin 阳性，也表达 Leu–7 和 CEA 阳性；还显示胸腺素（Thymulin 和 Thymosin）α1 激素阳性，这些是胸腺瘤特异性的标记。

目前把胸腺瘤分成浸润型和非浸润型两大类。

胸腺瘤的扩散：以局部浸润及淋巴结转移为主，但肺转移并不少见。局部侵犯纵隔重要脏器是本病致死的重要原因。肝、脑、骨等远处转移不多见。

（二）诊断要点

1. 临床表现

胸腺瘤常见于成年人，婴幼儿及儿童罕见。30%～50% 病例无任何临床症状，一般在胸部 CT 检查时发现。肿瘤较大压迫肺或支气管时，引起咳嗽、低热、胸痛、消瘦、食欲差、气急以及声音嘶哑等症状，往往提示肿瘤入侵扩散症状，表示预后不良。晚期患者可出现颈淋巴结肿大、上腔静脉压迫综合征及胸腔积液。约 15%～50% 胸腺瘤病例伴有重症肌无力（是一种获得性自身免疫性疾病，是由神经肌肉间传递功能的异常所引起）。主要表现为活动后某些横纹肌异常容易疲劳，休息或使用抗胆碱酯酶类药物后，症状可以减轻或消失。大多数累及眼肌，导致眼睑下垂，眼球活动受限，甚至眼球固定。也可累及面肌、咽肌及近端肢体肌肉，引起说话含糊不清、吞咽困难、四肢无力等症状，但无肌萎缩现象。当累及呼吸肌时可引起呼吸肌麻痹，呼吸困难是导致死亡的主要原因。肌无力患者中约 50%～70% 有胸腺不正常，其中 15%～50% 是胸腺瘤。它可以出现在胸腺瘤治疗前、中或后。治疗后约 1/2～2/3 病例症状可以缓解或消失。1/3 病例可能无效。重症肌无力与胸腺异常之间存在着明确的内在联系，但之间关系尚不清楚，少数患者伴发有杵状指，库欣（Cushing）综合征。可合并红细胞发育不全（erythroid hypoplasia）（5%～10%）、低丙种球蛋白血症（hypogammaglobinemia）（12%）、红斑性狼疮及某些胶原性血管疾病等。

2. 诊断方法

(1) X 线：胸腺瘤为圆形或椭圆形边界清晰的影块，位于前纵隔，前上纵隔内，密度均匀，边缘光滑，有时可一侧边缘模糊，一侧边缘清楚。侧位片常呈典型的上宽下窄之舌状肿块阴影。多向一侧胸腔突出，亦有向两侧突出，10%～15%的肿瘤壁可见点状、线样或不规则状的钙化阴影。

(2) CT 和 MRI 检查：CT 扫描和核磁检查对胸腺瘤的诊断有重要价值。位于前纵隔、前上纵隔的肿瘤呈圆形、卵圆形或分叶状肿块，边缘清楚，多向一侧胸腔突出。注射造影剂后，CT 片上可见中度或均匀增强的肿块阴影。肿瘤呈囊性变时，25% 可见钙化灶。当肿瘤内出现液化坏死时，可表现为不规则的高低 MRI 信号区。

(3) 针吸活检：CT 引导下经皮肤针吸活检可获得细胞病理组织学诊断。对鉴别胸腺的良恶性，制订合理的治疗方案有重要价值。

（三）临床分期

1. 临床病理分期

Ⅰ期　肿瘤包膜完整，镜下无包膜浸润。

Ⅱ期　肉眼见肿瘤侵犯纵隔脂肪组织或胸膜，镜下包膜浸润。

Ⅲ期　肉眼见肿瘤侵犯周围组织，如心包、肺、上腔静脉和主动脉。

Ⅳa期　胸膜或心包扩散。

Ⅳb期　淋巴结或血行扩散。

2. TNM 分期

T—原发肿瘤。

T_1　肉眼包膜完整，镜检无包膜浸润。

T_2　肉眼肿瘤粘连或侵犯周围脂肪组织或纵隔胸膜，镜检侵犯包膜。

T_3　肿瘤侵犯周围器官，如心包、大血管和肺等。

T_4　胸膜和心包扩散。

N—区域淋巴结。

N_0　无区域淋巴结转移。

N_1　前纵隔淋巴结转移。

N_2　除前纵隔淋巴结转移外，还转移至胸内淋巴结。

N_3　锁骨上淋巴结转移。

M—远处转移。

M_0　无远处转移。

M_1　远处转移，但胸外淋巴结转移，锁骨上淋巴结转移除外。

3.临床病理与 TNM 分期的对应关系

Ⅰ 期　$T_1N_0M_0$。

Ⅱ 期　$T_2N_0M_0$。

Ⅲ 期　$T_3N_0M_0$。

ⅣA 期　$T_4N_0M_0$。

ⅣB 期　任何 T、$N_{1\sim3}$、M_0。

任何 T、任何 M_1。

（四）WHO 组织细胞学分型（1999）

1.胸腺癌有两种主要类型，肿瘤性上皮细胞和细胞核呈梭形或卵圆形的为 A 型胸腺瘤。肿瘤性上皮细胞和细胞核呈突起状或圆胖状（上皮样的）的为 B 型，肿瘤中这两种上皮细胞都有的，称为 AB 型。

2.根据肿瘤性上皮细胞和淋巴细胞的相对数量和肿瘤细胞异型性的出现情况，将 B 型胸腺瘤进一步分为 B1、B2、B3 三种亚型。

胸腺瘤也可称为 C 型胸腺瘤。

有时在同一肿瘤中可联合发生以上类型的肿瘤，可称为联合性胸腺瘤。

A 型胸腺瘤：肿瘤性胸腺上皮细胞呈梭形或卵圆形，核无异型性，可伴有极少量或不伴有非肿瘤性淋巴细胞。

大多数 A 型胸腺瘤包膜完整，但有些可能会浸润包膜，少数可蔓延到肺。

AB 型胸腺瘤：肿瘤中有的区域有 A 型胸腺瘤的特征，有的区域富有淋巴细胞，分界可清楚也可不清楚。这两种成分的相对数量变动范围较大。

B1 型胸腺瘤：这种肿瘤非常类似正常胸腺，在高倍镜下几乎不能区分，皮质髓质样分化区较清楚。肿瘤性上皮细胞也类似于正常的胸腺上皮，核呈空泡状，有清晰的小核仁。

B2 型胸腺瘤：肿瘤性上皮细胞散在分布于密集的淋巴细胞之间，细胞圆胖，核空泡状，核仁清晰。

B2 型胸腺瘤和 B1 型都富含淋巴细胞，但 B2 型比 B1 型分化差，髓质样分化区不明显或缺乏，并且上皮细胞呈现出明显的形态学和（或）数目上的异常。

B3 型胸腺瘤：此型胸腺瘤主要由圆形或多角形的上皮细胞组成，无或有轻度异型性，中间混有少量淋巴细胞，上皮细胞呈片层样生长。

B3 型胸腺瘤和 A 型胸腺瘤都是以上皮细胞为主要成分，其不同点是 B3 型上皮细胞的形态为圆形或多角形，A 型的是梭形或卵圆形。

胸腺瘤（C 型胸腺瘤）的 WHO 分型：肿瘤细胞有明显的特异性，并且细胞结构特征不再是胸腺特异性的，而更类似其他器官的癌。诊断这类肿瘤需要先排除转移癌的可能性。常见的类型有：①上皮样角化型；②上皮样非角化型；③淋巴上皮样癌；④肉瘤样胸腺癌（癌肉瘤）；⑤透明细胞癌；⑥基底细胞样癌；⑦黏液表皮样癌；⑧乳头状癌；⑨未分化癌。

六、肺结节

肺结节是肺部影像学描述，在影像学上是一个病灶性，类圆形，密度比肺组织增高的阴影。它可以是单发也可以是多发，不伴有肺不张，肺门肿大及胸腔积液。它是一种症状名称诊断，不是一种疾病，在不能明确诊断之前称之为肺结节。

目前 CT 检查大约有 6% 的人发现肺部有单发或多发结节，普通胸部 X 线片或胸透检查肺部结节发现率为 0.5% 左右。

肺内结节病灶有个界限，病灶直径小于 4mm 称粟粒样结节，病灶直径在 5～9mm 称为结节。病灶直径在 10～30mm 称为肺内小结节。如果病灶直径大于 30mm 称为肺部肿块。病因为人到中老年，全身各器官功能和免疫机能开始逐渐衰退。由于生活习惯、职业因素、空气污染、吸烟、食物污染、遗传因素、隐性感染等原因，肺癌及肺部结节发病率逐渐增高，其中肺癌发病率由原来癌症疾病发病率的第六位上升至现在第一位。

肺结节发病原因十分复杂，与下列几种情况有关：①长期吸烟，空气污染。②肺结核，肺部炎症，隐性感染，胸部外伤瘀血，治愈后形成纤维瘢痕。③肺部良性肿瘤，如错构瘤，硬化性血管瘤，不典型腺瘤样增生等。④早期肺癌表现为肺结节，多为肺腺癌。⑤转移性肺癌，大多数晚期肿瘤转移到肺，引起肺单发或多发结节性病灶。⑥其他一些原因引起肺结节，如肺动静脉瘘，肺部畸形，小支气管痰栓等。

肺结节的大小与结节良性或恶性有很大关系。

北大人民医院胸外科王俊对 390 例肺部孤立性结节手术标本病理性分析：结节

直径小于 5mm 的恶性占 37%；直径 5～10mm 的恶性占 45%；直径 10～20mm 的恶性占 65%；直径 20～30mm 的恶性占 80%。说明直径小于 5mm 的结节，大部分是良性病灶，直径大于 20mm 大部分是恶性病灶。

（一）肺结节检查

1. 胸部 CT 检查

一般胸部 X 线片健康检查，如有可疑病灶，可做胸部 CT 检查，可用平扫及增强扫描，增强扫描可显示结节及周边部分微小血管，了解结节部位、大小、外形、密度、数目与周围肺组织关系，初步了解结节性质。不典型腺瘤样增生（AAH）是细支气管肺泡癌（BAC）腺癌的前期病变，大多数直径在 5mm 左右，很少大于 10mm。手术标本病理证实 30% 为良性病变，70% 为不典型腺瘤样增生。随着长时间随访，有 50% 会发展成细支气管肺泡癌。如随访过程中病灶缩小，阴影变淡，则是炎性病变，一般 3 个月复查一次 CT。CT 片上结节部位肺密度模糊增加，在病灶内可表现肺实质有血管及支气管磨玻璃样阴影（GGO）。它是由多种原因引起的，如炎症，不典型样增生，细支气管肺泡癌（BAC），混合性小腺癌等。如果病理上标本检查为原位癌，手术后 5 年生存率可达 100%。

2. PET-CT 检查

对于 8～10mm 有疑似恶变病灶，可做 PET-CT 检查，临床上根据病灶内放射性浓度到最高处的 SUV 最大值作为参考依据，肺内小结节一般以 SUV2.5 作为良恶性鉴别临床界值的界限，SUV > 2.5 的恶性可能性大。但支气管肺泡癌，类癌，含黏液成分高的肿瘤，高分化性肿瘤及小病灶等，可能会出现假阴性（即 SUV < 2.5），但活动期炎症和感染如结核，曲霉菌病炎性假瘤，肉芽肿可出现假阳性，因此 SUV 只能作为参考指标，需要结合临床检查资料综合分析，必要时，在 CT 引导下，靶向病灶穿刺细胞病理学检查以明确诊断。

3. CT 引导下肺结节穿刺检查

一般适用于外周型肺结节检查，对于结节诊断有价值，结节直径大于 20mm，病灶穿刺检查成功率在 90% 以上，穿刺获取组织标本涂片或石蜡片中找到癌细胞，即可确诊肺癌，如穿刺到坏死组织或正常肺组织会出现假阴性结果。

4. 支气管镜检查

支气管镜检查可以观察到生长在支气管内结节病灶，并可以取标本做病理学检查获得明确诊断，如位于支气管旁肺结节病灶还可以通过支气管内径超声引导下，经支气管穿刺（EBUS-TBNA）或肺穿刺活检（TBUS-TBLB）取标本做病理检查。

5.肿瘤标志物检查

肿瘤标志物检查对肺结节的诊断有参考价值。

(1) 癌胚抗原（CEA）如：肺结节如果是非小细胞癌增高，结节越大 CEA 升高越明显，正常值：吸烟者 0～5ng/ml 和不吸烟者 0～2.5ng/ml。

(2) 神经元特异性烯醇化酶（NSE）在小细胞肺癌（SCLC）中升高，与肿瘤分期呈正相关，正常值：0～16ng/ml。

(3) 鳞状细胞癌抗原（SCC-Ag）在 NSCLC 部分病理类型肺癌中升高，正常值：0～1.5ng/ml。

(4) 细胞角蛋白 21-1 片段（CYERA21-1）在肺鳞癌或腺癌中增高，特异性高，在慢性肺部感染肝硬化、肾功能不全患者中也会增高。

（二）诊断与鉴别诊断

1.诊断

肺结节是症状诊断，首先是要明确诊断，肺结节明确诊断有时是十分困难，结节直径小于 10mm，可以观察，定期复查，一般 1～3 个月复查一次 CT，观察结节大小，形态变化，病灶有无增大。怀疑恶变者应在 CT 引导下定位肺部穿刺活检病理细胞学检查或用活检枪穿刺取标本病理检查，以明确诊断。

肺结节一般没有临床症状，常在健康体检中被发现，肺结节是常见肺部疾病，其中有良性病变，也有恶性病变。良性病变包括肺结核、肺部炎症、胸外伤肺内出血、肺霉菌感染、炎性假瘤、错构瘤、硬化性血管瘤、不典型腺瘤样增生、肺亚段肺不张等。恶性结节包括原发性早期肺癌，转移性肺癌。也有些良性结节也可能转变为恶性结节。

吸烟是肺结节恶性高危因素，石棉工作，放射性工作和放射影像工作，家族史，年龄，结节大小，结节增长速度，肺纤维化等也是肺结节恶性危险因素。

根据影像学表现将肺结节分为三类，即实性结节（solid nodule）、部分实性结节（parnodsolid nodule）和磨玻璃密度结节（ground glass nodule，GGN）。其中部分实性结节恶性概率高，其次是磨玻璃密度结节和实性结节。磨玻璃密度结节是指肺内模糊结节阴影，结节的密度较周围肺实质密度略增加，但其内血管及气管轮廓尚可见。实性结节是指其内全部是软组织密度结节，密度均匀，其内血管及支气管影像被复蓝。部分实性结节是指结节既包含磨玻璃密度又包含实性软组织密度。由于多种疾病都可引起肺结节，因此肺结节明确诊断比较困难。肺结节诊断要根据病史，影像学检查，化验检查综合分析。仍不能明确诊断应在 CT 引导下穿刺取标本做病理学检查明确诊断。

2. 鉴别诊断

(1) 结核球：结核球可分为干酪性结核球和肉芽性结核球两种。干酪性结核球周边有纤维组织包膜，包膜内是干酪性坏死物质，呈圆形或多边形，边界清楚，内有钙化，周边也可见钙化环，近心侧有时可见偏心小空洞。肉芽性结核球是由多数小结核灶互相融合而形成，边缘粗糙而不规则，疾病早期干酪性坏死不明显时，密度均匀，CT 增强扫描呈均匀性强化，与肺癌难以鉴别。

(2) 肺炎性假瘤：是一种良性肿瘤样病变，由炎症细胞组成的肉芽肿。炎性假瘤好发于胸膜下，CT 扫描常呈三角形，楔形或类圆形，边界清楚，密度均匀，基底部靠胸膜，局部胸膜增厚，炎性假瘤可坏死形成空洞，空洞内壁光滑。少数炎性假瘤边缘毛糙不规则，与肺癌难以区别。

(3) 真菌性肉芽肿：是真菌感染后的一种病理变化，最常见是隐球菌和曲菌感染，病变常位于胸膜下，多发或单发结节性病灶，常发生结节周围环绕着较低密度影（磨砂玻璃密度影），真菌肉芽肿形成空洞内壁光滑，洞内无液平，洞内常含气体的新月症或洞内球形病灶，是真菌感染特征。

(4) 肺错构瘤：肺错构瘤包含肺的所有成分，构成成分的数量，排列均呈异常局部形成肿瘤样畸形，病理分软骨型错构瘤和纤维型错构瘤。多见于成人。临床上多无症状，影像表现为肺实质性类圆形结节，多位于肺外围处，边缘清楚。CT 扫描可见脂肪密度影，软骨型错构瘤可见钙化，爆米花样钙化是错构瘤特征。

(5) 单发肺转移瘤：是其他肿瘤晚期转移到肺部癌灶，有 0.4%～9% 是单发肺转移癌，无明显肿瘤病史，转移癌病灶呈类圆形，边缘整齐，无毛棘状改变。可有钙化，也可发生空洞，但内壁光滑。

(6) 肺梗死：是肺动脉发生栓塞所引起继发性病变，肺组织发生坏死实变，多见肺野外周，多呈三角形，底部为胸壁，尖向肺门，边界清楚，中央可形成空洞，空洞在短期内变大，CT 增强扫描，空腔内充盈缺损。

(7) 肺球形不张：是一种非节段性肺不张，与胸腔积液和胸膜增厚有关，使局部肺组织受压而萎缩，萎缩肺组织向上或向下卷曲或折叠，并紧贴周围含气的肺表面，与部分脏胸膜包裹形成球形改变，表现为肺外带球形结节状肿块，一侧紧贴胸膜，近肺门侧模糊，可见数条支气管，血管条状阴影，称"彗尾征"。

下 篇
肺癌的相关治疗

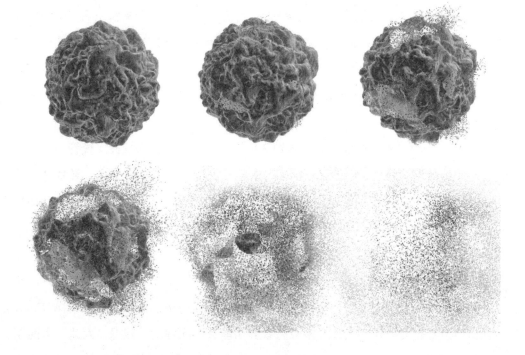

第 14 章　肺癌的手术治疗与放化疗

一、肺癌的手术治疗

近年来，全世界肺癌的发病率及病死率明显上升，呈逐年增加的趋势。在欧美某些国家和我国的一些大城市中，肺癌的发病率已居男性各种肿瘤的首位，女性肺癌的发病率也明显增升至女性肿瘤的第二位，病死率已居各种恶性肿瘤的首位。目前肺癌的治疗主要采取以手术为主的综合治疗。但是在肺癌确诊时 80% 的患者已经失去手术机会。

（一）术前准备

1. 呼吸道准备

(1) 戒烟：大多数肺癌患者有吸烟习惯，吸烟可以使呼吸道黏膜纤毛运动活性降低或失去活性，影响排痰功能，增加气道阻力。因此，戒烟对改善呼吸道功能、减少术后呼吸道并发症有重要作用。通常要求术前戒烟 2 周以上，以便于呼吸道纤毛运动恢复，恢复术后排痰功能；术前给予雾化吸入及祛痰药物应用，可以适当缩短戒烟时间。

(2) 改善气道功能：肺癌患者大多数为中老年人，往往合并慢性支气管炎、肺气肿、间质性肺病，甚至哮喘等肺部疾病。肿瘤也可以引起阻塞性炎症，导致分泌物增加，痰液增多。这些原因均可引起呼吸功能减退，增加术后肺部并发症的风险。术前 3 天适当给予茶碱类及氨溴索类药物，必要时给予适当的抗生素消除炎症，改善呼吸道通气功能。

2. 术前生理状态评估

(1) 肺功能：肺癌患者手术治疗不同程度地切除部分肺组织而影响术后肺功能，而且肺癌患者多为中老年人，大多数患者肺功能有不同程度的减退。因此，术前充分评估患者肺功能和患者的手术耐受性，对减少术后并发症有重要作用。虽然评估肺功能的系统较多，但是尚无一项可以确切预测患者手术的风险。FVC、FEV_1、MVV 三项的实测值均占预计值的 60% 以上可以耐受全肺切除，50%～60% 可以行肺叶切除术，40%～50% 肺叶切除有风险，可以行楔形切除或肺段切除。也有学者认为，如患者 $FEV_1 > 2L$，一般肺切除手术的风险小；如果 FEV_1 为 1～2L，手术风险逐渐增加；如果 $FEV_1 < 0.8L$ 出现严重并发症的可能性较大。还应重视肺的气体交换功能，一氧化碳弥散能力（D_{LCO}）可以判断肺组织的交换能力。D_{LCO}实测值大于预期值的 50% 手术风险较低，实测值为预期值的 30%～50% 手术风险高，< 30% 为手术禁忌。血气分析对于手术风险评估有一定参考价值，一般认为 $PaO_2 < 60mmHg$、$PaCO_2 > 45mmHg$ 为肺切除的手术禁忌证。

登楼试验及屏气试验对判断心肺储备功能也有重要意义。

① 登楼试验：一般认为登楼试验后心率及呼吸增加 20% 以上为有效运动，3～5min 恢复，而且不诱发心律失常、心绞痛、支气管痉挛。登 5～6 层能耐受全肺切除，登 3 层能耐受肺叶切除。

② 屏气试验：平静呼气相屏气 30s 为正常，20s 为呼吸储备降低，15s 以下为呼吸功能障碍明显；深吸气后屏气 45s 以上为正常，低于 30s 为心肺功能储备降低。对于大部分患者可以通过 FEV_1 值和需切除的肺段数估计，每个肺段相当于 FEV_1 值和需切除的肺段数估计，每个肺段相当于 FEV_1 的 5.2%。一般认为低于 0.8～1L 手术风险极大。

(2) 心功能：肺癌患者多为中老年人，往往合并心脏疾病，术前对心功能进行全面检查，对心功能做出合理的判断。

(3) 肝肾功能：麻醉手术创伤术后用药均可增加肝、肾的负担，影响肝肾功能。肾功能正常患者中，手术后肌酐升高发生率为 0.2%～2.4%，随着年龄增加而增高，40—60 岁患者中约有 9.8%，肌酐增高，轻中度肾功能损害通常没有症状，但可增加手术并发症和死亡率。手术前应改善肾功能，必要时在手术前 24h 内做肾透析。如有肾功能异常应注意避免用氨基糖苷类、抗生素、非甾体抗炎药和麻醉药以免加重肾脏损伤。肝转氨酶（AST、ALT）异常发生率为 0.3% 左右，肝功能严重受损，可导致手术后并发症和死亡率增加。

3. 术前并发症治疗

(1) 阻塞性肺病：肺癌患者常合并阻塞性肺部疾病不仅影响肺功能，而且也增加术后并发症，因此术前要给予适当的治疗，有术前 5 天仍有咳嗽、咳痰、双肺有啰音者，术后肺部并发症风险明显增加，应用支气管扩张药、抗炎药、祛痰药后 FVC 改善 15% 以上者，手术风险较小，改善 < 15% 者手术风险较大。

(2) 糖尿病：肺癌患者合并糖尿病很常见，术前控制血糖在合理范围内对减少术后并发症十分必要，有报道，感染结核概率是正常人的 3～5 倍，术后发生革兰氏阴性细菌败血症的概率是正常人 18 倍。手术使患者处于应激状态，肾上腺分泌增加，胰岛素分泌受到抑制，同时糖异生增加，使血糖升高，大手术后使血糖升高 3.3～4.6mmol/L。术前治疗最好将空腹血糖控制在 7.5～8.34mmol/L。

(3) 缺血性心脏病，肺癌合并心脏病患者中，冠状动脉疾病是手术最大危险，普通人群全麻手术后发生心肌梗死率为 0.05%～0.07%，然而术前 3 个月内曾有过心肌梗死者，术后心肌梗死率将上升到 27%，而心肌梗死后 4～6 个月手术的心肌梗死率为 15%。手术时间超过 3h，术前高血压，术中低血压均可增加心肌梗死风险。

(4) 高血压：肺癌患者合并高血压常见，高血压不仅引起心脑血管疾病，而且还影响心脑肾的功能，患者收缩压高于 180mmHg 时，脑出血发生率比正常血压者高 3～4 倍，术前治疗控制血压在 140～160/90～100mmHg 为术前不能停用降压药，是减少术后并发症和死亡率重要措施。

(5) 术前放疗和化疗：部分肺癌患者通过术前新辅助化疗或放疗，可使肿瘤及纵隔淋巴结缩小，达到临床降低分期级别，争取手术机会。但放疗、化疗引起患者不良反应使患者情况变差，导致术后肺部感染，切口不良愈合，术后渗血增多等并发症增加，术前化疗一般以 2 周为宜，过多化疗导致局部纤维瘢痕粘连造成手术渗血多，免疫功能下降，术后并发症增高。放疗一般 2～4 周后手术为宜，因为这时肿瘤和淋巴结缩小，局部水肿也消退，便于手术操作。

（二）肺癌手术适应证和禁忌证

手术是治疗肺癌主要方法之一，目前对肺癌治疗主张采取以手术为主的综合治疗。手术原则是最大限度地切除肿瘤组织，最大限度保留健康肺组织，尽量减少因手术而引起肺癌血行转移。

1. 手术适应证

(1) Ⅰ期、Ⅱ期非小细胞肺癌。

(2) Ⅰ期小细胞肺癌。

(3) Ⅱ期小细胞肺癌，术前 12 个疗程化疗后可以手术。

(4) 病变局限于一侧胸腔能完全切除Ⅲa 期及部分Ⅲb 期非小细胞肺癌。

(5) 肺部病灶临床上各种方法检查不能排除肺癌病灶者。

(6) 原无手术指征，经放疗、化疗等综合治疗后，癌灶缩小，估计能切除者。

(7) 局部癌灶不能达到根治，但能减少瘤荷，为取得病理诊断为综合治疗打基础，也可做微创局部病灶切除术后病理检查。

2. 手术禁忌证

(1) 心肺功能差，不能耐受手术者。

(2) 严重肝、肾功能异常或凝血功能异常。

(3) 远处肝、骨、肾、脑等广泛转移者。

(4) 纵隔淋巴结广泛转移并融合或胸腔内脏器广泛受侵犯如食管、心脏大血管等。

(5) 对侧肺及纵隔淋巴结转移。

(6) 肺动脉主干受侵犯，距离起始点小于 2cm。

（三）肺癌手术治疗

肺癌手术切除范围，根据病灶大小，侵犯周围组织情况，采取不同的手术方式。

1. 肺楔形切除

在病灶两侧做尖端向肺门呈三角形或扇形肺组织切除。

适应证：①肿瘤位于肺周边，直径在 3cm 以内，肺功能差不能耐受肺叶切除者。②孤立转移性病灶。③肺内多发病灶或弥漫性病灶，为了明确诊断，需手术病理检查。

2. 肺段切除

是根据解剖学肺组织分段，解剖相应的肺动脉、静脉、支气管，沿肺段边缘切除。

适应证：①肿瘤位于肺周边，直径小于 3cm，肺功能不能耐受肺叶切除者。②孤立转移性病灶。

3. 肺叶切除

肺叶切除是肺癌外科手术首选手术方式，适合于病变局限于一个肺叶的大多数周围型肺癌及部分中心性肺癌，如果病变在右侧侵犯两个相邻肺叶，可以做双叶切除。

适应证：①局限于一个肺叶周围型肺癌、淋巴结未侵犯肺叶支气管，动静脉，如侵犯支气管，动静脉但能保证切缘切除阴性长度。②肿瘤位于叶支气管内或右肺中间支气管内，距离该支气管开口处肿瘤切除后有保证切缘阴性的长度。

4. 全肺切除

是指一侧肺全部切除。适合于健侧肺功能良好，术后能满足日常生活的 65 岁以下患者。

适应证：①肺癌位于主支气管，距离该支气管开口肿瘤切除后有保证切缘阴的长度。②一侧肺动脉干受肺癌或转移淋巴结侵犯。③肺癌位于一叶肺，但肿瘤或转移淋巴结累及其他肺叶血管。④肺癌跨肺叶生长伴淋巴结转移、双叶切除不能达到根治者。⑤肺癌位于一叶支气管、肿瘤或转移淋巴结累及另一肺叶支气管。

（四）肺癌手术后并发症

1. 心血管并发症

(1) 术后大出血。

① 术后大出血原因：结扎血管线滑脱；关闭胸腔肋间血管损伤；粘连广泛大面积渗血；凝血功能异常。

② 诊断依据：胸腔引流每小时 > 200ml 连续 3h 或 > 100ml 连续 5h；胸腔引流血红蛋白，红细胞计数接近外周血；血压持续下降经输血不见好转；X 线片患侧胸腔大片高密度影。

③ 处理原则：应用止血药；输血；开胸止血。

(2) 术后心律失常：术后心律失常是肺切除常见并发症，其原因是麻醉、手术损伤，原有心脏病，常表现心动过速、房颤、心肌梗死等，应及时作相应处理。

(3) 心功能不全：主要原因是术前心功能差，术后心律失常、心肌梗死、电解质紊乱、输液过快、肺切除术后肺动脉压增高等。临床表现为患者氧饱和度降低、心率增快、静脉压增高、脉压缩小、咯粉红色泡沫性痰、肺部出现湿啰音、颈静脉怒张、肝大、下肢水肿等左心或右心功能不全的表现。治疗原则为立即给予强心剂、利尿、血管扩张药物，控制输液速度及输液量，必要时应用呼吸机治疗。

(4) 肺栓塞：肺栓塞是肺切除术后重症并发症。常见原因有长期卧床、下肢血管病变、手术损伤、高凝状态、心房颤动、心房附壁血栓等。患者突然出现呼吸困难、胸痛、缺氧的症状，排除心源性疾病及手术引起疼痛后，应考虑到肺栓塞的可能，胸部强化 CT 及肺动脉造影检查有助于明确诊断。一旦明确诊断，可应用肝素、链激酶、尿激酶等溶栓治疗，必要时手术取出血栓。肺栓塞的预防至关重要，术后应尽早下床活动，具有高危因素者术后应用低分子肝素有预防作用。

2. 肺部并发症

(1) 呼吸衰竭：肺切除术后发生呼吸衰竭常与下列因素有关。①胸廓因素，如胸痛、包扎过紧、反常呼吸；②呼吸道因素，如气管分泌物增多、黏稠、咳嗽无力及呼吸道异物等；③肺组织病变，如肺炎、肺不张等。血气分析显示 $PaO_2 < 60mmHg$ 可诊断呼吸衰竭。如果不伴有 $PaCO_2$ 升高，为 I 型呼吸衰竭；如果伴有 $PaCO_2 > 50mmHg$，为 II 型呼吸衰竭。治疗原则就是纠正缺氧、控制感染、增加通气量、辅助呼吸、畅通气道。

(2) 肺不张：肺切除术后肺不张并发症的发生主要与以下因素有关，如痰液或异物阻塞支气管、胸腔积液压迫肺组织、胸痛限制呼吸和排痰。患者可出现缺氧、患侧呼吸音降低、胸腔引流管内水柱波动增大、胸部 X 线片显示肺不张。治疗主要排出阻塞在支气管的分泌物、畅通胸腔引流管，必要时应用呼吸末正压机械通气。临床常用的排痰方法：雾化吸入以利于稀释痰液、协助患者排痰（叩背、深呼吸）、鼻导管吸痰、纤维支气管镜吸痰，必要时气管切开吸痰。同时应用有效的抗生素控制肺部炎症。

(3) 肺炎：是肺切除手术后常见并发症，常与以下因素有关，如口腔细菌下行感染、呼吸器械污染、交叉感染、肺不张。患者可出现体温升高、咳黄痰、肺部湿啰音、胸部 X 线片或 CT 显示肺部炎症。其治疗主要是选用有效的抗生素进行抗感染治疗，协助患者排痰。

(4) 余肺扭转：是肺切除后较少见的并发症，最常见于中叶肺组织扭转。主要是上叶或下叶切除后，中叶相对游离，尤其是关胸前未将肺组织摆正位置，麻醉师未充分张肺。一旦发生扭转，可以出现扭转肺组织坏死。可以先请麻醉师加压张肺，如果不能复位，则手术复位。

(5) 余肺坏死：是肺叶切除术后少见并发症。多发生在支气管血管与肺血管侧支循环不健全的病例。主要是误结扎供应余肺的血管引起。误结扎肺动脉可致肺干性坏死，误结扎肺静脉可致湿性坏死。表现主要是严重的全身中毒症状，如高热、咳嗽、咯血、呼吸急促、心率加快、白细胞计数升高等，胸腔引流液为血性或脓性，漏气严重，胸部 X 线片显示肺不张。一旦确诊，应立即手术切除坏死肺组织。

3. 胸膜腔并发症

(1) 胸腔积液：多数由于胸腔引流管位置不当导致引流不通畅，或者胸腔引流管拔除过早有关。术后应注意胸腔引流管是否通畅。少量胸腔积液，一般能自行吸收；中量以上积液应给予胸腔穿刺或引流等相应处理。

(2) 余肺漏气：多数由于胸膜腔广泛粘连，肺剥离面损伤未能完全愈合；肺裂发育不全，肺组织切开后切面漏气；支气管残端缝合不严；表现为胸腔引流管内持续有气体漏出。处理原则是促进肺复张、防止胸腔感染。鼓励患者咳嗽、咳痰促进肺复张，持续胸腔内负压吸引，胸腔内注射粘连剂，预防感染。一般在 1 周左右都能愈合，如果超过 2 周不见好转，很难自行愈合，可考虑手术治疗。

(3) 局限性气胸：多发生在上叶切除术后，余肺胸膜粘连未充分分离或下肺韧带未松解，或者术后早期余肺复张不良，局部粘连后限制了余肺的膨胀。术后鼓励患者咳嗽张肺，促进肺复张；保持引流管通畅。

(4) 脓胸：肺切除术后脓胸的发生主要与胸腔污染、胸腔积液或积血、持续漏气有关。术后如果出现胸腔引流液为脓性、胸液中查到细菌或脓细胞，即为脓胸。应给予畅通引流、促进肺复张、行细菌培养及药敏检查、使用有效抗生素、胸腔冲洗。

(5) 支气管胸膜瘘：支气管胸膜瘘是肺切除术后严重的并发症。其发生的常见原因有以下几方面：支气管残端缝合不当，缝合过紧、过密或缝合不严；支气管残端过长，导致感染；支气管过分剥离，影响局部血供；支气管残端被过度钳夹或闭合器过分压榨；支气管残端未用周围组织包埋。早期支气管胸膜瘘多与缝合技术有关，迟发支气管胸膜瘘多发生在术后 2～3 周，多与愈合有关。临床表现主要为脓气胸表现。一旦确诊，应立即行胸腔闭式引流，应用有效的抗生素，部分小的瘘口，可以愈合；较大的瘘口，一般需要手术或支气管封堵治疗。

4. 其他并发症

清扫纵隔淋巴结时引起喉返神经损伤，导致术后声音嘶哑，交感神经损伤后引起霍纳综合征、膈神经损伤导致膈肌麻痹。

二、肺癌的化学治疗

（一）化疗概述

化疗是肿瘤主要治疗方法中一种常用治疗方法

目前肿瘤化疗的疗效可分为以下 4 个方面：①单纯化疗能达到治愈的肿瘤：如睾丸癌、淋巴瘤、某些儿童肿瘤和急性白血病等；②术前新辅助化疗、术后辅助化疗能提高肿瘤治愈率，如乳腺癌、大肠癌及卵巢癌等；③化疗疗效显著，明显延长生存期、少数能达到治愈（治愈率30%以下）的肿瘤，如胃癌及肺癌等；④化疗只有姑息性治疗的肿瘤。

现在化疗不再仅仅是肿瘤综合治疗中的一种姑息疗法或辅助疗法，而已经成为一种根治性的方法，但化疗仍有其局限性，抗肿瘤药物的不良反应限制了药物应用的剂量，或会使治疗被迫中断；另外，肿瘤细胞对化疗药物的抗药性也可造成肿瘤治疗的失败原因。

（二）肿瘤细胞增殖动力学

肿瘤细胞增殖动力学和各类药物作用靶点和机制的研究，为选择安全有效的治疗方案提供了可靠的理论基础。

1. 肿瘤细胞群

肿瘤的主要组成为肿瘤细胞，而肿瘤细胞群包括增殖细胞群和非增殖细胞群。增殖细胞群中部分处于细胞增殖周期中，这部分细胞所占的比例称为生长比率，是肿瘤生长速度的决定因素之一，其余细胞处于静止期（G_0），生长缓慢的实体瘤，多数细胞长时间停留在 G_0 期，这些细胞有增殖能力，但暂不进行分裂增殖，对各类药物不敏感，当某些因素使增殖细胞大量死亡或受某些因素刺激，G_0 期细胞即进入增殖周期，从而成为肿瘤复发的根源，这是目前肿瘤化疗难题之一。非增殖细胞群包括无增殖力或已分化到终末期的细胞，数量很少。

2. 细胞增殖周期

增长迅速的肿瘤如急性白血病等，生长比率较大，对化疗药物最敏感，增长缓慢的肿瘤如多数实体瘤等，生长比率较小，化疗疗效较差；增长较快的正常组织：如骨髓、发囊和胃肠道上皮细胞等组织，也易受到某些化疗药物的损伤，产生药物不良反应，从而限制了这些化疗药物的使用。肿瘤细胞与正常细胞一样，分为 4 个时期。

(1) 合成前期（G_1）细胞进行 RNA 及蛋白质合成并准备 DNA 合成，此期时间变异最大，决定着细胞增殖的速率。

(2) DNA 合成期（S）：正常细胞和肿瘤细胞的 S 期长短不同，一般持续 10～30h，处于此期的细胞对干扰核酸合成的药物较敏感。

(3) 合成后期（G_2）：细胞继续进行 RNA 及蛋白质合成并准备进入有丝分裂期，一般持续 1～2h。

(4) 有丝分裂期（M）：持续 1h，处于此期的细胞对作用于微管蛋白的药物较敏感。经此期后每个细胞分裂成 2 个子细胞，新生成的细胞，一部分直接进入增殖周期，另一部分暂时静止或休止，即成为 G_0 期细胞，少部分分化为终末期细胞。有的细胞分裂后死亡，称为细胞裂亡。

（三）抗肿瘤药物的分类

抗肿瘤药物数量和种类繁多，而且化学结构相差很大，作用机制各不相同，通过以下两方面进行分类。

1. 根据对细胞增殖周期的影响分类

(1) 细胞周期非特异性药物（cell cyclenon-specific agents，CCNSA）：是指对 G_0 期及细胞周期中 4 个时相的细胞均有作用的药物，如铂类、烷化剂类、抗生素类等。其量效曲线呈指数性，杀伤能力随剂量而提高，在浓度（concentration，C）和时间（time，T）的关系中 C 是主要的，从发挥化疗药物的最大效用这一角度，CCNSA 到达峰浓度所需的时间越短，CCNSA 能达到的峰浓度就越高，疗效越好，即静脉推注的疗效好于滴注。在某些情况下，若有支持手段帮助患者克服化疗药物的剂量限制性毒性，可通过增加 CCNSA 的剂量来达到更高的峰浓度，追求更好的疗效，如造血干细胞移植治疗白血病时，作为移植前的预处理措施，环磷酰胺（Cyclophosphamide，Cytoxan，CTX）可使用远超于标准化疗的大剂量治疗。

(2) 细胞周期特异性药物（cell cycle specific agents，CCSA）：此类药物选择性作用于细胞增殖周期中的某一个时相，对迅速增殖细胞的杀伤率比缓慢增殖细胞高。如氟尿嘧啶（Fluorouracil，5-FU）、吉西他滨（Gemcit-abine，GEM）、羟基脲作用于 S 期，长春碱类和紫杉类作用于 M 期。这类药物的最效曲线也随剂量增大而提高，但达到一定剂量时即向水平方向转折，成为一个坪，即使再增加剂量，也不能有更多的细胞被杀死，一般这类药物的作用弱而慢，需要一定时间才能发挥作用，在浓度（C）和时间（T）的关系中 T 是主要的，从发挥化疗药物的最大效用这一角度，CCSA 应以缓慢滴注、肌内注射或口服为宜。

2. 根据化疗药物基因来源和作用机制分类

(1) 烷化剂类：此类药物通过氮芥基团作用于 DNA、RNA、酶和蛋白质，导致细胞死亡。如氮芥、卡莫司汀（卡氮芥）、CTX、异环磷酰胺（Ifosfamide，IFO）、白消安（马利兰）、洛莫司汀（环己亚硝脲）等。

(2) 抗代谢类：此类药物主要是抑制细胞代谢过程中的生物酶或以伪底物的形式对核酸代谢物与酶的结合反应有相互竞争作用，可影响与阻断核酸的合成，包括5-FU、甲氨蝶呤（Methotrexate，MTX）、阿糖胞苷、GEM、替加氟（呋喃氟尿嘧啶）等。

(3) 抗生素类：来源于抗生素，选择性作用于 DNA 模板，抑制 DNA 依赖的RNA 聚合酶从而阻止 RNA 合成，包括蒽环类的多柔比星（阿霉素，Adriamycin，ADM）和表柔比星（表阿霉素，Epirubicin，EPI，E-ADM）、放线菌素 D（更生霉素）、丝裂霉素（Mitomycin，MMC）、博来霉素、平阳霉素、普卡霉素（光辉霉素）等。

(4) 植物类：是从植物中提取的一大类药物，目前发现的主要是作用于有丝分裂的药物，如长春碱类的长春新碱（Vincristine，VCD）、长春碱（Vinsblastine，VLB）、长春地辛、长春瑞滨（去甲长春碱，Vinorelbine，NVB）及鬼臼毒素的依托泊苷（足叶乙苷，Etopo-side，VP-16），替尼泊苷可阻止微管蛋白聚合和诱导微管解聚，紫杉类的紫杉醇（Paclitaxel，Taxol）和多西紫杉醇（多西他赛，Docetaxel，Taxoter，TXT）可阻止微管蛋白解聚，微管蛋白的异常聚合和解聚都可干扰细胞内纺锤体的形成，使细胞分裂停止于有丝分裂期；另一部分药物与 DNA 有关，如喜树碱类的羟喜树碱、伊立替康（Irinotecan，CPT-11）、拓扑替康（Topotecan，TPT）及鬼臼毒素类作用于拓扑异构酶导致 DNA 链断裂或通过改变 DNA 的构型而影响基因转录过程，使肿瘤细胞不能继续增殖而死亡。

(5) 其他：如激素类对激素依赖性肿瘤，通过拮抗激素的作用、阻断激素合成或以伪底物的形式竞争与激素受体的结合，能改变机体内环境，进而影响肿瘤生长；铂类作用于 DNA 结构，有类似烷化剂双功能基团的作用，可以与 DNA 的碱基结合，使 DNA 分子链内和链间交互键联，不能复制，包括顺铂（Cisplatin, DDP 或 cDDP）、卡铂（Carboplatin, CBP）等。

3. 联合化疗方案的组合原则

联合化疗是指作用于细胞增殖不同环节的药物联合使用，一般而言，联合化疗优于单一用药，提高疗效，延缓抗药性的发生，而毒性增加不多，化疗方案的组合常有以下原则。

(1) 一般都包括两类以上作用机制不同的药物，而且常常 CCNSA 类和 CCSA 类配合使用或作用于细胞增殖周期不同时相的 CCSA 类配合使用。

(2) 选药时尽可能使药物的毒性不相重复，在提高疗效的前提下毒性又无明显增加。

(3) 药物数量一般以 2～3 种最好，更多药物联合并不一定能提高疗效，而毒性增加很多。

(4) 联合使用增效剂或减毒剂：一方面是解救治疗，如 MTX 可减少 5, 10- 甲烯四氢叶酸合成，先给予 MTX 后再给予叶酸补充可以减少 MTX 的毒性；另一方面有些药物可通过各种机制加强化疗药物的疗效，如甲酰四氢叶酸可增加 5-FU 与胸苷酸合成酶的结合，形成稳定的三聚体，通过抑制核苷酸的合成进而影响 DNA 合成及细胞增殖。

4. 化疗药物的使用方法和顺序安排

使用化疗药物时要注意以下几点。

(1) 根据化疗药物对细胞增殖周期的影响，单从发挥化疗药物的最大效用这一角度，CCNSA 到达峰浓度所需的时间越短，能达到的峰浓度就越高，疗效越好，即推注的效果好于滴注，因此临床上使用 CTX、蒽环类药物时通常采用静脉推注或快速静脉滴注给药；CCSA 的疗效与有效药物浓度持续的时间有关，应缓慢滴注、肌内注射或口服为宜，如 5-FU 长时间滴注较静推或短时滴注给药疗效好，紫杉类每周给药 1 次的疗效和耐受性可能优于 3 周 1 次的方案。

(2) 联合化疗用药的顺序和间隔。增长缓慢的实体瘤 G_0 期细胞较多，一般先采用 CCNSA 类杀灭增殖期及部分 G_0 期细胞，使瘤体缩小而驱动 G_0 期细胞进入增殖周期，继而用 CCSA 类杀伤之。相反，生长比率高的肿瘤如急性白血病等，则先用 CCSA 类，以后再用 CCNSA 类杀伤剩余细胞；按化疗药对细胞增殖周期时相的影响，先用 MTX 以减少 5, 10- 甲烯四氢叶酸合成，6h 内再进行 5-FU 滴注阻断脱氧胸苷酸合成，此种用药方法疗效最好而且毒性降低；CBP 和 GEM 联合化疗时以 CBP 给药 4h 后再给予 GEM 的疗效较好。

(3) 有些用药顺序是在临床实践中根据患者的耐受和疗效逐渐调整到目前的常规方法，如紫杉类与蒽环类联合时，宜蒽环类在前、紫杉类在后可使心脏毒性降低，紫杉类与 cDDP 联合时，宜紫杉类在前、cDDP 在后可使肾毒性降低；培美曲塞和 cDDP 的联合，宜在培美曲塞给药 0.5h 后再给予 cDDP 为好；cDDP 和 GEM 联合用药，如将 GEM 在第 1、第 8 天给药，将 cDDP 放在第 8 天给药，不良反应会有所减轻；表皮生长因子单克隆抗体西妥昔单抗使用之后 1h 再给予化疗药为宜。

（四）化疗分类

从临床实践的不同角度，化疗可进行以下分类。

1. 根据化疗与手术的关系分类

(1) 术后辅助化疗：目的是消灭残存的微小转移灶，减少术后复发率，消灭手术过程中可能存在局部种植或血行转移。

(2) 术前化疗：亦称新辅助化疗，目的是降低肿瘤负荷，降低肿瘤分期，消灭微小转移灶，可提高手术切除的可能性和完全切除率，还可增加患者术后治愈概率或延长生存期，另外，新辅助化疗还可为术后标本病理检查提供可靠的个体化的体内药敏试验结果。

(3) 肿瘤治疗中的化疗：有些肿瘤单独使用根治性化疗即可治愈，不需手术；有些肿瘤诊断时已达晚期或复发转移，失去手术机会，以姑息性化疗为主要治疗手段。

2. 根据化疗的目的分类

(1) 姑息性化疗：姑息性化疗是指通过化疗暂时缓解患者的症状和控制病情的发展，如晚期肿瘤。

(2) 根治性化疗：根治性化疗应尽可能地消灭肿瘤细胞，并采用必要的巩固和强化治疗，以期达到治愈，如白血病、恶性淋巴瘤、绒毛膜细胞癌等单用肿瘤治疗包括根治性化疗即可治愈。

3. 根据化疗的途径分类

(1) 静脉化疗：是最常用的化疗途径，对肺部肿瘤来说，采用静脉给药，药物首先经右心进入肺，肺组织受药量最大。

(2) 动脉介入化疗：动脉给药可选择性把药物直接导入瘤组织供应血管内，其抗肿瘤效应可高于同剂量的静脉给药，到达全身其他部位的药物很少，可减少全身毒副作用。

(3) 口服化疗：CCSA 类的疗效与药物的高峰浓度无关，而和药物的有效浓度持续的时间有关，VP-16、5-FU 和拓扑异构酶抑制药的口服剂型，可根据药物半衰期安排服药时间，维持长时间的有效浓度，可提高临床疗效。

(4) 腔内化疗：如胸膜播散、心包播散和腹腔转移患者除全身治疗外，可同时腔内给药，膀胱癌患者也可直接膀胱注射。

(5) 病灶局部外涂化疗：将药物直接涂在肿瘤部位，如皮肤癌给予 1%～5% 5-FU 或 0.1%～0.2% 平阳霉素软膏外涂是行之有效的治疗方法。

（五）肺癌化疗适应证

患者的身体条件要达到一定的要求才可从化疗中受益并耐受化疗，要求如下。

1. 化疗只能使身体状态好的患者受益，ECOG 行为状态评分为 PS 0～1 的患者是标准化疗的适宜人群，老年或 ECOG 行为状态评分为 PS 2 的患者可根据具体情况行单药化疗或含铂的两药方案化疗，ECOG 行为状态评分为 PS ≥ 3 的患者不能从化疗中受益，这里要区别对待的是这一种情况，若是恶性肿瘤本身造成的暂时的行为状态评分下降，有效的化疗使病灶控制后行为状态评分可明显改善，此时的 PS 评分高就不是化疗的禁忌证，如对于 SCLC 的化疗，ECOG 行为状态评分可放宽到 PS 3。

2. 化疗前血常规、肝肾功能各指标一般应在正常范围以内。

3. 伴随心脏疾病的患者应避免使用有心脏毒性的药物，使用蒽环类药物的患者中有 1% 会出现延迟性、进行性心肌病变，表现为顽固性充血性心力衰竭，蒽环类和紫杉类药物都会影响心肌传导系统，应用前应进行心电图检查，有严重心律失常患者应避免使用。

4. 心、肝、肾重要脏器的功能状态应检查可耐受化疗。

（六）肺癌化疗的禁忌证

患者有以下情况应谨慎使用或不用化疗：① ECOG 行为状态评分为 PS ≥ 3 的患者不能从化疗中受益。②精神异常患者在化疗过程中不能配合化疗药物正确使用。③肝肾功能异常，如实验室指标超过正常值的 2 倍。④白细胞 < 3.0×10^9/L，

中性粒细胞$< 1.5 \times 10^9/L$、血小板$< 6 \times 10^{10}/L$，红细胞$< 2 \times 10^{12}/L$、血红蛋白$< 8.0g/dl$的肺癌患者原则上不宜化疗。

（七）肺癌化疗前的注意事项

化疗前注意事项：①治疗前所有患者必须有明确的组织细胞病理学或针吸细胞学诊断，脱落细胞学检查仅作为参考诊断条件。②患者符合化疗的，排除禁忌证。③许多化疗药物是按患者的体表面积计算给药剂量的，每次化疗前应核实身高、体重，并注意药物累积剂量勿超标。④患者或家属要签署化疗知情同意书。⑤化疗药物对血管内皮有损伤，为避免长期输液对外周血管的破坏，也避免药物渗漏对局部组织损害，化疗患者尽量留置中心静脉导管。⑥向家属和患者交代所用化疗药物的特殊注意事项，使患者和家属有准备，如围化疗期的饮食要求，紫杉类药物的预处理措施，奥沙利铂使用时避免接触冷风、冷物及冷食物，以免神经毒性加重等。⑦注意患者伴随疾病的处理，对化疗药物可能出现的不良反应，要有处理措施。

（八）化疗药物反应

通过对症支持治疗和辅助用药，把化疗过程中不良反应控制在0～2度，患者在化疗期间就能保持较好的舒适度，不良反应达3度时要高度重视，不良反应达4度时，对患者生命有明显威胁，应当终止本次化疗。

1. 局部反应

一些刺激性较强的化疗药物在静脉注射时可引起严重的局部反应。

(1) 静脉炎：表现静脉部位疼痛、发红，有时可见静脉栓塞和沿静脉的皮肤色素沉着等。

(2) 局部组织坏死：当刺激性强的发疱性药物，如蒽环类、长春碱类抗肿瘤药等，漏入皮下时可造成局部组织化学性炎症，出现红肿疼痛，甚至组织坏死和溃疡，长久不愈。

2. 骨髓抑制

大多数化疗药物均有不同程度的骨髓抑制，骨髓抑制在早期可表现为白细胞尤其是粒细胞减少，严重时血小板、红细胞、血红蛋白均可降低，不同的药物骨髓抑制作用的强弱、快慢和长短不同，不同患者耐受化疗的程度不一，所以反应程度也不同。因骨髓抑制出现疲乏无力、头晕、食欲降低、抵抗力下降、易感染、发热、出血等相应的临床症状。

3. 胃肠毒性

大多数化疗药物可损伤增殖旺盛的胃肠道黏膜细胞，引起胃肠道反应，表现为口干、食欲下降、恶心、呕吐，可出现口腔黏膜炎或溃疡，腹泻、胃肠道出血及腹痛，化疗药的神经毒性也可导致便秘、麻痹性肠梗阻，抑制胃肠蠕动的止吐药物，如 5- 羟色胺 3（5-hydroxytryptamine 3，5-HT$_3$）受体拮抗药，阻断迷走神经激活从而阻断呕吐反射，胃肠蠕动受抑制，也可导致便秘、麻痹性肠梗阻。CPT-11 对乙酰胆碱酯酶的抑制作用，可引起急性腹泻，给予阿托品治疗后症状可消失。CPT-11 的代谢产物 7- 乙基 -10- 羟喜树碱（SN-38）在肠道内的蓄积可导致局部细胞毒性反应，杯状细胞分泌大量增多，出现延迟性腹泻。

4. 免疫抑制

机体免疫系统在消灭体内残存肿瘤细胞上起着很重要的作用，化疗药物一般多是免疫抑制药，对机体的免疫功能有不同程度的抑制作用，当免疫功能低下时，肿瘤不易被控制，反而加快复发或转移进程。

5. 肾毒性

部分化疗药物可引起肾损伤，主要表现为肾小管上皮细胞急性坏死、变性、间质水肿、肾小管扩张，严重时出现肾衰竭。表现腰痛、血尿、水肿、小便化验异常等。

6. 肝损伤

化疗药物引起的肝反应可以是急性而短暂的肝损害，包括肝坏死、炎症，也可以由于长期用药引起肝慢性损伤，如纤维化、脂肪性变、肉芽肿形成、嗜酸性粒细胞浸润等。临床表现为肝功能检查异常、肝区疼痛、肝大、黄疸、肝功能衰竭等。

7. 心脏毒性

临床可表现为心律失常、心力衰竭、心肌综合征（患者表现为无力、呼吸困难，发作性夜间呼吸困难，心力衰竭时可有脉快、呼吸快、肝大、心脏扩大、肺水肿、胸腔积液等），心电图出现异常。多见于蒽环类和紫杉类化疗药。

8. 肺毒性

少数化疗药物如平阳霉素可引起肺毒性，表现为肺间质性炎症和肺纤维化。临床可表现为发热、干咳、气急。

9. 神经毒性

部分化疗药物可引起周围神经炎，表现为指（趾）麻木、腱反射消失、肢体麻木、刺痛，有时还可发生便秘或麻痹性肠梗阻；有些药物可产生中枢神经毒性，主要表现为步态失调、共济失调、嗜睡、精神异常等。多见于长春碱类和草酸铂。

10. 脱发及其他反应

有些化疗药物可引起不同程度的脱发，一般脱头发，有时其他毛发（如眉毛）也可受影响，是化疗药物损伤毛囊的结果，脱发的程度通常与药物的浓度和剂量有关，停药后可再生。化疗药还可引起听力减退、皮疹、面部或皮肤潮红、指甲变形、骨质疏松、膀胱及尿道刺激征、不育症、闭经、性功能障碍、男性乳腺增大等不良反应。

（九）化疗疗效评价

1. 近期疗效

(1) 病灶的分类。

① 可测量的病灶：指临床或影像学至少可测一个径的病灶，包括以下几点。

a. 临床检查可测量的病灶：如皮肤结节、表浅淋巴结。

b. 影像学检查可测量的病灶：若为肺内病灶，CT 检查至少 ≥ 1cm×1cm；若为肝内病灶，CT 或 B 超至少 ≥ 1cm×1cm。

② 可评价不可测量病灶：细小病灶无法测量直径者，如肺内粟粒状或点片状病灶，评价疗效时可估计肿瘤总量，评价标准参照可测量病灶。

③ 破坏骨质溶骨性或成骨性病灶：属于可评价不可测量病灶，评价疗效时可估计肿瘤总量，评价标准参照可测量病灶。因骨病灶改变缓慢，故至少在治疗开始后 8 周以上方可评价为宜。

(2) 目标病灶和非目标病灶：一般情况下，所有可测量病灶都为目标病灶（靶病灶），但有脑转移存在的情况下，因存在血 - 脑屏障，大多数化疗药可能对此无效，则脑病灶属于非目标病灶。非目标病灶的存在或消失应进行评价和记录，如脑转移的出现，不论其他部位病灶如何变化，也应认为系肿瘤进展。

(3) 近期疗效标准：可采用双径测量或单径测量（response evaluation criteria in solid tumors，RECIST）标准，疗效维持时间需不少于 4 周。

肿瘤治疗效果常用表述如下。

疾病控制率（disease control rate，DCR）=CR+PR+SD。

完全缓解（complete response，CR）：可见的病变完全消失，超过4周。

ORR 客观缓解率（objective response rate ORR）包括 CR+PR。

DOR 疾病缓解时间（duration of response DOR）CR PR 到 PD 至死亡时间。

TTP 肿瘤进展时间（time to treatnlent，TTP）开始治疗至进展或死亡。

部分缓解（partial response，PR）。

总缓解率（overallraspone，OR）。

双径测量：①单个病变，肿瘤面积（指肿块两个最大垂径的乘积）缩小≥50%；②多个病变，多个肿块两个最大垂径的乘积之和缩小≥50%。

RECIST：单个病变的最大径或多个病变的最大径之和减少≥30%。

稳定（steady disease，SD）：病灶无变化，或缩小未达 PR 或增大未到 PD。

进展（progress disease，PD）：出现新病灶，或单个病变的最大径或多个病变的最大径之和增加≥20%。

总生存期（ovcrall survival，OS）。

最大耐受剂量（maximum tolevated dose，MTD）。

治疗失败时间（time to treatment sarilure，TTF）。

无进展期生存（progress free survival，PFS）。

临床获益率（CBR clinical benefit rate）CR+PR+SD。

中位生存时间（MST multiplex section time）。

RECIST 标准的改良：2008 年美国肝脏病研究会发表肝癌临床试验研究终点指南，建议在临床试验中以"存活肿瘤"对靶病灶进行疗效评价，即改良 RECIST 标准，其中的"存活肿瘤"即动态 CT 或 MRI 动脉期显示造影剂摄取的病变范围或区域。这是因为传统 RECIST 标准的设立初衷是对细胞毒药物的疗效（肿瘤缩小）进行评价，因而主要基于测量靶病灶最大直径的总和，并没有考虑肿瘤内在的变化。目前在肿瘤临床治疗中应用越来越多的分子靶向治疗药物或介入治疗，主要作用是引起肿瘤坏死，并非肿瘤缩小，用传统标准评价往往低估，如肿瘤内出现空腔或坏死，但肿瘤总体积不变，或假阳性进展，治疗后肿瘤坏死或液化后肿瘤体积反而增大。肺癌的治疗也有同样问题存在，故有必要适时采用改良 RECIST 标准（表 14-1）。

表 14-1　传统 RECIST 标准和改良 RECIST 标准对整体治疗反应的认识

传统 RECIST 标准	改良 RECIST 标准
CR　所有目标病灶消失	所有目标病灶动脉期增强显影均消失
PR　基线病灶长径总和缩小≥ 30%	目标病灶（动脉期增强显影）的直径总和缩小≥ 30%
SD　缩小未达 PR 或增加未到 PD	缩小未达 PR 或增加未到 PD
PD　病灶长径总和增加≥ 20% 或出现新病灶	目标病灶（动脉期增强显影）的直径总和增加≥ 20% 或出现新病灶

2. 远期疗效

(1) 缓解期（response duration）：自出现达 PR 疗效之日起至肿瘤复发不足 PD 标准时的日期为止，一般以月计算，亦有按周或日计算的。

(2) 中位缓解期：将各个缓解病例的缓解时间列出，由小至大排列，取其中间的数值即为中位缓解期。

(3) 总生存（overall survival, OS）：患者从化疗开始之日起至死亡日止的时间称为 OS 期，从化疗开始之日起至死亡或末次随诊时间之日止，生存患者占总数的比率为 OS 率。

(4) 中位生存时间（median survival time, MST）：计算方法与中位缓解期的计算相同。

(5) 无病生存期（disease free survival, DFS）：CR 患者从评价为 CR 开始之日起至肿瘤开始复发或死亡之日止的时间。

(6) 疾病进展时间（time to progression, TTP）：指从随机分组开始肿瘤进展的时间。只算到进展为止，死亡的患者不包括。

(7) 无进展生存期（progression free survival, PFS）：指从随机分组开始到肿瘤进展或死亡时间，与 TTP 相比，PFS 与 OS 有更好的相关性。肿瘤进展或死亡哪个时间在先即以哪个时间为准，死亡的患者也包括，死亡前若进展就算到进展那天，死亡前没进展就算到死亡那天。

（十）非小细胞肺癌化疗

目前非小细胞肺癌（non-small cell lung cancer, NSCLC）的治疗现状是，初诊时可手术早期肺癌患者只有 25% 左右，早期患者的 5 年生存率为 35%～50%（其中Ⅱ期患者的 5 年生存率为 30%～40%，ⅢA 期患者的 5 年生存率为 20%～25%），初诊时大部分（70%～80%）的非小细胞肺癌是不可手术的晚期患者，生存状况差，总生存期只有 7～11 个月。

目前化疗新药含铂方案（紫杉类、GEM 和 NVB＋铂类）从 21 世纪前后开始使用，有效率超过了 40%，中位生存期延长至 8～10 个月。

1. NSCLC 的辅助化疗

(1) 辅助化疗的适应证：据现有的临床研究，辅助化疗的周期数以 3～4 个为宜。

NSCLC 的辅助化疗适应证：①完全切除的 IA 期患者不需要术后辅助化疗；②完全切除的 I B 期患者，不推荐常规应用术后辅助化疗，对"高危人群"可给予辅助化疗，包括肿瘤＞4cm、低分化、血管癌栓、脏胸膜受累、肿瘤切缘阳性、N_x 等；③完全性切除的 II 期患者推荐术后辅助化疗；④III 期中 T_3N_1 的 NSCLC 患者，首选手术治疗，术后行辅助化疗；⑤行新辅助化疗治疗的患者于根治术后需要继续完成辅助化疗。

(2) 辅助化疗的方案：NSCLC 辅助化疗的方案来自于 NCCN 指南 2012 年第 3 版。

① 标准方案为：cDDP 50mg/m^2，第 1、8 天 +NVB 25mg/m^2，第 1、8、15、22 天，q28d×周期；cDDP 100mg/m^2，第 1 天 +NVB 30mg/m^2，第 1、8、15、22 天，q28d×4 周期；cDDP 100mg/m^2，第 1 天 +VP-16 100mg/m^2，第 1～3 天，q28d×4 周期。

② 其他可选择的方案为：cDDP 75mg/m^2，第 1 天 +GEM 1250mg/m^2，第 1、8 天，q21d×4 周期；cDDP 75mg/m^2，第 1 天 +TXT 75mg/m^2，q21d×4 周期。

(3) 辅助化疗存在的问题：辅助化疗问题是血液学毒性，几项研究结果中，血液学毒性比率最低的 17.5%，最高的达 85%，但大多在不良反应程度上可以接受，少数导致化疗终止。总生存率增加幅度不能令人满意，获益人群比例太低，有 80%～90% 的患者接受了无效"冤枉"的化疗。

2. NSCLC 的新辅助化疗

(1) 新辅助化疗的指征：目前在临床实践中采用的 NSCLC 新辅助化疗的指征为对于 III 期中 N_2 期肺癌患者，对直接手术切除是有争议的。

① 同一肺叶内的卫星结节：在新的分期中，此类肺癌为 T_3 期，首选治疗为手术切除，也可选择术前新辅助化疗，术后辅助化疗。

② 其他可切除之 $T_4N_{0～1}$ 期非小细胞肺癌：可酌情首选新辅助化疗，如能完全性切除，考虑术后辅助化疗。

③ 肺上沟瘤的治疗：部分可手术患者，建议先行同步放化疗，然后再手术＋辅

助化疗。

④ 胸壁，近端气管或纵隔侵犯（T_3 浸润周围结构 $N_{0\sim1}$，T_4 侵犯周围器官组织 $N_{0\sim1}$）：可给予新辅助化疗或新辅助化疗后再酌情考虑手术切除。

(2) 新辅助化疗的优点。

① 通过减少局部肿瘤负荷，达到肿瘤 T 和 N 的分期降低，增加手术的可切除性。

② 通过早期治疗全身已存在的微转移灶，避免在原发灶切除后由于体内肿瘤总量减少而引起肿瘤微小灶加速生长。

③ 通过血管输入药物，抑制、杀死存在于血管、淋巴管的微转移灶，推迟复发和转移时间。

④ 体内评价化疗的有效性，手术后标本病理检查指导术后正确用化疗药。

⑤ 使手术时肿瘤细胞活力降低，不易播散入血，防止手术中的肿瘤血行播散。

(3) 新辅助化疗的缺点：化疗后胸膜和血管外膜明显增厚、水肿、正常组织间隙消失，血管外膜无法打开，淋巴结和支气管外膜及周围组织粘连紧密，术中因大量小血管渗血，而使手术难度可能增加。新辅助化疗不要超 2～3 个周期，化疗药物结束后休息 2 周为最佳手术时间。

(4) 新辅助化疗的疗效：到目前为止，新辅助化疗的报道多是一些 Ⅱ 期研究的结果。

虽然在 NSCLC 的新辅助化疗中多中心、前瞻性的随机 Ⅱ 和 Ⅲ 期研究总是显得不太完善，但新辅助化疗和放疗后给予手术治疗在有选择的患者中似乎是可行的。

(5) 新辅助化疗后手术治疗的风险：单纯就新辅助化疗与手术风险的关系上，一般认为新辅助化疗可不同程度增加手术风险，尤其是肺叶切除术。

新辅助化疗目前尚缺乏大量 Ⅲ 期研究的支持，仅有的几个 Ⅲ 期研究也受到批评，大多是因为术前准确分期很困难，致入组患者实际分期差别很大，另外入组患者的数量也较少。因而新辅助化疗的优势仍存在争议，在 2012 年肺癌 NSCCN 指南中指出，纵隔切开术证实纵隔淋巴结为阴性或仅有 1 个 < 3cm 淋巴结转移的患者直接进行手术治疗是适宜的方法，对 N_2 患者，目前一半 NCCN 中心给予新辅助放化疗，另一半未给予新辅助化疗，但患者若有多个病理学证实的 > 3cm 的淋巴结转移最好不要手术，给予根治性放疗、化疗更适合。

3. **晚期非小细胞肺癌的化疗**

对于晚期 NSCLC，治疗上有几个选择。

(1) 单独含铂方案的化疗：目前一般来说，第三代新药含铂化疗方案的 OR 为 25%～35%，TTP 为 4～6 个月，MST 一般为 8～10 个月，1 年生存率为 30%～40%，2 年生存率为 10%～15%，疗效达到 SD 的患者用 4 个周期，有客观疗效反应的患者可用至 6 个周期。

(2) 靶向治疗：表皮生长因子受体（epidermal growth factor receptor，EGFR）突变阳性的患者可选择 EGFR 酪氨酸酶抑制药（EGFR tyrosine kinase inhibitor，EGFR-TKI）存在棘皮动物微管蛋白样 4- 间变性淋巴瘤激酶（echinoderm microtubule associated protein like 4-anaplastic lymphoma kinase，EML4-ALK）融合突变的患者一线治疗，可选择 ALK 选择性抑制药克唑替尼（Crizotinib）。

(3) 化疗和单克隆抗体的联合：如贝伐单抗和化疗的联合，西妥昔单抗和 NP（NVB+cDDP）方案的联合等，此种联合中，化疗一般用至 4～6 周期，而单克隆抗体可继续维持至疾病进展。

(4) 同步放化疗：局部晚期肿瘤中，同步放化疗的疗效优于单独化疗或放疗。

（十一）小细胞肺癌的化疗

与 NSCLC 相比，SCLC 细胞增殖的倍增时间短，生长比率高，早期发生全身广泛转移，虽对化疗为主疗有高度的有效，但易发生获得性耐药。SCLC 的治疗原则是以化疗为主，辅以手术和（或）放疗。SCLC 的全身化疗肯定能延长生存，改善症状，对初治的大多数患者可以缩小病灶，由于耐药问题通常缓解期不到 1 年，因而综合治疗是达到根治的关键。

LD 期 SCLC 的治疗原则是首选化疗或放化疗同步治疗，酌情加用颅脑预防性放疗（prophylactic cranial irradiation，PCI），酌情在化疗和放疗后手术切除受侵的肺叶以除去耐药的残存癌细胞。

ED 期 SCLC 的治疗原则是采用以化疗为基础的治疗，根据病情酌情加局部放疗，如骨、颅内、脊柱等处病变，首选放疗以尽快解除压迫症状。

复发 SCLC 的治疗原则是给予姑息性放疗或化疗以缓解症状。

1. **小细胞肺癌一线化疗**

近年来用于 NSCLC 的第 3 代新药含铂方案进入 SCLC 的治疗，但因未显示出明显的生存优势，仍未能取代 EP 方案的地位，目前 IA 期以后的 LD-SCLC 的一线标准治疗是 4～6 周期 EP 方案化疗，并尽可能在第一或第二周期时配合胸部同步放疗，或在化疗结束后有良好反应的患者可进行胸部放疗，PR 可达到 70%～90%，PFS 为 14～20 个月，2 年 OS 率为 40%。

(1) CAV 方案和 EP 方案：Ⅲ期临床研究未能证明 EP 方案较 CAV 有生存优势，但与 TRT 联合治疗时 EP 方案显示出了更好的耐受性，很快 EP 方案成为最常用的 SCLC 化疗方案。2002 年 Sundstrom 报道了 436 例患者随机接受 EP 和 CEV 方案比较的Ⅲ期临床研究。

EP 组为 cDDP 75mg/m^2，第 1 天 +VP-16 100mg/m^2，第 1 天，继之以口服 VP-16 200mg/m^2，第 2～4 天，q21d。

q21d CEV 组为 CTX 1000mg/m^2，第 1 天 + E-ADM 50mg/m^2，第 1 天 + VCR 2mg/m^2，第 1 天，q21d 均为 5 周期。

另外，LD 患者在化疗第三周期接受同步 TRT 胸部放疗，CR 患者接受预防性脑放疗。2 年和 5 年 OS 率在 EP 组为 25% 和 10%，显著高于 CEV 组（8% 和 3%），在 LD 患者中，中位生存时间是 14.5 个月对 9.7 个月，在 ED 患者中，两组生存率和生活质量无明显差异。证明增加 EP 方案的剂量未能增加疗效，反而不良反应增加。

为了避免 cDDP 的毒性，CBP 被用来代替 cDDP，研究证实了这种替代未影响疗效。Skarlos 等报道，患者随机接受 EP：cDDP 50mg/m^2，第 1～2 天或 CE：CBP 300mg/m^2，第 1 天，均联合使用 VP-16 300mg/m^2，第 1～3 天，q21d×6 周期。有反应的 LD 期患者和达到 CR 的 ED 期患者大多数在第三周期接受 TRT 和预防性脑放疗。化疗周期延迟天数在 EP 和 EC 组分别为 8d 和 9d，药物平均实际用量分别达到 74% 和 80%。CR 率分别为 57% 和 58%，MST 分别为 12.5 个月和 11.8 个月，无显著差别，EP 组白细胞减少、中性粒细胞减少性感染、恶心、呕吐、神经毒性和高敏反应常见而且严重，显示 CE 不差于 EP。

(2) SCLC 第 3 代新药方案：第 3 代新药方案也在 SCLC 中进行了研究。Lee 于 2009 年报道，ED-SCLC 或预后不良的 LDSCLC 随机接受 GC（GEM+CBP，n=121）或 EP 方案化疗（n=120），OS 未出现明显差异，MST 分别为 8.0 个月和 8.1 个月，中位 PFS 分别为 5.9 个月和 6.3 个月；3 度和 4 度骨髓抑制在 GC 组常见（贫血为 14% vs. 2%；白细胞减少为 32% vs. 13%；血小板减少为 22% vs. 4%），但未增加住院率、感染或死亡，2～3 度脱发（17% vs. 68%）、恶心（43% vs. 26%）在 PE

组常见；GC 组患者门诊治疗多见（89% vs. 66%），即 GC 和 EP 在 OS 和 PFS 上同样有效，毒性更可接受。

2. 小细胞肺癌二线化疗

在放化疗治疗后，90%～95% 的 SCLC 患者一线治疗后可达到延长生存的目的，但大多数患者在化疗后会复发，需要进行二线化疗，此时区分出患者对诱导化疗究竟是敏感还是耐药，对二线化疗方案的选择很重要，3 个月内复发的一般认为是耐药，要选择无交叉耐药的药物。SCLC 二线治疗虽较多，但临床有效的少见，其中最常见的是喜树碱类化疗药，该方案反应率和生存受益较安慰剂好，但与 CAV 方案相比毒性要强，CAV 或 CPT-11 化疗都优于最佳支持治疗。TPT 除了静脉使用外，还可口服用药。

(1) 喜树碱类：含喜树碱类方案在 SCLC 二线治疗中的研究较多。

Von Pawel 证明了 TPT 在复发 SCLC 的二线化疗中，和 CAV 方案在有效性上是相等的，并可得到症状的改善。患者接受 TPT 1.5mg/m²，第 1～5 天，q21d（$n=107$）或 CAV：CTX 1000mg/m²+ADM 45mg/m²+VCR 2mg，第 1 天，q21d（$n=104$）化疗。

反应率分别为 24.3% 和 18.3%，无显著差异，TTP 分别为 13.3 周和 12.3 周，中位生存期分别为 25.0 周和 24.7 周，均无显著差异，但在呼吸困难、缺氧、声嘶、疲劳、无力及对日常生活的困扰等症状改善上，TPT 更有优势。在不良反应上，4 度中性粒细胞减少分别为 37.8% 和 51.4%，4 度血小板减少和 3～4 度贫血分别为 9.8%、17.7% 与 1.4%、7.2%，有显著差别，非血液学毒性主要为 1～2 度。

为了比较 TPT 的使用方法之间的疗效差异，一线治疗停止至少 90d 后复发的患者随机接受口服 TPT 2.3mg/(m²·d)× 第 1～5 天，q21d（$n=52$）或静脉使用 TPT1.5mg/(m²·d)× 第 1～5 天，q21d（$n=54$），反应率分别为 23% 和 15%，MST 分别为 32 周和 25 周，两组在症状控制上相似，耐受性较好，骨髓抑制是主要的毒性，4 度中性粒细胞减少分别为 35.3% 和 67.3%，有显著性差异，超过 2 度的发热或感染与 4 度中性粒细胞减少有关，败血症分别为 5.1% 和 3.3%，非血液学毒性主要为呕吐（分别为 36.5% 和 31.5%）和恶心（分别为 26.9% 和 40.7%），此研究提示口服 TPT 用于复发的、一线化疗敏感的 SCLC 在疗效上和静脉使用相似，4 度中性粒细胞减少降低，使用方便。

(2) 紫杉类：紫杉醇已被证明在耐药的实体瘤中有效，如耐铂类的卵巢癌、耐蒽环类的乳腺癌，而且在 SCLC 的一线化疗中也被证实有一定疗效。

3. 小细胞肺癌的辅助化疗

(1) SCLC 的手术治疗。

① SCLC 的手术指征：SCLC 的手术治疗限于 $T_{1\sim2}N_0M_0$ 的患者，在确定手术治疗前患者需胸、上腹强化 CT 及脑 CT 或 MRI 检查确定临床分期为 $T_{1\sim2}N_0M_0$ 后初步考虑手术切除的可能性，必须进一步行 PET-CT 检查排除远处转移，排除纵隔淋巴结转移，才可行肺叶切除术并纵隔淋巴结清扫或取样活检，术后辅以全身化疗，手术病理若显示纵隔淋巴结为阳性，则行全身化疗并纵隔同步放疗。

② SCLC 手术治疗的争议：20 世纪 60 年代以前，外科手术是所有肺癌的标准治疗，20 世纪 70 年代以后认识到 SCLC 是全身性疾病，手术治疗后化疗。

(2) SCLC 的辅助化疗方案：辅助化疗方案可选择 EP 或 CE 方案，均用 4~6 个周期。

① EP 方案。

cDDP $60mg/m^2$，第 1 天 +VP-16 $120mg/m^2$，第 1~3 天，q21d。

cDDP $80mg/m^2$，第 1 天 +VP-16 $100mg/m^2$，第 1~3 天，q21d。

② CE 方案。

CBP（400mg），第 1 天 +VP-16 $100mg/m^2$，第 1~3 天，q21d。

（十二）常用化疗药英文缩写

Avac（阿糖胞苷）　ADM（阿霉素）　ADR（多柔比星）　ACR（阿柔比多星）

AT-1258(硝卡芥)　ACNU（司莫司汀）　Ara-C 阿糖胞苷　ACTD(放射菌素 D）

BLV，　5-FU（氨尿嘧啶）BCNU（卡莫司汀）BLM（博来霉素）　BUS（白消安）

CTX（环磷酰胺）CPT-11（伊立替康）CCNU（洛莫司汀）CBP（卡铂）

CAV（长者新碱）CBP（卡铂）CMM（洋红霉素）CC（安西他滨）

COLM（秋水仙碱酰胺）DDP（顺铂）DBD（三溴卫矛醇）DDAG（去水卫矛醇）

DNR（柔红霉素）EPI（表柔比星）EADM（表柔比星）ETM（雌二醇氮芥）

FUDR（脱氧核苷啶）FTM（福莫司汀）FT-207（替加氧）

GEM（吉西他滨）GPH-11（喜树碱衍生物）HN_2（氮芥）HRT（三尖杉树碱）

HCPT（羟喜树碱）HMM（苄甲嘧胺）HCFU（卡莫氟）

IFO（异环磷酰胺）IDAC（伊达比星）L-OHP（草酸铂、奥沙利铂）

MTX（甲氨蝶呤）MMC（丝裂霉素）MTH（普卡霉素）

M-CCNa（司莫司汀）MEL（美法仑）NVB（长春端滨）NVB（阿霉素、蓝诺）

NM（氮甲）PTT-11（伊立替康）PTX［紫杉醇（泰素）]PM（淡尼氮芥）PYM（平阳霉素）

PEP/PLM（培洛霉素）SIZ（链佐星）TXT（多烯紫杉醇多西他滨）

THP（吡柔比星）Tax01（紫杉醇）THR（环磷酰胺）TPT（拓扑替康）TSPA（塞替派）

UFT（优福定）VM-26（卫猛）VCR（长春新碱）VLB（长春碱）

VSD（长春地辛）VDS（长春瑞滨）VP-16（鬼臼毒素类、低托泊苷） VM-26（替尼泊苷）

5-FU（氟尿嘧啶）6-GTX（硫鸟嘌呤） 5′-DFUR（氟尿苷）希罗达（卡培他滨）

三、肺癌的放射治疗

放射治疗是肿瘤治疗的有效方法之一

（一）早期非小细胞肺癌放射治疗

1. 常规剂量分割放射治疗

在非小细胞肺癌（NSCLC）中，有 20%～30% 为早期肺癌（Ⅰ期、Ⅱ期），术后 5 年生存率Ⅰ期约为 55%，Ⅱ期约为 33%。患者中有一部分采用非手术治疗，其原因：一是由于严重的内科疾病，多为"三高"、心、肺、肝、肾疾病功能不全，二是因为高龄，心肺功能储备不足；三是由于部分患者拒绝手术。

放射治疗肿瘤缓解率和生存率与肿瘤大小和照射剂量有关。尽管随着放射治疗技术的改进，早期 NSCLC 的疗效有了一定的提高，但是，放射治疗的总剂量、靶区范围、分割剂量等问题尚未根本解决。

2. 放射总剂量

对 NSCLC 的放射治疗剂量方面研究，认为高剂量放疗能收到很好的疗效，Ⅰ期 NSCLC 剂量 ≥ 65Gy 有更好的生存率。

以治愈为目的治疗，在常规量分割条件下照射剂量应 > 60～70Gy，利用三维适形放射治疗量在组织充分保护情况上，最大耐受量可达到 90.3Gy。

3. 靶区范围

临床纵隔淋巴结未受侵的早期 NSCLC 的放疗中，靶区范围的关键是是否给予纵隔淋巴结预防性照射（elective lymph node irradiation，ENI），这是临床上尚未解决的问题。

ENI 一直是肺癌常规治疗范围的一部分。另外，文献报道肺癌淋巴结转移率较高，这也是 ENI 的重要原因。Suzuki 研究了 389 例临床分期为 IA 的 NSCLC，患者已行肺大部切除及纵隔淋巴结清扫术，术后病理检查示淋巴结转移高达 23%，若肿瘤直径 > 2cm 或中至低分化或有胸膜侵犯，则淋巴结阳性的概率更高，这也是传统上给予淋巴结预防照射的依据。

研究表明，早期 NSCLC 根治性放射治疗后的失败原因在局部，文献报告有局部复发者为 11%～55%，总的局部失败率 [包括局部复发合并区域复发和（或）远处转移] 最高为 75%。

在临床放疗实践中，靶区的选择范围不是对所有病例都一成不变的，要结合患者的具体情况，体现治疗的个体化。考虑患者的具体情况，包括一般状况、肺功能、年龄等。

4. 分割剂量的选择

100 多年来的临床实践证明，分割放射治疗是行之有效的放射治疗基本原则。对放射治疗的时间、剂量分割等因素的合理调整，可提高晚期反应组织的耐受量，增加肿瘤的放射生物效应。放射治疗分割方案时应该考虑以下因素：①分次剂量，晚期反应组织损伤与分割剂量的大小密切相关，因此降低每次照射剂量就会提高晚期反应组织对于放射线的耐受性。相反，增大每次照射剂量而总的治疗剂量不变就可能产生严重的后期并发症。②照射间隔时间，应使得靶区内晚期反应组织在照射间隔的时间内完成亚致死性损伤的修复，以避免严重的并发症。一般认为两次照射的间隔时间至少 6h，才可使得 94% 的细胞损伤得到修复。③总的治疗时间，虽然延长总的治疗时间可以减轻正常组织急性反应，但却可能导致肿瘤控制率的降低。对于肿瘤倍增快、放疗后加速再生群体化明显的肿瘤，为了克服肿瘤干细胞的增殖，放射治疗必须在尽可能短的时间内完成。

(1) 大剂量分割放射治疗：Slotman 报道了 31 例早期 NSCLC，用"邮票野"（Postagestamp 放射野不包括纵隔和肺门）照射，48Gy/12d（周一至周五，每天照射 1 次），效果较好，患者的中位生存时间 33 个月；1 年、2 年、3 年、4 年、5 年的总生存率分别为 81%、72%、42%、33% 和 8%；应用这一方案，从同一开始放射治疗，则整个疗程 16d 可结束，这对于有很多内科并发症，一般情况差的 NSCLC 来说，无疑是增加了耐受性和依从性，患者能完成放射治疗计划，而且效价比（cost/effectivenesss）更高。此方案比较安全，无治疗相关的死亡，没有 3 级以上的放射性肺炎，最常见的毒性反应是急性皮炎和皮肤、皮下组织纤维化。

(2) 超分割放射治疗：Jeremic 等研究了 I/II 期 NSCLC，每次 1.2Gy，每天 2 次，总量 69.6Gy。49 例 I 期的 NSCLC 不做化疗和免疫治疗，也不做纵隔淋巴结的预防照射，中位生存时间 33 个月，5 年生存率 25%，5 年局控率 44%。然而，同期常规放射治疗（每天 1 次，每次 1.8~2Gy，总量 60Gy）中位生存时间 19 个月，5 年生存率只有 17%，疗效均低于超分割放射治疗。

5. 立体定向放射治疗

立体定向放射治疗（stereotactic radiotherapy，SRT）是利用立体定向装置、CT、磁共振和 X 射线减影等先进影像设备及三维重建技术确定病变和邻近重要器官的准确位置和范围，利用三维治疗计划系统确定 X 线的线束方向，精确计算出靶区与邻近重要器官间的剂量分布计划，使射线对病变实施"手术"式照射。SRT 与常规的外照射相比具有靶区小、单次剂量高、靶区定位和治疗立体定向参数要求特别精确、射线从三维空间分布汇聚于靶区等特点。

2001 年，日本学者报道了 50 例早期（$T_{1\sim2}N_0$）NSCLC 的立体定向放射治疗结果。50~60Gy，5~10 次，1~2 周。中位随访 36 个月。3 年总生存率 66%，29 例可手术的病例，3 年总生存率为 86%。该作者认为 SRT 对早期 NSCLC 是安全有效的治疗方法。

（二）局部晚期非小细胞肺癌的放射治疗

放疗对大部分患者起到姑息性治疗效果，放疗后中位生存期为 9 个月，2 年生存率 10%~15%，5 年生存率为 5%。临床研究表明放疗合并化疗的综合治疗是目前治疗局部晚期 NSCLC 的有效方法。

最早同步放化疗目的是用顺铂时放疗有增敏作用，提高局部控制率，放疗＋顺铂 30mg/m² 每周 1 次或放疗＋顺铂 630mg/m² 每日 1 次，对照组单纯放疗，结果加顺铂组比单纯放疗组效果好。如在同步化疗前加诱导化疗，效果会更好，优于单纯放化疗。

先给泰素（紫杉醇）200mg/m² + 卡铂方案 6mg 诱导化疗两周，然后每周给泰素（Paclitaxol 45mg/m²）+ 卡铂（Carboplatin Auc=2）化疗同时并放疗（66.6Gy，分 37 次）疗效优于巩固治疗放化疗组。

（三）可手术 Ⅲ A（N₂）期 NSCLC 的放疗化疗

对经活检或穿刺证实肺癌纵隔淋巴结转移的病例给予三联综合治疗方案，即术前放化疗 + 手术治疗。

化疗方案：顺铂 50mg/m² 第 1、8、29、36 天，VP-16 50mg/m² 第 1 天，第 29~33 天，同时放疗（45Gy，每次 18Gy，每周 5 次）治疗停止 2~4 周开始肺癌手术。全组病例中位生存期 15 个月，2 年生存率为 40%，结果与局部晚期 NSCLC 同部放化疗结果接近。因此有学者对 Ⅲ A（N₂）病例手术治疗价值提出疑问。

（四）NSCLC 术后放射治疗

临床诊断 NSCLC 中，仅有 20% 病例可以行根治性手术切除，其 5 年生存率为 30%~40%，治疗失败原因主要是局部复发和远位转移。

为了提高局部控制率和生存率，术后放疗被广泛应用于 N_1（Ⅱ期）和 N_2（ⅢA）病例。MRC 应用 Meta 分析（meta analysis）方法对 9 组 NSCLC 术后放疗随机临床研究结果综合分析，全部 2128 例、手术 + 放疗 1056 例，单纯手术 1072 例，中位随访期 3 年、9 年，术后放射治疗生存率不但没有提高，反而有所降低，2 年生存率分别为 48% 和 55%，2 年无复发生存率分别为 46% 和 50%，术后放疗对生存率的负相作用与分期有关，Ⅰ期最为明显，其次是 Ⅱ期，而 Ⅲ期病例对术后生存率没有明显影响，因此认为根治术后的 Ⅰ期、Ⅱ期病例，不提倡常规术后放疗，对 Ⅲ期病例放疗需进一步研究。

目前认为肺癌术后放疗，限于以下几方面：①术后有肿瘤残存；②N_2 或 $T_{3~4}N_1$ 病例根治后需进行计划性研究放疗和化疗；③采用三维适形放疗技术，降低肺和心脏照射量；④总剂量不＞ 60Gy；⑤放射治疗和化疗联合应用时要注意相互毒性加强作用。

在 2005 年的 ASTRO 年会上耶鲁大学的 Lall 筛选观察分析 NSCLC 患者 6953 例 Ⅱ、Ⅲ期患者，术后放疗生存期有所提高。

（五）NSCLC 的适形放射治疗

常规放疗的疗效不能令人满意，临床Ⅱ、Ⅲ期患者 2 年生存率为 33%～72%，3 年生存率为 17%～55%，5 年生存率为 0%～43%，完全缓解率（CR）为 33%～61%，局部失败率为 6%～70%，局部控制率低是造成疗效差主要原因，根据 Fletcher 的基础放射生物学原理，要杀灭临床治疗中晚期 NSCLC 可能需要接近 100Gy 剂量，应用数学模型，密歇根大学研究，对 NSCLC 要达到 50% 局部控制率，常规照射需要 84Gy，但由于肺组织耐受量的限制，给予 60Gy 以上的高量在常规放疗中是不可能的。

3DCRT 可解决这一问题，3DCRT 的两个优点：一是提高靶区精确性，确保靶区内剂量的较均匀分布，提高靶区剂量，提高局部控制率；二是降低靶区周围正常组织的受照射剂量，从而降低并发症的发生率。3DCRT 治疗计划能够提供精确的剂量分布（dose volume histogram，DVH）。DVH 对正常组织的受照射剂量提供一个量化的体积 – 剂量分布图。根据 DVH 能够精确判断某一治疗计划产生正常组织并发症的可能性（normal tissue complication probability，NTCP）。精确的治疗计划需要应用不规则野、组织补偿、给角照射及摆位重复性要求。真正的最佳治疗计划设计是非常困难的，主要是由于：①精确靶区确认困难；②胸腔内敏感器官（心脏、肺及食管等）；③胸廓外轮廓不规则；④治疗区组织密度不均一（肺、骨）；⑤需要不规则靶野计算；⑥器官运动幅度大（呼吸运动、心脏和血管的搏动）。

精确的靶区确认是实现精确放疗的前提。肿瘤诊断的影像学技术发展为精确放射治疗的实现提供了可能。生物影像技术——PET 的应用克服了 CT/MRI 的不足，从解剖诊断向功能诊断发展，使放射治疗靶区的确定更为精确。影像导引下放射治疗（image-guided radiotherapy，IGRT）将是放射治疗发展的方向。

三维适形治疗（3-dimetional conformal radiation treatment，3DCRT）是一种高精度的放疗，实施过程需要有程序和规范。

1. 临床准备阶段

实施精确放疗前必须有完善的临床分期诊断，对于 NSCLC，影像学资料非常重要，主要有 CT、MRI 和 PET-CT 等。其中 CT 应用最为广泛，在骨与软组织可能受侵时可行 MRI 检查，PET-CT 是代谢性的影像检查，在确定病变范围尤其是纵隔淋巴结的分期上有一定的优势。其他检查支气管镜可明确气管受侵情况，从而为病变分期和确定放疗靶区提供了可靠的依据，纵隔镜和腔内超声检查有助于确定纵隔淋巴结的转移情况。

2. CT 扫描及靶区定义

(1) 患者的体位与固定：肺癌放疗通常选用的体位为仰卧位，双手抱肘上举过顶，可用不同的固定装置。目前较为常用的体位固定技术主要为 3 种：消解塑料成形技术、真空袋成形技术和液体混合发泡成形技术，总体上应遵循两个原则：一是患者的舒适性好，二是体位重复性强。

(2) 放射治疗专用 CT 模拟定位机：CT 模拟定位机是高质量的三维适形放疗实施的重要设备，除了有普通 CT 的功能外，还带有放射治疗专用激光定位系统及图像软件系统。

① 扫描要求：层厚应该< 5mm 以更好识别纵隔小淋巴结。2～3mm 层厚所得的 CT 图像可以生成高质量的数字重建射野影像（DRR），而高质量的 DRR 是虚拟定位（virtual simulation）所必需的。

② 中心点的确定：既往使用 CT 模拟机扫描时一般是要给出一个参考中心并予以标记，设计三维计划时会再次设计一个合适的中心，计划完成以后于 CT 模拟机或普通定信机上找出计划中心，整个过程需要两次上定位机，这种做法增加了系统误差，故多数学者均提倡 3DCRT 的治疗中心应该在 CT 模拟机扫描时确定，而不应该在设计三维计划时确定，对计划的校正应该在计划系统生成的 DRR 图像与加速器上的射野摄片之间进行。

③ 静脉增强及其影响：如果没有近期的增强 CT 可用，做定位 CT 扫描时应该做静脉增强。McGibney 等发现使用静脉增强 CT 勾画 GTV 与无增强 CT 相比可以减少 22%～34% 的 GTV 体积。

(3) 靶区定义及靶区勾画：关于靶区的定义如下：GTV 指肿瘤的临床病灶，一般的 CT 扫描能诊断出来，可见具有一定形状和大小的恶性病变的范围，包括转移的淋巴结和其他转移的病变；CTV 指在 GTV 的基础上包括周围的亚临床灶可能侵犯的范围包括淋巴引流区；ITV 是包括人体内部运动所致 CTV 体积关变化的范围；PTV 指包括 CTV、ITV、摆位误差及治疗中靶位置和靶体积变化等因素后的照射范围。

① GTV：包括原发灶和转移淋巴结。肺内病变在肺窗中显示，纵隔病变则应在纵隔窗中显示。

PET 及 PET-CT 已越来越多地应用到临床，PET 的应用使得放疗医师勾画 GTV 的个体差异减小。对于有肺不张和胸膜浸润的患者应用 PET 可以明显减小靶区范围。如果患者有梗阻性肺不张，应考虑根据 PET 或 PET-CT 图像将不张的部分置于 GTV 以外，如无条件行 PET 或 PET-CT 检查，增强 CT 也有助于肺不张范围的判断。经过一段时间治疗，不张的肺可能已经张开，肿瘤可能移位，此时应重新定位。PET 对于纵隔淋巴结的诊断明显优于 CT。

② CTV：肺腺癌的平均微浸润距离是 2.69mm，鳞癌是 1.48mm；如欲包及 95% 的微小浸润病变腺癌需外放 8mm，鳞癌需外放 6mm。来自手术切缘的研究表明，鳞癌较腺癌更易向近端支气管浸润，鳞癌的最大浸润距离是 3cm，腺癌的最大浸润距离是 2cm，1.5cm 的支气管切缘可以保证 93% 的 NSCLC 患者切缘干净，这个标准同样适用于放疗。考虑应于外放 8mm。中心性肺癌近主支气管处应外放 1.5cm。

目前多数学者选不做预防性淋巴结照射（elective node irradiation，ENT），在以下情况下的特定区域做预防性照射。对于右中下叶或者左舌叶及左下叶病变，如果纵隔淋巴结受侵，隆凸下淋巴结应包入 CTV；对于左上叶病变，如果纵隔淋巴结包括隆凸下淋巴结受侵，主肺动脉窗的淋巴结应包入 CTV；如果隆凸下淋巴结或者纵隔淋巴结受侵，同侧肺门应包入 CTV。

③ ITV：指由于运动而致的 CTV 体积和形状变化的范围。可以通过以下方法确定 ITV。a. 在普通模拟定位机上测量运动的范围。b. 合成"运动 GTV"。具体方法是用慢速 CT 扫描（每层 4s），通过延长扫描时间获得肿瘤在呼吸过程中的整个轨迹，即为"移动 GTV"，此基础上勾画出的 CTV 即为 ITV；有研究证实将慢速 CT 扫描肿瘤图像加上 5mm 的边缘所得到的"运动 GTV 与快速螺旋定位 CT6 次扫描后图像融合所获的"运动 GTV 相似且重复性很强。c. 通过四维 CT 获取 ITV（四维 CT 是一组在呼吸的不同时相所获的 CT 图像）。

④ PTV：等于 CTV 加上运动及摆位误差。肺癌的运动主要包括呼吸运动及心血管搏动，既往研究显示呼吸运动没有规律，不同患者呼吸运动是不一样的，而同一患者不同呼吸之间也会变异。头足方向的肿瘤位移大于前后及侧方位移，下叶大于上叶。而有学者通过对纵隔钙化淋巴结的研究发现在头足、前后及侧方纵隔淋巴结的呼吸移动均值分别 6.6mm、2.6mm 和 1.4mm，小于原发灶的运动。

目前通常做法是在 CTV 的基础上外放一个所谓的"标准边缘"形成 PTV，但是由于 CT 模拟定位机扫描只是取得了体内肿瘤和风险器官运动的瞬间图像，用建立在这种静态 CTV 基础上的"标准边缘"治疗动态肿瘤是不合适的，已有研究证实这种方法不仅容易造成肿瘤遗漏而且使正常组织受到不必要的照射，故应在 ITV 的基础上形成 PTV，由于运动的无规律性及影像检查的误差，应给 ITV 加上一定的误差范围，目前考虑为 3～5mm，另外再加上摆位误差就形成 PTV，也就是最终的照射靶区。

由于呼吸运动明显增加了靶区体积，故有很多研究致力于减小呼吸的影响。常用的方法有：①网罩固定可以减小呼吸幅度；②浅呼吸法；③腹部压迫法，部分患者难以耐受；④深吸气屏气法，这种方法能有效缩小视野边界，但约有 40% 的患者难以忍受，且并不能排除心血管搏动造成的运动。

3. 三维适形放疗计划的评估

临床工作中因肿瘤的体积或位置等原因有时很难兼顾，临床医师应根据经验决定。已有研究显示，放宽靶区内最大剂量的限制可使肿瘤获得更高的剂量。

需要注意的是正常组织限量包括肺、食管、脊髓、心脏等。肺是主要的风险器官，单次放疗量为 20Gy。食管最大剂量是否超过 58Gy 与重度放射性食管炎的发生明显相关。脊髓受照体积增加时，发生脊髓损伤的概率也会增加。医师应考虑尽早避开脊髓。大分割照射脊髓剂量上限应为 40Gy。

三维适形放疗计划评估应由医师与物理师共同完成，但医师与物理师的角度不同，后者多从物理角度出发，而前者必须兼顾生物及物理剂量两个方面，综合权衡利弊。

肺癌适形放射治疗较常规放疗效果有所提高。

第15章 肺癌的生物治疗与中医药疗法

一、肺癌的生物治疗

肿瘤生物治疗主要包括免疫治疗和基因治疗，安全有效，而且不良反应小，在肿瘤临床治疗中广泛应用。

（一）肺癌免疫治疗

肿瘤免疫学（tumor immunology）是研究肿瘤发生、发展与机体免疫系统之间的关系，以及应用免疫学原理对肿瘤进行预防、诊断和治疗的一门学科。

1. 机体抗肿瘤免疫的机制

免疫反应分为固有性免疫和适应性免疫：固有性免疫能够区分属于器官的正常组织和新遇到的非自身蛋白或异常细胞。因此，任何非自身物质，无论是起源于病毒感染、肿瘤转化，还是来源于另一个个体都会被效应细胞（如巨噬细胞、自然杀伤细胞等）非特异性识别并且吞噬和消除。适应性免疫是抗原特异性 T、B 淋巴细胞受到抗原刺激后被激活，并增殖、分化为效应细胞，最终发挥清除病原体或肿瘤细胞的作用。

(1) 肿瘤抗原：肿瘤相关抗原（tumour associated antigen，TAA）通常分为三类。

第一类是肿瘤特有抗原，它们多数是由肿瘤细胞变异基因产生，其产物有可能在肿瘤发生发展过程中起重要作用。如基因突变可使癌基因活化或使抑癌基因失活，这种突变基因产物一方面能诱导和维持肿瘤的恶性表型，另一方面也为免疫治疗提供了良好的靶抗原，目前已在肺癌、黑色素瘤、大肠癌、胰腺癌等肿瘤中发现这类抗原。

第二类是过度表达的抗原，该类抗原实际上在多种组织和细胞上有表达，但在恶性肿瘤中过度表达，这些抗原通常是在正常情况下不表达的基因在转录水平上被重新激活所产生的。如人表皮生长因子受体 2（human epidermal growth factor receptor 2，HER-2），它在细胞生长、增殖、黏附和移动等生理活动中起重要作用，约 30% 的乳腺癌高表达 HER-2，在肺癌、卵巢癌、结肠癌、胰腺癌和前列腺癌等恶性肿瘤中也有不同程度的表达。该类抗原还包括癌胚抗原（carcino embryonic antigen，CEA），甲胎蛋白（alpha fetal protein，AFP）等。

第三类是来源于肿瘤起源组织的分化抗原，这些抗原在某些特定的组织中表达，也可出现在该组织来源的肿瘤细胞上，并且可能在肿瘤细胞上有更高的表达。另外，病毒相关肿瘤中的病毒产物同样能够对免疫系统产生强有效的刺激引起免疫反应。

(2) T 淋巴细胞：T 淋巴细胞对控制具有免疫原性的肿瘤细胞的生长起重要作用。T 淋巴细胞并不能直接识别肿瘤抗原分子，而是需要抗原呈递细胞（antigen presenting cell，APC）摄取肿瘤抗原，将其处理成抗原多肽并与主要组织相容性复合物（major histo-compatibility complex，MHC）分子结合表达于 APC 表面，才能被 T 淋巴细胞识别。T 淋巴细胞活化需要双信号，第一信号来自于 T 淋巴细胞受体（T cell receptor，TCR）与 MHC 分子 / 抗原肽复合物的特异性结合，TCR 不仅要识别抗原肽，还要与 MHC 分子相匹配，称为 MHC 限制性。T 淋巴细胞活化的第二信号为协同刺激信号，由 APC 和 T 淋巴细胞表面黏附分子之间的相互作用产生，其中最重要的是 B7 与 CD28 分子之间的相互作用。第二信号对 T 淋巴细胞的活化同样非常重要，若缺乏第二信号，T 淋巴细胞不但不能激活，反而处于无克隆状态。此外，APC 分泌的细胞因子，如 IL-2、IL-12 等，在 T 淋巴细胞的活化过程中起重要作用。

T 淋巴细胞分为 CD4$^+$T 淋巴细胞和 CD8$^+$T 淋巴细胞，在抗原识别和免疫效应中分别受到 MHC Ⅱ类分子和 MHC Ⅰ类分子的限制。CD4$^+$T 淋巴细胞主要通过分泌细胞因子激活其他效应细胞和诱导炎症反应发挥抗肿瘤作用。CD4$^+$T 细胞分为 Th1 和 Th2 两个亚群，Th1 主要参与细胞免疫的调节，通过分泌 IL-2、IFN-γ、TNF 等细胞因子激活 CD8$^+$T 细胞、NK 细胞和巨噬细胞，增强其杀伤能力，或促进靶细胞 MHC Ⅰ类分子的表达，提高其对细胞毒性 T 淋巴细胞（cytotoxic T lymphocyte，CTL）的敏感性。Th2 主要参与体液免疫的调节，通过分泌 IL-4、IL-5、IL-6、IL-10 等细胞因子促进 B 淋巴细胞的增殖分化和抗体产生。

CD8$^+$T 淋巴细胞被认为是抗肿瘤免疫应答最重要的效应细胞。激活的 CD8$^+$T 淋巴细胞又称为 CTL，能够特异性杀伤肿瘤细胞，其杀伤机制包括：①分泌型杀伤，通过分泌效应分子（如穿孔素、颗粒酶、淋巴毒素、TNF 等）引起靶细胞的裂解或凋亡；②非分泌型杀伤，激活的 CD8$^+$ T 淋巴细胞表面表达 FAS 配体与肿瘤细胞表面的 FAS 分子结合，诱导肿瘤细胞凋亡。

(3) B 淋巴细胞：在肿瘤抗原的刺激下，B 淋巴细胞可被激活，并分化，增殖形成浆细胞，分泌肿瘤抗原特异性抗体，介导体液免疫应答杀伤肿瘤细胞，同时 B 淋巴细胞还能摄取、加工和呈递抗原，是体内重要的 APC。体液免疫应答通过以下几种方式发挥抗肿瘤作用：①激活补体系统溶解肿瘤细胞：细胞毒性抗体 IgM 和某些 IgG 亚类与肿瘤细胞表面抗原结合后，发生变异并暴露出补体结合位点，激活补体形成膜攻击复合物，使肿瘤细胞溶解，称为补体依赖性细胞毒性反应（complement dependent cytotoxicity，CDC）。②抗体依赖细胞介导细胞毒作用：IgG 特异性结合肿瘤细胞表面抗原后，其 Fc 段可发生变异，与巨噬细胞、NK 细胞、中性粒细胞表面的 Fc 受体结合，并将其激活，激活的效应细胞通过释放 TNF、IFN-γ 等细胞因子和颗粒细胞杀伤肿瘤细胞，称为抗体依赖细胞介导的细胞毒作用（antibody dependent cell-mediated cytotoxicity，ADCC）。③抗体的调理作用，吞噬细胞可通过其表面的 Fc 受体吞噬结合了抗体的肿瘤细胞，称为抗体的调理作用。④抗体的封闭作用，肿瘤细胞表面可过表达某些受体，与其相应的配体结合后可刺激肿瘤细胞生长。特异性抗体可通过与肿瘤细胞表面相应受体结合，阻碍其功能，从而抑制肿瘤细胞的增殖。⑤抗体改变肿瘤细胞的黏附特性，抗体与肿瘤细胞表面的抗原结合后，可干扰肿瘤细胞的黏附特性，阻止其克隆形成及与血管内皮的黏附，从而有助于控制肿瘤的生长与转移。

(4) 树突状细胞：在没有共刺激信号的情况下，把抗原呈递给幼稚的 T 淋巴细胞可以导致免疫耐受。共刺激信号可以由细胞因子或者特异性的共刺激分子产生。共刺激分子主要表达在巨噬细胞、单核细胞、B 淋巴细胞及树突状细胞（dendritic cells，DC）等 APC 的表面。有效的抗原呈递是通过 APC 把抗原呈递给幼稚的 T 淋巴细胞。

DC 是最有效的抗原呈递细胞。DC 呈递的抗原来自于细胞内吞噬的抗原性物质，抗原性物质可以是可溶性的抗原甚至凋亡的肿瘤细胞。抗原性物质被吞噬后 DC 内部处理，加工成小肽段，然后与 MHC 分子结合，并被呈递到细胞表面，同时共刺激分子表达在 DC 的表面上。DC 高表达 MHC 分子，这对 CTL 的识别是必需的。黏附分子和共刺激分子的大量表达及 T 淋巴细胞特异性趋化因子的产生对于免疫微环境的形成极为重要，只有在这种环境下，才能引起有效的免疫应答。自身诱导耐受的肿瘤细胞一旦和 DC 结合，便能引起有效的免疫应答。DC 除了在呈递抗原给 CTL 方面发挥作用外，在诱导 CD4$^+$ T 淋巴细胞和自然杀伤细胞反应方面同样非常重要，这使得 DC 成为抗肿瘤免疫反应的枢纽。

(5) 自然杀伤细胞：自然杀伤细胞（nature killer cell，NK）具有很强的杀伤肿瘤能力，其杀伤作用无须肿瘤抗原特异性和 MHC 限制性，是机体抗肿瘤免疫的第一道防线。

NK 细胞无须预先致敏，可以直接杀伤恶性肿瘤细胞、病毒感染的细胞及 MHC 不相容的移植细胞，为获得这种选择性的杀伤效应，NK 细胞的活性通常是被表达于自身组织表面的自体 MHC Ⅰ 类分子通过特异性受体所抑制。恶性肿瘤细胞和病毒感染细胞会出现 MHC Ⅰ 类分子表达的下调，这就使 NK 细胞被激活并杀伤这些靶细胞。NK 细胞的杀伤机制包括：①释放穿孔素、颗粒酶、NK 细胞毒素因子、TNF 等使肿瘤细胞溶解破裂；②通过 ADCC 发挥抗肿瘤作用，ADCC 是清除细胞内病原体和肿瘤细胞的一个重要方法。

抗原通常以跨膜蛋白的形式表达于细胞表面，并且被抗体的抗原结合部位所识别，然后抗体的尾部结合到 NK 细胞和巨噬细胞的 Fc 受体，从而产生一个活化信号，并最终导致靶细胞的裂解。

NK 细胞能够产生一系列细胞因子，包括 IFN-γ、TNF-α、粒细胞 – 巨噬细胞集落刺激因子（GM-CSF）、单核细胞集落刺激因子（M-CSF）、IL-2、IL-3、IL-5 和 IL-8 等。NK 细胞分泌的细胞因子能够影响 CD4$^+$ 辅助性 T 淋巴细胞反应，并激活巨噬细胞，从而影响适应性免疫反应的进程。NK 细胞还可以激活 B 淋巴细胞产生抗体，甚至发挥 APC 的功能，以 MHC Ⅱ 类分子限制性的方式呈递抗原给特异性的 T 淋巴细胞隆，缺乏 NK 细胞会妨碍 CTL 的激活。因此，NK 细胞在调节 B 淋巴细胞和 T 淋巴细胞介导的免疫应答方面发挥重要作用。

(6) 巨噬细胞：巨噬细胞不仅是 APC，而且还是吞噬、溶解和杀伤肿瘤细胞的效应细胞。巨噬细胞杀伤肿瘤细胞的机制包括：①活化的巨噬细胞与肿瘤细胞结合后通过溶酶体酶直接杀伤肿瘤细胞；②活化的巨噬细胞还可分泌 TNF、NO 等细胞毒性因子间接杀伤肿瘤细胞；③巨噬细胞还可通过 ADCC 杀伤肿瘤细胞。

2. 肿瘤逃避免疫系统监视的机制

(1) 免疫能力降低使肿瘤识别和细胞毒反应能力降低，使肿瘤细胞造成逃逸。肿瘤细胞通过以下几种方法逃逸免疫系统监视。①被识别的抗原不再表达，也就是抗原丢失变异；②抗原呈递关键分子发生基因编码突变，使肿瘤发生有缺陷的抗原呈递；③MHC 分子表达下调，从而抑制 T 淋巴细胞的识别。

(2) 免疫反应能力降低：在正常的生理条件下，某些组织（如肝）能够下调直接针对这些重要器官的免疫反应，这种下调效果主要是通过局部释放抑制性因子及在细胞表面上表达 Fas 配体，它们与 T 淋巴细胞表面的相应受体或 Fas 分子的结合导致免疫效应细胞凋亡。Fas 配体同样表达在一些恶性肿瘤细胞表面，从而保护这些肿瘤细胞抵抗淋巴细胞的杀伤。

另外，某些肿瘤通过产生一种可演性的假 Fas 分子来和免疫效应细胞上的 Fas 配体结合，从而保护肿瘤本身不发生凋亡。诱骗受体 3（decoy receptor3，DcR3）是一种可溶性受体，它能与 Fas 配体结合，抑制 Fas 配体诱导的细胞凋亡，帮助肿瘤细胞逃避机体免疫系统。在许多恶性肿瘤，如肺癌、肝癌、胰腺癌、神经胶质瘤及病毒相关淋巴瘤中都可检测到 DcR3 表达增高。

(3) 诱导耐受：肿瘤能够通过某些机制诱导免疫耐受。T 淋巴细胞的活化需要双信号，第一信号为特异性的抗原识别信号，第二信号即协同刺激信号。协同刺激信号为 T 细胞活化所必需，它决定接受抗原刺激的 T 淋巴细胞发生增殖还是凋亡。免疫识别要引起细胞毒反应，必须存在共刺激分子，肿瘤细胞表面共刺激分子的缺失能够诱导免疫耐受。

(4) 肿瘤抗原加工呈递障碍：抗原加工呈递可分为 MHC Ⅰ类分子呈递途径、MHC Ⅱ类分子呈递途径和交叉呈递途径。一般而言，内源性抗原经 MHC Ⅰ类分子途径呈递，外源性抗原经 MHC Ⅱ类分子途径呈递，另外还存在交叉呈递，部分外源性抗原可经 MHC Ⅰ类分子途径呈递。大多功能蛋白酶（large multifunctional protease，LMP）和抗原肽转运子（transporter of antigen peptides，TAP）在抗原的加工呈递过程中起重要作用。Restifo 等利用重组痘苗病毒转染 26 种人类肿瘤细胞系，使其瞬时表达鼠的 MHC Ⅰ类分子，观察肿瘤细胞的抗原呈递功能。研究发现 3 种人类小细胞肺癌细胞始终不能将内源性蛋白呈递给 MHC Ⅰ类分子，限制了痘苗特异性 CTL。原因是这些细胞的 LMP-1、LMP-2、TAP-1、TAP-2 分子 mRNA 表达水平降低，不能使 MHC Ⅰ类分子从胞质内质网转移到细胞表面。免疫组化分析表明包括肺癌在内的多种人类肿瘤 TAP-1 表达减少。

3. 免疫治疗在肺癌中的应用

(1) 非特异性免疫刺激药物：免疫刺激药物能够以非特异性的方式调节免疫应答。这种方法主要是来源于 Coley 的观点，即通过应用细菌成分从总体上刺激免疫系统。来源于病毒的物质及各种化学物质也被应用到这种方法中。在这些物质当中卡介苗可以单独应用于治疗表浅膀胱癌外，其他物质目前主要是作为佐剂与其他形式的免疫治疗或化疗同时应用。

① 卡介苗：卡介苗（bacillus calmette-guerin，BCG）是一种预防人类结核病的菌苗。1935 年 Holmgrea 首次报道用 BCG 治疗癌症，对白血病、结肠癌、肝癌、肺癌等都有疗效。对抗癌药有增敏作用，BCG 注射能够引起细胞因子分泌和 DC 激活提高肿瘤抗原性，这些是其抗肿瘤机制之一。临床常用的方法包括皮肤划痕法和皮内注射法，膀胱肿瘤可采用膀胱内灌注法进行治疗。

在一项研究中，155 例肺癌患者接受 BCG 治疗，随访 40 个月，与对照组相比，Ⅰ 期患者的生存率由 88% 提高到 100%，Ⅱ 期患者由 10% 提高到 55%，无远处转移的 Ⅲ 期患者中位生存时间由 7.6 个月提高到 17.2 个月，有远处转移的 Ⅲ 期患者中位生存时间由 3.4 个月提高到 12 个月，同时伴有恶性胸腔积液的肺癌患者胸腔内注射 BCG 可有效控制积液产生并延长患者生存期，改善患者症状，提高生活质量。

② 短小棒状杆菌：短小棒状杆菌是一种革兰阳性厌氧杆菌，具有免疫促进作用是非特异性免疫增强剂。它通过激活巨噬细胞，增强溶酶体活性，诱导 IFN 分泌和提高 NK 细胞活性起抗肿瘤作用。

腔内注射短小棒状杆菌对消除癌性胸腔积液、腹水及瘤内注射，治疗晚期肺癌、乳腺癌、黑色素瘤有一定效果。可与化疗药联合应用，使肺癌症状改善，延长生存期。

③ OK432：OK432 是一种用低温冻干法制备的灭活的链球菌。它是减毒产物，增强炎症反应，增加中性粒细胞，增强 T 淋巴细胞、LAK 细胞和巨噬细胞的杀瘤活性。

Ishida 等联合应用顺铂和 OK432 胸腔内注射治疗非小细胞肺癌引起的胸腔积液，结果与单独应用顺铂或 OK432 相比，180d 胸腔积液复发率分别为 13.3%、64.7% 和 52.9%。

(2) 细胞因子：细胞因子（cytokine，CK）是指由免疫细胞和某些非免疫细胞合成和分泌的一类生物活性物质。CK 通过与 CK 受体结合后启动复杂的细胞内分子间的互相作用，引起细胞基因转录变化，而发挥其生物学效应，可作为细胞间的信号传递分子，介导和调节免疫应答、炎症反应，也可作为生长因子促进靶细胞的增殖、分化。细胞因子可以影响抗肿瘤免疫反应诱导过程，可以使本来微弱的免疫反应被放大。由于重组 DNA 技术的发展，目前人工制备的细胞因子安全、纯度高、质量稳定、数量充足，因此在临床治疗中被广泛应用。细胞因子的活性主要作用于局部。

① 白细胞介素 –2：白细胞介素 –2（inter-leukin-2，IL-2）是白细胞或免疫细胞之间相互作用的淋巴因子，它和白细胞生长因子同属细胞因子，两者互相协调，共同完成造血和免疫调节功能。传递信息主要通过激活 CTL 细胞、巨噬细胞、NK 细胞、LAK 细胞和 TIL 细胞及诱导效应细胞分泌 TNF 等细胞因子而发挥抗肿瘤作用，通过刺激抗体的生成而发挥抗肿瘤作用。

IL-2 联合淋巴细胞胸腔内灌注可用于肺癌转移引起的恶性胸腔积液的治疗，可能机制是腔内灌注的 IL-2 持续刺激淋巴细胞，使其大量增殖并分泌多种细胞因子，同时 IL-2 胸腔内灌注局部药物浓度较高，而体循环药物浓度较低，使局部抗肿瘤作用增强，还可用于肠癌、乳腺癌、肝癌、肾癌、淋巴瘤、膀胱癌等肿瘤治疗。

② 干扰素：干扰素（interferon，IFN）在上调和下调癌基因和抑癌基因表达方面发挥重要作用，并且有抗血管生成效应是一类糖蛋白，有免疫调节作用，帮助 T 细胞识别病毒，有抗增生作用，能治疗多种肿瘤。其中，IFN-γ 能够上调 MHC 表达并且可以增加血管通透性。干扰素在肺癌的临床应用包括干扰素单药辅助或维持治疗、干扰素联合放疗和干扰素联合化疗等治疗。

在小细胞肺癌治疗方面，一项临床研究表明 IFN-α 与传统化疗药物联合应用，疾病缓解率高于单纯化疗，但并不能延缓复发。在非小细胞肺癌治疗方面，IFN 与传统化疗联合应用的效果并不优于单纯化疗。在恶性胸腔积液治疗方面，IFN-γ 胸腔灌注对恶性胸腔积液有一定的疗效。

③ 肿瘤坏死因子：1975 年 E、A、Carswell 等发现接种卡介苗的小鼠注射细菌脂多糖后，血清中出现一种能使多种肿瘤发生出血性坏死物质，将其命名为肿瘤坏死因子（tumor necrosis factor，TNF）。除具有直接杀伤肿瘤细胞的作用外，还可以通过激活巨噬细胞、NK 细胞、CTL 细胞、LAK 细胞的细胞毒作用杀伤肿瘤。

在肿瘤转移恶性胸腔积液治疗方面，TNF 可以作为炎性介质引导炎症反应，降低网膜组织内皮细胞的溶纤维蛋白活性，导致浆膜表面纤维蛋白增多，减少胸腔积液的产生，并促使胸膜粘连，达到治疗肿瘤恶性胸腔积液的目的。

(3) 抗原的免疫接种。

① 抗原和抗原选择：肿瘤抗原是细胞在癌变过程中出现的新抗原，是肿瘤细胞异常或过度表达抗原物质总称。制备肿瘤疫苗首先要选择将要治疗肿瘤所表达的抗原。一些肿瘤相关抗原（tumour associated antigen，TAA）为生理性蛋白，在肿瘤中过度表达，它们可以作为制备肿瘤疫苗的抗原。一些肿瘤发生所必需的分子也可以作为肿瘤抗原。然而，当用生理性蛋白进行免疫接种时，可能引起抗自身组织的交叉反应，引起自身免疫病。通过选择只在某种组织或某群组织中表达的蛋白作为抗原，可以获得更加严格的特异性。如 CEA 用于大肠癌和其他的上皮性肿瘤及 HER-2/new 用于乳腺癌和卵巢癌。如果一种病毒产物与肿瘤发生密切相关，它可能作为非自身原性肿瘤抗原，因此一些肿瘤（如肝细胞癌和子宫颈癌）能够通过分别接种乙肝病毒疫苗和人类乳头瘤病毒疫苗来治疗。

② 肿瘤抗原疫苗：肿瘤抗原首先在细胞中降解为短肽，然后将形成抗原肽 -MHC 复合物，通过与 T 淋巴细胞表面的 TCR 结合诱导机体产生 CTL 反应。一项研究将 Lewis 肺癌细胞经鼠尾静脉注射给 C57BL/6J 纯系小鼠建立肺癌血源性转移模型，结果引起多脏器肿瘤播散，造成所有荷瘤小鼠死亡，但在注射 Lewis 肺癌细胞后 24h 应用负载 MUC-1 肿瘤抗原的 DC 作为肿瘤疫苗进行免疫接种，可以完全控制转移病灶的形成及肿瘤转移引起小鼠的死亡，这些小鼠对 10 倍数量的 Lwis 肺癌细胞的再次攻击具有免疫保护作用，实验结果证实负载 MUC-1 的 DC 疫苗能够有效地清除血源性播散的肺癌细胞。斯坦福大学的研究者提取肿瘤患者体内的 CEA 致敏 DC，作为疫苗治疗 12 例肺癌和结肠癌患者，其中 2 例患者肿瘤消退，2 例患者肿瘤稳定 6 个月，1 例患者肿瘤部分消退，无一例发生严重的不良反应。

③ 肿瘤核酸疫苗：肿瘤核酸疫苗是将编码某种抗原蛋白的外源基因（DNA 或 RNA）直接导入体细胞，并通过宿主细胞的表达系统合成肿瘤抗原蛋白，由机体的抗原呈递细胞摄取这种抗原，通过加工呈递给免疫系统，诱导宿主产生对该抗原蛋白的免疫应答，达到预防肿瘤和治疗肿瘤的目的。它包括 DNA 疫苗和 RNA 疫苗，其中研究较多的是肿瘤 DNA 疫苗。目前用于构建核酸疫苗的外源基因主要是能引起保护性免疫反应的抗原基因（如 CEA、PSA、AFP 等）、抗体可变区基因等。核酸疫苗具有既可诱导体液免疫又可诱导细胞免疫，既可用于治疗又可用于预防，可同时携带多个肿瘤抗原基因，所携带的抗原基因易于修饰、易生产等优点。但由于

在靶细胞中抗原基因的表达效率难以控制，如何产生最佳的免疫效果有待进一步研究。葡萄糖调节蛋白78（glucose-regulated protein78，GRP78）是内质网分子伴侣蛋白，属于热休克蛋白70（HSP70）家族成员，研究发现GRP78在非小细胞肺癌中高表达并与肿瘤耐药和肿瘤血管生成有关。由于GRP78在正常组织中低表达，因此可以作为肿瘤靶抗原。

④ 独特型抗体疫苗：独特型是一个抗体的可变结合部位，它就像抗原的模具一样与之相适合。如果用TAA特异性抗体做免疫接种，就可以引起抗疫苗自身抗体的产生。这种诱导产生的抗体的可变区与"模具"相适合，因此与TAA本身极其相似。可以获得这种模拟的TAA用于在一个完全不同时空环境中诱导免疫应答。这个系统有两个好处：首先它使我们能够在不需要获得大量纯化抗原的条件下进行疫苗接种；其次还可以使诱导对非蛋白抗原的免疫反应成为可能。

一项研究应用独特型抗体3F6及其单链可变区片段免疫接种BALB/c小鼠，结果成功诱导针对小细胞肺癌的体液和细胞免疫反应。

(4) 分子结构未知抗原的免疫接种：未知抗原免疫接种主要应用于。完整的肿瘤细胞、细胞裂解物、凋亡细胞或热休克蛋白提取物形式存在的自体疫苗（作为抗原）。理论上该疫苗包括肿瘤的所有抗原性表现，可以刺激各种不同的T淋巴细胞前体，导致更大范围效应淋巴细胞的产生，既包括$CD4^+$细胞又包括$CD8^+$细胞，而且更多抗原的应用理论上减少了肿瘤选择与逃避的机会。

① 树突状细胞介导的疫苗接种 树突状细胞（dendritic cell，DC）作为APC被认为在肿瘤免疫中发挥核心作用。DC细胞免疫治疗已获美国FDA批准进入Ⅲ期临床。目前已经设计了很多方法来把肿瘤抗原表位结合到DC的MHC分子上。这些方法包括用肽、蛋白、细胞裂解物、凋亡的肿瘤细胞进行负载；与完整的肿瘤细胞融合；用病毒载体进行转染等。

Zhou等应用射线照射灭活的完整肺癌细胞与DC共培养体外诱导出有效的抗肿瘤免疫应答。Hirschowitz等应用凋亡的异体肿瘤细胞系负载自体DC，免疫接种治疗16例非小细胞肺癌患者，结果6例患者出现抗原特异性免疫反应。Um等利用肿瘤细胞裂解物负载的DC疫苗免疫治疗Ⅲ期、Ⅳ期非小细胞肺癌患者，结果9例患者中5例出现$CD8^+$T淋巴细胞反应，2例患者出现混合反应。

DC/肿瘤融合细胞疫苗是通过完整的肿瘤细胞和DC融合来将肿瘤抗原导入DC。DC/肿瘤融合细胞在诱导抗肿瘤免疫过程中有其独特的优势：DC/肿瘤融合细胞能表达整个肿瘤细胞的抗原决定簇，包括那些已知的和未知的肿瘤细胞表面特异性抗原，因而能诱导产生多克隆的细胞毒性 T 淋巴细胞反应，发挥最佳的抗肿瘤免疫作用；DC/ 肿瘤融合细胞既表达这类肿瘤细胞特异性的抗原，也表达 MHC Ⅰ类分子、MHC Ⅱ类分子和其他协同刺激因子，这样就相当于激活了细胞免疫反应，使抗肿瘤的免疫应答大大增强。

目前认为 DC/ 肿瘤融合细胞疫苗在肺癌、恶性胶质瘤、肾癌、恶性黑色素瘤和卵巢癌中具有良好的临床应用前景。

② 以肿瘤细胞为基础的免疫接种：完整的肿瘤细胞（包括经过射线照射的灭活细胞、不同基因转导的细胞、死亡或裂解的细胞）可以作为肿瘤疫苗进行免疫治疗。

a. 整个肿瘤细胞疫苗：自体和异体肿瘤细胞经过裂解或射线照射灭活可以释放大量肿瘤抗原。这种疫苗可以将整个肿瘤的特异性抗原和肿瘤相关抗原都暴露在免疫系统面前。但是在肿瘤发展过程中机体已经形成了对肿瘤的免疫耐受，因而很多恶性肿瘤细胞 MHC 分子及 B7 等共刺激分子表达减弱甚至缺失，所以单纯使用肿瘤细胞进行免疫接种通常效果不佳。通常肿瘤细胞疫苗临床试验都联合应用一种佐剂以增强特异性免疫反应。多数临床研究结果表明这类疫苗的抗肿瘤免疫疗效不太理想。

b. 基因修饰的肿瘤疫苗：基因修饰肿瘤细胞疫苗通常由一种免疫刺激基因转导自体肿瘤细胞，如将 IL-2、IFN-γ、MHC Ⅰ类分子共刺激分子 B7-1、B7-2 基因通过病毒载体导入自体肿瘤细胞，并使其在自体肿瘤细胞中表达，从而增强肿瘤疫苗诱导产生的抗肿瘤免疫应答。这些细胞因子修饰自体肿瘤细胞疫苗要求对每一位患者的肿瘤细胞进行培养，并将一些免疫刺激基因转导肿瘤细胞，整个过程耗时较长，这对患者的治疗有一定的影响。为了缩短时间，正在探索其他途径，包括使用修饰的异体肿瘤细胞疫苗或使用病毒载体增加转染的效率等。目前认为这种疫苗有较好的临床应用前景。一项研究用载有人类 B7-1 cDNA 的腺病毒感染肺癌细胞，试验结果使肺癌细胞表面产生充足的 B7-1，增强了机体 T 淋巴细胞对肿瘤的免疫反应。

c. 热休克蛋白疫苗接种：热休克蛋白（heat shock protein，HSP）是一种细胞内分子，作为一种抗原伴侣，可以结合抗原肽。当细胞暴露于高温环境下，热休克蛋白会结合细胞内多肽形成热休克蛋白 - 多肽复合物，通过纯化这种复合物就能够发现一些新的肿瘤抗原。作为一种肿瘤疫苗，可以通过 DC 将热休克蛋白 - 肿瘤肽复合物通过 MHC I类分子和 MHC II类分子途径呈递给 T 淋巴细胞,从而诱导产生免疫应答。DC 有一个特殊受体(CD91)能与热休克蛋白结合,并促使 DC 的成熟。另外,热休克蛋白——肿瘤肽复合物能作为一种体内的危险信号,诱导机体产生更强的免疫应答。用于临床免疫治疗的热休克蛋白可以含有一种抗原或多种抗原,还可以从新鲜肿瘤标本中获得个体化的热休克蛋白——肿瘤抗原复合物。一项研究提取人肺腺癌 GLc-82 细胞热休克蛋白抗原肽复合物,免疫接种预防或治疗小鼠肺癌模型,结果预防接种可保护小鼠免受肿瘤细胞的攻击,治疗接种可抑制肿瘤细胞的生长和延长生存期。

(5) 过继性细胞免疫治疗:过继性细胞免疫治疗是指将在体外激活、扩增的自体或异体免疫效应细胞输注给患者,以杀伤患者体内肿瘤细胞。通常免疫效应细胞在体外进行扩增,从而避开体内抑制免疫细胞扩增的机制。在过继性细胞免疫治疗中免疫效应细胞可以全身应用,也可以用于肿瘤的局部;可以是特异性的,也可以是非特异性的。免疫效应细胞可来源于肿瘤浸润淋巴细胞(tumor infiltrating lymphocyte,TIL)也可以来源于外周血单核细胞(peripheral blood mononuclear cell,PBMC)。PBMC 比较容易获得,但是存在于外周血当中的肿瘤特异性淋巴细胞要比肿瘤部位少得多。通常选用自体细胞,因为异体细胞会很快被宿主排斥掉,而且异体细胞会攻击正常的细胞,导致移植物抗宿主反应。但是同时也发现移植的异体免疫细胞能够识别肿瘤细胞为非己成分,并引起治疗性反应即移植物抗疾病反应。通过清除某些细胞亚群,可以保持移植物抗疾病效应,同时却不发生移植物抗宿主反应。

① LAK 细胞:1985 年,美国的 Rosenberg 等报道肿瘤患者自体的免疫细胞在体外经大剂量 IL-2 诱导、活化、扩增后回输可使肿瘤病灶消退,称为淋巴因子激活杀伤细胞(lymphokine actrvated killer,LAK)。LAK 细胞在体外有广谱的抗自体及异体肿瘤的活性,为 MHC 抗原非限制性杀伤,其主要效应细胞表达 CD56、CD16 标志。Rosenberg 等报道了 LAK 细胞治疗 139 例恶性肿瘤的临床试验,结果 12 例肿瘤完全缓解(CR),另有 17 例肿块缩小 50% 以上(PR)。其中肾细胞癌、黑色素瘤、结肠癌和非霍奇金淋巴瘤疗效显著,对肺癌、肝癌、骨瘤、皮肤癌亦显示了较好的治疗效果,LAK 细胞对肺腺癌的有效率在 20% 左右。一项III期临床研究中,相比于标准的治疗,LAK 细胞联合放化疗治疗肺癌 5 年生存率由 33% 提高到 54%。

② 肿瘤浸润淋巴细胞:肿瘤浸润淋巴细胞(tumor infiltrating lymphocyte,TIL)

是将肿瘤组织分离出的淋巴细胞经过 IL-2 培养产生，其肿瘤杀伤活性为 MHC 限制性，是自体肿瘤特异性杀伤细胞。TIL 表达 CD3/CD8 或 CD3/CD4 标志。在体外同样数量 TIL 细胞的抗肿瘤作用比 LAK 细胞强 100 倍，但在人体内的抗肿瘤作用并未比之前明显增加。TIL 的制备困难，如要制备出临床治疗量的细胞数需要在体外培养 3～6 周，而且一些患者甚至不能分离有效数量的 TIL，因此实体瘤中的 TIL 获得较困难，而癌性胸腔积液中的淋巴细胞较易获得，多用于癌性胸腔积液的治疗。从目前的临床试验结果看，TIL 对肾癌和黑色素瘤、肺癌、结肠癌、纤维肉瘤及鳞状细胞癌等均有一定疗效。

③ 细胞因子诱导的杀伤细胞：细胞因子诱导的杀伤细胞（cytokine induced killer cell, CIK）是将人的外周血单个核细胞在体外用多种细胞因子（如抗 CD3 单克隆抗体、IL-2、IFN-γ、IL-1α 等）共同培养一段时间后获得的一群异质细胞，由于该种细胞同时表达 CD3 和 CD56 两种膜蛋白分子，故又称为 NK 细胞样 T 淋巴细胞，兼具有 T 淋巴细胞强大的抗肿瘤活性和 NK 细胞的非 MHC 限制性杀瘤优点。CIK 增殖速度快，杀瘤活性高，杀瘤谱广，对多种耐药肿瘤细胞同样敏感。CIK 对肿瘤细胞的杀伤作用直接通过细胞质颗粒穿透封闭的肿瘤细胞膜进入细胞内，达到对肿瘤细胞的裂解，同时 CIK 细胞能分泌 IL-2、IL-6、IFN-γ 等多种抗肿瘤细胞因子，对正常细胞无毒性作用。应用 CIK 细胞被认为是新一代抗肿瘤过继免疫治疗的首选方案。研究结果表明，对晚期肿瘤患者，CIK 治疗可在一定程度上缓解病情，改善患者的免疫功能及生活质量，延长生存期，部分患者的转移病灶缩小甚至消失，而对于术后患者，CIK 细胞治疗可以降低患者的术后复发率，有效延长无疾病生存期。Wu 等对晚期非小细胞肺癌患者采用化疗联合 CIK 细胞治疗，结果发现与单独化疗组相比，联用 CIK 细胞治疗组，疾病控制率由 65.5% 提高到 89.7%，疾病进展时间由 4.67 个月延长到 6.65 个月，中位生存时间由 11 个月延长到 15 个月。

进一步的研究结果显示，CIK 细胞与 DC 共培养较 CIK 细胞单独培养增殖速度加快，且细胞毒性增强。一项研究用肿瘤细胞冻融抗原刺激胸腔积液来源树突状细胞，然后与外周血来源 CIK 细胞共培养，治疗 10 例肺腺癌患者，研究发现与 DC 共培养可以增加 CIK 细胞的特异性杀伤性，明显增强对肺癌细胞杀伤能力。

④ CD3AK 细胞：CD3AK 细胞（antiCD3 McAb activated killer cells）是由抗 CD3 单克隆抗体激活的杀伤细胞，具有扩增能力强、体外存活时间长、细胞毒活性高、体内外抗肿瘤效果明显和分泌淋巴因子能力强等优点。国内外研究资料证

实，采用 CD3AK 治疗肺癌、胃癌、肝癌、乳腺癌、食管癌、脑胶质瘤等各种肿瘤，在消除或缩小肿瘤病灶、提高患者免疫力、延缓和抑制肿瘤复发等方面均有一定疗效。

⑤ 自然杀伤细胞：自然杀伤细胞（nature killer cell，NK）是除 T 淋巴细胞、B 淋巴细胞之外的第三类淋巴细胞。与 T 淋巴细胞不同，NK 细胞无须识别肿瘤特异性抗原便可以直接杀伤肿瘤细胞，杀伤活性不受 MHC 限制。

⑥ 其他抗肿瘤效应细胞：其他抗肿瘤效应细胞还包括肿瘤抗原激活的杀伤细胞（tumor antigen activated killer cell，TAK）、激活的杀伤性单核细胞（activated killer monocyte，AKM）、自然杀伤 T 淋巴细胞（nature killer T cell，NKT）等。

(6) 抗体和双特异性抗体：肿瘤特异性抗原、肿瘤相关抗原、独特型决定簇、某些细胞因子的受体及一些癌基因产物可作为肿瘤特异性或相关靶分子，通过免疫学方法、细胞工程和基因工程技术制备抗这些靶分子的单克隆抗体，将单克隆抗体注入体内可对肿瘤进行免疫治疗，通过阻断癌细胞的异常信号传导通路及引起淋巴细胞肿瘤浸润和 Fc 受体介导的细胞毒反应抑制肿瘤细胞的生长。研究显示抗神经节苷脂 GM2 单克隆抗体可有效抑制 GM2 阳性肺癌细胞的生长和转移。

双特异性抗体（bispecific antibody，BsAb）是指具有两种抗原结合特性的人工抗体。BsAb 分子上的两个抗原结合臂，一个与靶抗原结合，另一个与免疫效应细胞上的标记抗原结合，这样可以有效地将具有细胞毒性功能的免疫效应细胞直接导向肿瘤细胞，杀伤肿瘤细胞。

（二）肺癌的基因治疗

基因是携带生物遗传信息的基本功能单位，是位于染色体上一段特定序列，将外源的基因导入生物细胞内必须借助一定的技术方法或载体，目前基因转移方法有生物学方法、物理方法和化学方法，腺病毒载体是目前基因治疗最常用的病毒载体之一，基因治疗靶细胞主要分两大类：体细胞和生殖细胞，主要治疗对人类健康威胁严重的疾病，如遗传性疾病（如血友病，囊性纤维病，家庭性高胆固醇症等）、恶性肿瘤、心血管疾病、感染性疾病（如艾滋病）。

基因治疗（genet therapy）是将外源正常基因导入靶向细胞，引入正常的有功能的基因，以纠正或补偿致病基因所产生的缺陷，从而达到治疗疾病的目的，从广义说，基因治疗还包括从 DNA 水平采取某些治疗措施和新技术手段，包括基因置换、基因修正、基因修饰、基因失活等。20 世纪 80 年代初，Anderson 首先阐述了基因治疗的概念，1990 年开始了世界上首例临床基因治疗。我国 1991 年首例 B 型血友病基因治疗临床研究获得成功，2003 年全球第一个基因治疗药物（重组人 p53 腺病毒注射液）在我国上市，基因治疗常用方法有两种：即体细胞基因治疗，通过肌内注射、静脉注射、器官内灌输、皮下包埋等途径将外源基因导入体内，简便易行，但基因转染率较低，目前研究和应用较多的还是体外疗法。从患者体内获得某种细胞进行培养，然后在体外完成转移，再筛选成功转移细胞增殖培养，最后从新输入肿瘤患者体内，如腺苷酸脱氨酶基因的转移。

1.肿瘤基因治疗载体

基因治疗载体可分两大类，即病毒性载体和非病毒性载体。现在约 80% 的基因治疗载体是病毒性载体，其跨膜特性好，可以定向地将目的基因导入靶细胞，转染效率高，但是病毒性载体易引起人的免疫反应，病毒具有自我复制的功能，安全性值得考虑。近几年非病毒载体取得很大进展，具有使用方便、可大规模生产和无免疫原性等优点。非病毒基因治疗载体主要分为裸露 DNA、阳离子脂质体、DNA 包装颗粒、基因枪与电穿孔等几种类型。

(1) 病毒性载体：包括反转录病毒、腺病毒、腺相关病毒、痘病毒、疱疹病毒等。

① 反转录病毒：反转录病毒（retrovirus）应用最早，而且应用广泛，它最大的优点是稳定持久地表达外源基因。病毒基因组以转染的方式整合，基因组不会发生重排，因此所携带的外源基因也不会改变，而且转染效率高。根据反转录病毒的亲嗜性不同，可将其分为单嗜性反转录病毒、兼嗜性反转录病毒和异嗜性反转录病毒三类。目前研究使用较多的是兼嗜性反转录病毒。

② 腺病毒：腺病毒（adenovirus）感染宿主的范围比较广，可以感染非分裂期细胞，在体内基因疗法的基因转移中具有很大的优势，而且其感染细胞时不整合到宿主染色体上，无激活致癌基因或插入突变等风险。

③ 腺相关病毒：腺相关病毒（adeno-as-sociated virus，AAV）是目前人类基因治疗研究中最理想的病毒载体之一，它较其他病毒载体有如下的优点：没有致病性，AAV 是缺陷型病毒，没有辅助病毒存在时，只能潜伏感染，不能自主复制。可特异位点整合，AAV 可特异整合于人类 19 号染色体上，从而避免随机整合导致细胞突变的危险，而且染色体的整合可使转导的基因长期稳定表达。免疫原性弱，重

组载体去除了 AAV 的 rep 和 cap 基因，只保留了反向末端重复序列 ITR 部分，因此避免了病毒自身蛋白引起的免疫反应。能够有效地转染树突状细胞等非分裂细胞。

④ 痘病毒：痘病毒（poxvirus）作为基因治疗载体有其特有的优越性；人们对痘病毒的认识比较清楚，至少有 2 株痘病毒的全基因序列已经测定。减毒载体的构建大大降低了其可能引起的损害。痘病毒容量大，可以表达大片段的外源基因或同时表达多种外源基因。痘病毒的宿主广泛，可制备出高滴度的痘苗病毒，有利于进行体内基因转移。痘病毒保存方便，室温下可保存数月。痘病毒对肿瘤细胞具有一定的溶细胞作用，制备疫苗不需要灭活，可在 24～48h 内制成疫苗。痘病毒可以将宿主自身的 MHC 分子及所表达的抗原一同表达于细胞表面，从而诱导更强的免疫反应。

随着减毒载体的构建，安全性的提高，采用痘病毒载体介导肿瘤基因治疗前景较好。

⑤ 单纯疱疹病毒：单纯疱疹病毒（herpes simplex virus，HSV）的优点在于具有嗜神经性，可用作中枢神经系统靶向基因治疗的良好载体。

(2) 非病毒性载体。

① 阳离子脂质体介导的基因治疗：阳离子脂质体本身带正电荷，可以与带有负电荷的质粒 DNA，通过静电作用紧密结合，形成复合物，保护 DNA 不受 DNA 酶降解。阳离子脂质体可以包裹任意大小的 DNA。在脂质体–DNA 复合物上加入配基或加入有助于融合的脂，如二油基酰磷脂酰乙醇胺（DOPE）可提高转染效率。阳离子脂质体易于制备，不自我复制，对人体无毒。

② DNA 包装颗粒介导的基因治疗：用合成或天然的物质通过电荷作用与质粒 DNA 紧密结合，使 DNA 由伸展结构压缩为体积相对较小的 DNA 粒子，有效提高转染效率。DNA 包装颗粒主要包括多聚赖氨酸、多聚精氨酸、组蛋白、脱乙酰壳多糖、聚乙烯亚胺等多聚阳离子，天然多聚物明胶和壳多糖早已被用作载药微球体。DNA 包装颗粒的优点是易于大量生产，加入目标配基后可实现靶向转移、免疫原性低等。其缺点是体内转染效率不高、基因的表达时间短。

③ 基因枪与电穿孔：基因枪是指将质粒 DNA 包被在金微粒子表面，利用高压氦粒子流装置将 DNA 加速，直接打入细胞核内，避免了药物 DNA 被酶降解。几十纳米的 DNA 即可获得较强烈的免疫应答。其缺点是操作较复杂，对设备有特殊要求。

电穿孔法是指在电流刺激下，细胞膜瞬时出现孔洞，从而使 DNA 进入细胞。

非病毒基因载体介导的基因治疗在成为常规治疗方法前，还有许多亟待解决的问题：a. 载体如何携带 DNA 进入细胞内？ DNA 如何进入细胞核内并发挥作用？药物 DNA 的表达如何调控？ b. 非病毒基因治疗面临着免疫系统、血液循环系统、库普弗细胞及核膜等障碍，这些障碍降低了基因的表达效率。c. 长期应用的安全性还有待于进一步考察。d. 缺乏大量的临床数据的支持，非病毒基因治疗现在仍处于基础发展的初级研究阶段。

2. 基因治疗在肺癌中的应用

(1) 肿瘤免疫基因治疗：肿瘤免疫基因治疗是指应用基因转移技术将主要组织相容性复合物、共刺激分子、细胞因子及其受体、肿瘤抗原、病毒抗原等与抗肿瘤免疫有关的基因导入肿瘤或免疫效应细胞，通过导入基因表达增强肿瘤细胞的免疫原性和（或）免疫系统的功能，增强机体的抗肿瘤免疫应答，从而达到抑制和杀伤肿瘤细胞的目的。肿瘤免疫基因治疗是肿瘤免疫治疗和肿瘤基因治疗交叉渗透融合发展所形成的新型肿瘤治疗方法，它兼具两者的优势。一方面抗肿瘤免疫相关基因的应用给予肿瘤基因治疗新的内容。将 MHC 基因和（或）共刺激分子基因导入肿瘤细胞，可增强肿瘤细胞呈递肿瘤相关抗原、激活 T 淋巴细胞的能力，克服肿瘤通过下调 MHC 分子的表达或缺乏共刺激分子而产生的免疫耐受；将细胞因子基因导入肿瘤细胞或免疫效应细胞，使其持续分泌细胞因子，可在肿瘤局部形成免疫刺激微环境，打破肿瘤免疫耐受状态；将肿瘤相关抗原基因导入抗原呈递细胞，可制备肿瘤特异性疫苗，诱导抗原特异性抗肿瘤免疫应答。利用基因治疗方法将抗肿瘤免疫相关基因导入靶细胞，可获得目的基因在靶细胞局部的持续性表达，克服了蛋白质制剂反复、多次、大剂量注射及全身应用所带来的不良反应。

① 以 DC 为基础的免疫基因治疗：目前认为 DC 是抗原呈递功能最强，而且唯一能在体内激活初始型 T 淋巴细胞的抗原呈递细胞，是机体免疫应答的始发者，在 T 细胞抗肿瘤免疫应答的启动、调控过程中起着关键的作用。用基因工程技术将抗肿瘤免疫相关基因导入 DC，可提高 DC 的抗原呈递功能。

a. 细胞因子基因导入 DC：细胞因子在 DC 体外成熟和发挥抗原呈递功能的过程中起着重要的作用，利用基因工程技术将细胞因子基因导入 DC，可以使 DC 自身分泌诱导抗肿瘤免疫应答所必需的细胞因子，使细胞因子在局部达到较高的浓度，使抗肿瘤作用增强。近年来利用基因工程技术将 IL-12、IL-7、TNF-α、GM-CSF、

IL-2 等细胞因子基因导入 DC，使其在局部分泌，能明显提高 DC 疫苗诱导的 Th1/Th2 和 CTL 免疫反应。

b. 肿瘤相关抗原基因导入 DC：利用基因工程技术将肿瘤相关抗原基因导入 DC，可制备出肿瘤抗原特异性 DC 疫苗。肿瘤相关抗原可以在 DC 内持续表达并经过加工后与 MHC Ⅰ类分子和 MHC Ⅱ类分子结合，分别呈递给 CD8$^+$ 和 CD4$^+$ T 淋巴细胞，诱导抗原特异性抗肿瘤免疫应答。该方法的优势如下。

单一肿瘤相关抗原基因转染的 DC 可在其表面呈递多种已知的和未知的肿瘤相关抗原多肽，刺激多个由宿主 MHC 位点限制的抗原特异性 T 淋巴细胞反应；肿瘤相关抗原基因转染的 DC 可持续呈递肿瘤相关抗原多肽，使机体抗肿瘤作用增强。

常用的肿瘤相关抗原基因包括前列腺癌特异性抗原 PSA、甲胎蛋白 AFP、黑色素瘤相关抗原 gp100、癌胚抗原 CEA、乳腺癌人表皮生长因子受体 2（HER-2）等。此外，还包括与肿瘤相关的病毒基因，如 HPV 病毒 E6/E7 基因、EB 病毒 LMP 基因、乙肝病毒（HBV）和丙肝病毒（HCV）的抗原基因等。

c. 趋化因子基因导入 DC：利用基因工程技术将趋化因子基因导入 DC，可使 DC 疫苗有效分泌趋化因子，吸引 T 淋巴细胞聚集到 DC 疫苗部位并将其激活。

② 肿瘤细胞相关免疫基因治疗。

a. 细胞因子基因或细胞因子受体基因导入肿瘤细胞：利用基因工程技术将细胞因子基因导入肿瘤细胞，使肿瘤细胞自身分泌具有抗肿瘤活性的细胞因子，一方面可以在肿瘤局部形成较高的细胞因子浓度，更好地发挥细胞因子的抗肿瘤活性，同时避免了全身应用细胞因子所带来的毒副作用；另一方面肿瘤自身分泌细胞因子可打破肿瘤局部的免疫抑制微环境，增强抗肿瘤免疫应答对肿瘤的杀伤作用。Salgia 等利用腺病毒载体携带 GM-CSF 基因转染自体肺癌细胞，用于免疫接种治疗 34 例非小细胞肺癌患者，结果 2 例术后患者的无疾病生存时间分别为 43 个月和 42 个月，5 例患者病情稳定持续时间分别达到 33 个月、19 个月、12 个月、10 个月和 3 个月，1 例患者出现混合反应。

细胞因子受体基因导入肿瘤细胞可使肿瘤细胞表面细胞因子受体表达增多，使对肿瘤细胞有直接生长抑制或杀伤作用的细胞因子更多地与肿瘤细胞结合，从而大大增强细胞因子的抗肿瘤效果。

b. 主要组织相容性复合体基因导入肿瘤细胞：机体对肿瘤的免疫监视主要是 T 淋巴细胞参与的细胞免疫，T 淋巴细胞通过 TCR 识别与 MHC 结合的肿瘤抗原多肽，产生抗肿瘤免疫反应。研究表明，许多人类肿瘤 MHC Ⅰ类分子表达降低或缺失，使杀伤性 T 细胞不能识别和攻击肿瘤细胞，从而导致肿瘤细胞的免疫逃逸。为了提高肿瘤细胞表达 MHC 分子的能力，可以通过基因工程技术将 MHC 基因导入肿瘤细胞，促进其表达以提高 T 细胞杀伤肿瘤细胞的能力。

c. 共刺激分子基因导入肿瘤细胞：T 淋巴细胞的激活需要双信号，T 细胞抗原受体（TCR）识别与 MHC 分子结合的抗原多肽提供特异性的第一信号，另外还需要一个非特异性的共刺激信号作为第二信号。提供共刺激信号的分子包括 B 淋巴细胞激活抗原分子（B7）、细胞间黏附分子（ICAM）、淋巴细胞功能相关抗原 3（LFA-3）、血管内皮黏附分子（VCAM-1）、热稳定抗原（HAS）等。在一个免疫功能健全的宿主体内，肿瘤细胞之所以能够逃脱宿主免疫系统的监视，缺乏活化 T 细胞所必需的共刺激分子是其重要原因之一。因此利用基因工程技术将共刺激分子基因导入肿瘤细胞有可能激活宿主的抗肿瘤应答，达到治疗肿瘤的目的。在一项 Ⅰ期临床试验中，Horig 等利用痘病毒同时携带 CEA 和 BY-1 基因转染肿瘤细胞免疫接种治疗 6 例 CEA$^+$ 腺癌患者，结果 3 例患者病情稳定，并检测到 CEA 特异性 T 细胞免疫反应。

③ 基因修饰 T 淋巴细胞在肿瘤免疫基因治疗中的应用。

a. T 淋巴细胞受体（T cell receptor，TCR）基因导入 T 淋巴细胞：T 细胞过继性免疫治疗通常是将从肿瘤组织中分离纯化的肿瘤特异性 T 淋巴细胞，在体外经过大量扩增后回输体内。但是大多数情况下分离获得足够数量的肿瘤特异性 T 淋巴细胞是非常困难的，限制了该方法的临床应用。T 淋巴细胞受体 αβ 是大多数 T 淋巴细胞表面特异性识别肿瘤抗原的分子，提供 T 淋巴细胞活化的第一信号。为了获得大量的肿瘤特异性 T 淋巴细胞，研究者从肿瘤特异性 T 淋巴细胞克隆 TCR 的 α 链、β 链基因，利用基因工程技术将该基因转染 T 淋巴细胞，使 T 淋巴细胞表达肿瘤特异性 TCR，增强 T 淋巴细胞的抗原识别肿瘤细胞能力和特异性杀伤肿瘤细胞能力。

b. 嵌合性受体（chimeric antigen recep-tor，CAR）基因导入 T 淋巴细胞：利用基因工程技术将肿瘤特异性单克隆抗体的抗原结合区（Fab）或者单链抗体可变区（ScFv）与 T 淋巴细胞的信号转导区相结合，构建成的嵌合体即为 CAR。将嵌合性受体基因导入 T 淋巴细胞，可使 T 淋巴细胞获得特异性识别肿瘤抗原的能力。

c. 细胞因子基因导入 T 淋巴细胞：细胞因子基因导入 T 淋巴细胞可从多个方面提高 T 淋巴细胞的抗肿瘤活性。IL-2 基因导入 T 淋巴细胞可促进 T 淋巴细胞的增殖，并延长 T 淋巴细胞的体内存活时间，此外 IL-7、IL-15、IL-21 也与 T 淋巴细胞的存活时间有关。TNF-α 基因导入 T 淋巴细胞可使 T 淋巴细胞在肿瘤部位聚集、增殖，增强黏附分子和 IL-2 受体的表达，上调 IFN-γ、GM-CSF 的表达。IFN-γ 基因导入 T 淋巴细胞可提高 T 淋巴细胞对肿瘤细胞的杀伤活性。Tan 等在一项 I 期临床试验中，利用反转录病毒携带 IL-2 基因转染肿瘤浸润淋巴细胞并回输给伴有胸腔积液的进展期肺癌患者。10 个常规治疗失败的伴有恶性胸腔积液的进展期肺癌患者接受了胸腔内注射，6 例患者胸腔积液消失超过 4 周，其中 1 例患者不仅胸腔积液消失，而且肺部原发灶体积缩小。

d. 趋化因子受体基因导入 T 淋巴细胞：T 淋巴细胞能否迁移并定位于肿瘤组织部位是 T 淋巴细胞发挥有效抗肿瘤作用的关键。趋化因子和趋化因子受体的相互作用可使 T 淋巴细胞向肿瘤部位趋化迁移。利用基因工程技术将趋化因子受体基因导入 T 淋巴细胞，可以使大量的 T 淋巴细胞向分泌趋化因子的肿瘤部位迁移。

e. 抗凋亡分子基因导入 T 淋巴细胞：肿瘤细胞可以通过其表面的凋亡诱导因子诱导 T 淋巴细胞的凋亡，从而逃脱宿主的免疫监视。而抗凋亡分子如 BCL-2、BCL-X/L 具有抗凋亡作用，利用基因工程技术将抗凋亡分子导入 T 淋巴细胞可免受肿瘤诱导凋亡的危险。

免疫基因治疗经历了几十年的迅速发展，在理论研究和临床试验方面均取得了一些进步。由于在理论和技术上还不成熟，肿瘤免疫基因治疗的疗效尚不理想，为了提高疗效需要在以下几个方面进行研究寻求突破：进一步提高对机体抗肿瘤免疫机制的认识，寻找抗癌作用更强的目的基因。提高研发基因转移和表达效率更高的、具有组织和细胞特异性及遗传安全性的基因转移载体，进一步提高基因转移的有效率及靶向性。联合免疫基因治疗，由于抗肿瘤免疫应答是一个复杂的网络，单一免疫相关基因导入，往往难以达到抗肿瘤的目的，需要多基因联合应用，从多个靶点同时发挥作用，才能打破对肿瘤的免疫耐受，诱导强烈而持久的抗肿瘤免疫应答。

(2) 肿瘤抑癌基因治疗：抑癌基因在正常细胞中能抑制细胞过度增殖，它的突变、缺失或失活与肿瘤的发生、发展密切相关。将抑癌基因导入肿瘤细胞，其产物能抑制肿瘤的生长甚至能逆转肿瘤细胞的恶性表型。关于野生型 p53、p16 等基因的研究已取得了一些进展，有代表性的肿瘤抑制基因 p53 基因，肺癌中这一基因常常发生突变，在非小细胞肺癌约 50%，在小细胞肺癌约 90%。现已有腺病毒载体携带的 p53 基因治疗药物上市。研究结果显示携带 p53 基因的腺病毒（rAd-p53）有抗瘤活性。一项研究对 12 例伴有气道阻塞的无法手术的肺癌患者进行 rAd-p53 瘤灶注射，其中 6 例患者气道阻塞的症状缓解，3 例患者的肿瘤达到 PR。对 28 例采用传统治疗病情继续恶化的非小细胞肺癌患者瘤灶注射 rAd-p53，2 例患者的肿瘤达到 PR，16 例保持稳定 2～14 个月。

(3) 反义基因治疗：反义基因治疗是指应用反义核酸、核酶在转录和翻译水平阻断某些异常基因的表达，阻断细胞内异常信号传导，使肿瘤细胞正常分化或引起细胞凋亡。由于脱氧核苷酸合成容易，在体液中稳定，可以与 RNA 配对结合，所以多采用反义脱氧寡核苷酸。寡核苷酸 G3139 可以抑制 bcl-2，Rudin 等应用 G3139 联合紫杉醇治疗 12 例化疗耐药小细胞肺癌，结果 2 例病情稳定 30 周。随后 Rudin 等又进行了 G3139 联合卡铂和依托泊苷（足叶乙苷）治疗 16 例初治广泛期小细胞肺癌的 I 期临床研究，14 例可评价患者中，12 例部分缓解，2 例稳定。蛋白激酶 C（protein kinase C，PKC）和许多信号传导通路有关，LY900003 是一种针对 PCKα 的反义寡核苷酸，能够抑制其表达。研究显示，LY90003 联合紫杉醇和卡铂治疗晚期初治的非小细胞肺癌，近期疗效达到 48%，中位生存期 15.9 个月。

(4) 自杀基因治疗：自杀基因治疗是将"自杀基因"（suicide gene）导入肿瘤细胞，通过其表达产物将原本对细胞无毒或低毒的物质转变为毒性物质，从而达到杀灭肿瘤细胞的目的。所谓"自杀基因"是指一些前药转化酶基因或称前药敏感基因。自杀基因通过将前药转变为对细胞有毒害的药物造成对肿瘤细胞直接杀伤作用，并有一定旁观者效应，从而降低肿瘤的瘤荷。临床研究应用最多是基因是单纯疱疹毒胸苷激酶。

(5) 药物抗药性基因治疗：增强肿瘤细胞药物敏感性和提高正常细胞对化疗药耐受性是药物抗药性基因治疗两个主要方面，给肿瘤细胞转入某些药物敏感基因，可增强化疗药的敏感性，而耐药基因治疗则是对正常细胞进行修饰，使其具有比肿瘤细胞更强的对化疗药的耐受力。

(6) 造血干细胞基因治疗：造血干细胞移植是恶性肿瘤放疗、化疗后非常有效的支持治疗方法，造血干细胞移植联合应用具有促进适应功能的细胞因子（如 GM-CSF，G-CSF，IL-3 等）的基因或通过转染基因，增强造血干细胞对化疗药的耐受力有很好的应用前景。

二、肺癌的中医药治疗

（一）中医对肺癌的认识

中医书中没有肺癌病名，肺癌是现代医学名词，肺癌属于中医学的肺积、痞癖、肺胀、咯血、咳嗽、痰饮等范畴。肺癌发生正虚邪实是肺癌的基本原因。肺癌发生多由正气不足，气血阴阳平衡失调，使机体抗病能力下降，邪气乘虚而入所致。邪气入内，留滞不去，阻于胸中，肺气宣降失常，气机不畅，气滞血瘀，阻塞脉络，津液输布不均，壅而为痰，痰瘀胶结，从而形成肿块。因此有癌必虚，因虚而患癌。是肺癌发生的基础。

1. 正气内虚

"正气存内，邪不可干"，"邪之所凑，其气必虚"。正气内虚，脏腑阴阳失调，是患肺癌的主要内因。

2. 烟毒内侵

中医认为"烟为辛热之品"。长期吸烟，热灼津液，阴液内耗，导致肺阴不足，气阴亏虚，加之烟毒阻塞气道，导致痰湿瘀血凝结，形成瘤块。

3. 邪毒侵肺

肺为娇脏，易被邪毒侵袭，如工业废气、石棉灰、矿石粉尘、煤烟和放射性物质等，致使肺气肃降失司，引起气滞血瘀，久而形成肿块。

4. 痰湿聚肺

脾为生痰之源，肺为贮痰之器。脾主运化，脾虚运化失调，水谷精微不能生化输布，导致湿聚生痰，留于脏腑，或饮食不节，水湿痰浊内聚，使肺失宣降，痰凝气滞，或肾阳不足，失于蒸化水饮，水饮上犯于肺，酿湿生痰，进而导致气血瘀阻，郁结胸中，肿块逐渐形成。

5. 七情内伤

七情太过或不及均可引起体内气血运行失常及脏腑功能失调，怒则伤肝、喜则伤心、忧则伤脾、悲则伤肺、恐则伤肾，是引起肿瘤内在的基础。七情内伤扰及气血，可致气滞、血瘀等，经络不能畅达，郁结胸中，久则发生肺癌。

（二）肺癌的中医治疗原则

1.肺癌中医治疗的主要治则

(1) 扶正与祛邪：扶正与祛邪是两大类治则。扶正是提高机体的免疫功能，增加免疫系统的抗病作用，达到防治疾病的目的。祛邪就是抑制、排除、消灭致病因素。疾病的发生、发展是正气和邪气相互斗争的过程。扶助正气，祛除邪气，使疾病向治愈的方向转化。

肺癌的病理特点是正虚邪实，在其疾病的变化过程中，正与邪之间斗争，不断变化。在治疗上应把扶正气祛邪辨证地结合起来。依据肺癌不同阶段的特点，正确认识扶正与祛邪的辨证关系。如手术治疗、放射治疗、化学药物治疗的有效作用，是扶持正气也是祛邪。营养状况好、身体抵抗力强、后天脾胃消化功能好的患者，手术后的恢复更快，耐受放、化疗的能力增大，是扶助正气同时也驱邪气。

一般而言，肺癌早期正气未衰，治则重在祛邪，同时考虑到扶正，采用攻中有补的原则。中期，癌症发展到一定程度，机体正气日渐耗损，宜攻补兼施。晚期，正气不足，治疗采用大补小攻的措施，提高抗癌能力，小攻使肿瘤停止发展。

(2) 调整阴阳：中医学认为疾病的发生，从根本上来说是机体的阴阳之间失去相对的平衡，从而形成阴阳偏盛偏衰的病理状态。调整阴阳是根据机体阴阳失调的具体状况，促使其恢复相对的平衡。使身体内环境稳定，调整阴阳的方法很多，原则上讲，是损其有余，补其不足。如气血不和、脏腑经络失调、表里出入、升降失常等，所以如解表攻里、越上引下、升清降浊、扶正祛邪等均可理解为调整阴阳失衡范畴。

(3) 调理脏腑功能：中医学认为肺癌病位是肺，与脾、肾、肝的功能失调有着密切关系。调理脏腑功能是肺癌辨证论治的重要法则之一。调理脏腑功能一般包括两个方面：一是调整肺的生理功能，二是调整肺与其他脏腑之间生理功能的失调。肺癌病理过程中往往涉及多个脏器功能失调，所以治疗中更要注意各脏器间"五行相生相克"的关系，做到各脏之间的协同调理。如临床中常用到"虚则补其母"方法，培土生金，即脾生肺。若肺气亏虚、宣降失常，可见气短，咳嗽、咳痰无力，出现痰中带血等症，此时，除了补益肺气外，还常常配以健脾之法，以助肺气宣发、运化痰湿，即"培土生金法"。

(4) 调理气血：气和血是组成人体的基本物质，两者存在着相互依存、相互为用的关系。肺癌的发生与气血失调有密切关系，气滞血瘀是肺癌发生的基本病理因素。所以，调和气血，使气机流畅、血瘀化去，在肺癌治疗中有重要作用。大多数中、晚期肺癌患者存在气血不足的情况，故调整气血时应该注意益气养血。

2. **肺癌中医治疗的主要治法**

(1) 扶正固本法：肺癌属慢性消耗性疾病，多为虚证。扶正固本法，就是扶助人体正气。补益人体正气虚弱状态、提高机体免疫功能，增强抵抗祛邪的能力，抑制肿瘤细胞的生长。

扶正固本的方法很多，如补益肺气、健脾和胃、补肾生津等。常用中药有：天冬、麦冬、沙参、生地黄、龟板、鳖甲、女贞子、阿胶、熟地黄、黄芪、人参、黄精、白术、山药、淫羊藿、补骨脂、紫河车等。现代药理研究表明，扶正固本能提高机体细胞免疫和体液免疫功能，抑制肿瘤生长，并且有利于保护骨髓造血功能，增强放疗、化疗耐受性。同时，能促进垂体的肾上腺皮质功能，促进网状内皮系统细胞的吞噬功能，改善机体免疫状态。

(2) 疏肝理气法：肿瘤的发生与气机运行失调关系密切。气滞是肿瘤最基本的病理变化之一，因此，理气药在肿瘤治疗中十分重要。现代药理研究证明，理气药既能治癌，又能改善有癌细胞对机体造成免疫功能及脾胃功能紊乱状态。常用的理气药有：枳实、香附、郁金、川楝子、大腹皮、佛手、沉香、青皮、玫瑰花、厚朴、旋覆花等。

在临床中，往往根据病情的兼有夹证给予适当的配伍用药。如气滞兼血瘀，在使用理气药时，应配合丹参、赤芍、桃仁、红花等活血化瘀药；气滞兼痰凝，应配伍半夏、天南星、昆布、海藻、象贝等化痰软坚药；气滞兼湿阻，则配伍苍术、白术、薏苡仁、厚朴、猪苓、茯苓等化湿利湿药；气滞兼气虚者，应配伍黄芪、党参、甘草等药。

(3) 活血化瘀法：肿瘤有形，历代医家多认为肿块是癥积、结块，多与血瘀有关。临床观察，多数肿瘤患者普遍存在有瘀血证。如体内或体表肿块经久不消，坚硬凹凸不平；唇舌青紫或舌体、舌边有青紫斑点及静脉怒张，皮肤黯黑、有斑块、粗糙、局部疼痛，痛有定处，日轻夜重，脉涩等。针对瘀血而采用的活血化瘀法是肺癌常用治法，活血化瘀法能祛邪消瘤。

常用的活血化瘀药物有丹参、赤芍、红花、三棱、莪术、郁金、延胡索、乳香、没药、五灵脂、王不留行、水蛭、全蝎、蜈蚣、斑蝥、石见穿、血竭等。实验证明，活血化瘀类中药抗肿瘤的作用，抑制肿瘤生长。对肿瘤化疗药物有增效作用，可调整机体免疫功能，调整神经内分泌功能，预防放射或引起肺纤维化对肿瘤的直接破坏作用。

活血化瘀药中具有杀灭癌细胞作用中药和抑癌作用有三棱、莪术、三七、赤芍、当归、丹参、降香、延胡索、乳香、没药、穿山甲（代）、生大黄、全蝎、蜈蚣、僵蚕、石见穿、五灵脂等对抗肿瘤细胞引起的血小板聚集及瘤栓的形成药：桂枝、丹皮、赤芍、桃仁、红花，有较强的抑制血小板聚集作用。

(4) 清热解毒法：热毒是肺癌的发病原因之一。特别肺癌中、晚期患者，临床常出现发热、疼痛、肿块增大、胸部疼痛、口渴、便秘、苔黄、脉数等证。即毒热内蕴或邪热瘀毒表现，故应以清热解毒治疗，清热解毒药既能抑制肿瘤周围炎症和感染，减轻症状，又具有较强的抗肿瘤活性。

常用的清热解毒属攻邪方法的药物有金银花、连翘、白花蛇舌草、半枝莲、半边莲、龙葵、山豆根、板蓝根、虎杖、紫花地丁、蒲公英、鱼腥草、夏枯草、败酱草、穿心莲、黄芩、大青叶等。其抗肿瘤作用机制有几个方面：①直接抑制肿瘤作用。②抗炎排毒作用。③调整机体免疫力。④调节内分泌功能。⑤阻断致癌物和抗基因突变的作用。

(5) 软坚散结法：肺癌肿块为有形之物，《内经》中指出："坚者削之……结者散之。"所以对于瘤块多用软坚散结法治疗。一般认为味咸中药能够软坚，如鳖甲的咸平、龟板的甘咸、海螵蛸的咸涩、海浮石的咸寒等都能软坚。软坚散结法在肿瘤治疗中一般不单独应用，通常配合其他治疗肿瘤的治法使用，临床中常用的软坚散结类药物有：龟板、鳖甲、生牡蛎、海浮石、海藻、地龙、瓦楞子、昆布、海蛤壳、夏枯草、三棱、莪术、半夏、胆南星、瓜蒌等。

(6) 化痰除湿法：化痰除湿法是肿瘤临床常用的治疗法则之一。合理应用化痰和除湿法，能提高肿瘤治疗效果。化痰除湿法不单独使用，应结合病情，根据辨证论治的原则如化痰法与理气法合用称为理气化痰法，用于气郁痰凝者；与清热药合用称为清热化痰法，用于痰火互结或热灼痰结者等。湿有内外之分，外湿侵袭，与风邪、寒邪相兼，治法宜祛风除湿；内湿与脾虚有关，治当健脾利湿。根据湿聚部位不同分别采取芳香化湿、淡渗利湿、健脾除湿、温化水湿等法。

临床中常用化痰除湿药有瓜蒌、半夏、山慈姑、象贝母、葶苈子、海浮石、前胡、杏仁、苍术、厚朴、茯苓、藿香、佩兰、生薏苡仁、独活、秦艽、威灵仙、徐长卿、萆薢、海风藤、络石藤、猪苓、泽泻、车前子等。

(7) 以毒攻毒：瘤之所成，无论是由于气滞血瘀，还是痰凝湿聚或热毒内蕴造成正气亏虚，均能瘀积成毒，毒邪深居，非攻不可，所以临床常用有毒之品，性峻力猛，即所谓以毒攻毒法。

临床常用的以毒攻毒药有蜈蚣、斑蝥、白花蛇舌草、全蝎、蜂房、蟾酥、狼毒、生半夏、洋金花、乌头、生附子等。这些药物大多对癌细胞有直接的细胞毒作用。

（三）肺癌辨证论治

1. 辨证要点

(1) 辨主要症状的寒热虚实。

① 咳嗽、咳痰：咳嗽，痰白而稀，伴舌质淡，苔白者，多见于寒证；咳嗽气急、痰黄而稠，多见于热证；干咳，无痰，或痰少，而黏液多，为虚症，咳声有力，舌质红或暗，脉象有力者为实证；咳声无力，气短，伴见声低、懒语乏力、神疲倦怠、脉象无力，多见于气虚；咳声嘶哑，口咽干燥，潮热盗汗，形体消瘦，舌红少苔或无苔，脉细，多见于阴虚。

② 胸痛：胸痛，高热，咳痰腥臭或脓血，伴寒战，脉象有力，多见于肺痈；胸痛遇寒加重，面白肢冷，苔白，脉沉迟者，多为寒邪所致；胸部灼痛，伴痰黄质稠，气喘，壮热，烦渴，舌红，脉数者为实热；胸部隐痛，若伴咳声无力，气短，乏力，脉象无力，为气虚；若干咳或痰少，口干，潮热盗汗，舌红少苔，脉细，为阴虚；胸痛如刺，或绞痛，痛有定处，伴舌质暗或瘀斑、瘀点，脉涩，为血瘀。

③ 咳血：咳血一般见于热证、瘀血、虚证，难见到实寒证。痰中带血，或咳鲜血，色红，舌质红，多为热证；咳痰带血丝，或血块，色暗，伴舌质紫暗或瘀斑，为瘀血；咳血量少，日久不愈，血色较淡，伴气短、乏力，舌质淡者为气虚；咳血量少，干咳少痰，五心烦热、低热盗汗，舌红少苔或无苔，为阴虚。

(2) 辨证候虚实：肺癌的发生多与肺气不足，与痰湿瘀血阻滞有关。肺癌早期，多见气滞血瘀，痰湿毒蕴之证，以邪实为主；肺癌晚期，多见阴虚毒热，气阴两虚之证，以正虚为主。

(3) 辨邪正盛衰：肺癌是恶性的肿瘤，发展快，辨明邪正盛衰，是把握扶正祛邪治则用药的关键。一般说来，肺癌及症状明显，但患者生活、活动、饮食等尚未受限，此时多为邪气盛而正气尚充足，正邪交争之时；如病灶在肺部广泛侵犯或多处转移，全身情况较差，消瘦、乏力、衰弱、食少，生活行动困难，症状复杂，多为邪毒内盛而正气明显不足的正虚邪实。

2. 分证论治

(1) 气血瘀滞。

症状：咳嗽不畅，胸闷、胸痛有定处，痰血暗红，口唇紫黯，舌质黯或有瘀斑，苔薄，脉细弦或细涩。

治法：活血散瘀，理气化滞。

方法：血府逐瘀汤加减。

桃仁 15g，红花 15g，当归 10g，桔梗 10g，三七 6g，生地黄 15g，川芎 10g，赤芍 15g，柴胡 10g，枳壳 10g，川牛膝 15g，甘草 5g。水煎，每日 1 剂，分 2 次温服。

也可用桃红四物汤活血化瘀；柴胡、枳壳疏肝理气；牛膝活血化瘀，引血下行；桔梗载药上行，直达病灶，甘草调和诸药。

胸痛明显者，气滞血瘀程度较重，可配伍醋香附 10g，延胡索 10g，郁金 10g，川芎 10g 等以理气通络，活血止痛。

若反复咯血，血色暗红者，可减少活血化瘀药物用量，并加蒲黄 10g（煎煮时布包，防止粘锅），三七 6g，藕节 10g，仙鹤草 10g 等以化瘀止血。

瘀滞化热，损伤气津，可见口干、舌燥者，加沙参 15g，天花粉 10g，知母 10g，生地 10g 等以清热养阴生津。

食少、乏力、气短者，加黄芪 30g，党参 15g，炒白术 10g 以益气健脾。

(2) 痰湿蕴肺。

症状：咳嗽，咳痰，气闷，痰质稠黏，痰白或黄白相间，胸闷胸痛，纳呆便溏，神疲乏力，舌质淡，苔白腻，脉滑。

治法：行气祛痰，健脾燥湿。

方药：二陈汤合瓜蒌薤白半夏汤。

陈皮 10g，半夏 10g，瓜蒌 15g，薤白 10g，茯苓 10g，蜜紫菀 15g，杏仁 10g，黄芩 10g，甘草 5g。水煎，每日 1 剂，分 2 次温服。

二陈汤理气燥湿化痰，合瓜蒌薤白半夏汤以助行气祛痰、宽胸散结之功。

痰郁化热，痰黄稠黏难出者，加海蛤壳 20g，鱼腥草 30g，黄芩 10g，栀子 10g 以清化痰热。

胸痛甚，血瘀明显者，加川芎 10g，郁金 10g，延胡索 10g 以化瘀止痛。

神疲、纳呆者，加党参 15g，炒白术 10g，桂枝 8g，鸡内金 15g 以健脾消食。

(3) 阴虚邪热。

症状：咳嗽无痰或少痰，或痰中带血，甚则咯血不止，胸痛，心烦，寐差，低热盗汗，或热盛，久热不退，口渴，大便干结，舌质红，舌苔黄，脉细数或数大。

治法：养阴清热，解毒散结。

方药：沙参麦冬汤合五味消毒饮。

沙参 15g，麦冬 15g，玉竹 10g，天花粉 10g，桑叶 10g，金银花 15g，野菊花 15g，蒲公英 30g，紫花地丁 10g，天葵 10g，黄芩 10g，甘草 10g。水煎，每日 1 剂，分 2 次温服。

方中用沙参、玉竹、麦冬、甘草、桑叶、天花粉以养阴清热；金银花、野菊花、蒲公英、紫花地丁、天葵以清热解毒散结。

若见咯血不止，可选加白及 10g，仙鹤草 10g，茜草根 10g 以收敛止血；白茅根 15g 以清热止血；若见瘀血征象，可加三七粉 6g 以化瘀止血。

若低热盗汗，则加地骨皮 15g，白薇 10g，五味子 10g，生黄芪 30g 以养阴清热敛汗。

若大便干结，则加全瓜蒌 15g，生大黄 8g，火麻仁 10g 以润燥通便。

(4) 气阴两虚。

症状：咳嗽痰少，或痰而黏，咳声低弱，气短喘促，神疲乏力，面色㿠白，形瘦恶风，自汗或盗汗，口干少饮，舌质红或淡，脉细弱。

治法：益气养阴。

方药：生脉饮合百合固金汤。

人参 10g，麦冬 15g，五味子 10g，百合 15g，生、熟地黄各 10g，玄参 15g，当归 10g，黄芩 10g，赤芍 10g，桔梗 10g，甘草 5g。水煎，每日 1 剂，分 2 次温服。

生脉饮中人参大补元气，麦冬养阴生津，五味子敛肺生津，三药合用，共奏益气养阴生津之功。百合固金汤用生地黄、熟地黄、玄参滋阴补肾；当归、赤芍养血平肝；百合、麦冬、甘草润肺止咳；桔梗止咳祛痰。

气虚征象明显者，加生黄芪 30g，太子参 15g，炒白术 10g 等以益气补肺健脾。

咳痰不利，痰少而黏者，加川贝母 10g，瓜蒌 15g，杏仁 10g 等以润肺化痰。

在肺癌长期临床研究过程中，已筛选出一批较常用的抗肺癌的中药。如清热解毒类的白花蛇舌草、半枝莲、玄参、龙葵、蛇莓、马鞭草、凤尾草、蚤休、山豆根、蒲公英、野菊花、金荞麦、蝉蜕、黄芩、苦参、马勃、射干、生大黄等；化痰散结类的瓜蒌、贝母、南星、半夏、杏仁、百部、马兜铃、海蛤壳、牡蛎、海藻等；活血化瘀类的桃仁、大黄、穿山甲（代）、三棱、莪术、鬼箭羽、威灵仙、紫草、延胡索、郁金、三七、虎杖、丹参等；攻逐水饮类的猪苓、泽泻、防己、大戟、芫花等。

（四）肺癌手术期中医治疗

1. 手术前中医治疗

肺癌手术前以邪实为主，治疗以祛毒抗癌、缩小肿块为目的，患者全身状况良好，正气尚好，应着重于祛邪，以攻为主，攻补兼用并举。

气血瘀滞者用血府逐瘀汤加减：红花 15g，桃仁 5～15g，当归 10g，桔梗 10g，三七 6g，生地 15g，川芎 10g，赤芍 15g，柴胡 10g，陈皮 10g，牛膝 10g，甘草 5g，生大黄 10g。

阴虚邪热者用二陈汤加减：陈皮 10g，半夏 10g，瓜蒌 10g，茯苓 20g，紫菀 10g，杏仁 10g，黄芩 10g，甘草 5g。

2. 手术后中医治疗

肺癌手术后应注重培补正气促进患者康复提高机体免疫功能，减少复发。手术易伤血耗气，应及时扶正，其次结合化疗祛邪，肺癌手术患者，在进食后即可服用中药。

(1) 脾胃虚弱：肺癌术后易伤正气，伤害脾胃功能，如出现食欲差、腹胀或大便秘结等。

治法：健脾和胃。

方药：六君子汤。

党参 15g，白术 15g，茯苓 10g，陈皮 10g，半夏 10g，甘草 5g，生黄芪 20g，水煎，每日 1 剂，分 2 次温服。

如果患者术后体虚严重者，则可加用补气养血、健脾开胃的药物，如人参 10g，黄芪 30g，当归 10g，桂枝 8g，鸡内金 15g，炒麦芽 15g，山药 15g。

(2) 益气固表：肺癌手术易伤肺气，有些患者术后常虚汗淋漓，或动则出汗或气喘，或汗后畏冷，或咳喘乏力，此乃术后营卫失调、肺虚不固气所致。

治法：益气固表。

方药：玉屏风散加减。

人参 10g，生黄芪 30g，炒白术 10g，防风 5g，浮小麦 30g，五味子 5g。水煎，每日 1 剂，分 2 次温服。

若汗出明显可加糯稻根 15g，煅牡蛎 30g 以加强敛汗。

(3) 阴液亏损：有些患者术后会出现口干、烦躁、干咳、胃纳差、大便干结、舌红无苔等症，此乃术后肺胃阴伤，津液亏损所致。

治法：养阴生津，益气健脾。

方药：百合固金汤。

人参 10g，麦冬 15g，炒白术 10g，茯苓 20g，五味子 10g，百合 15g，生、熟地黄各 10g，玄参 15g，赤芍 10g，桔梗 10g，桂枝 8g，甘草 5g。水煎，每日 1 剂，分 2 次温服。

在辨证施治的基础上选用清热散结抗癌中药如蚤休、白花蛇舌草、瓜蒌、七叶一枝花、山慈姑、丹参、桂枝等，以增强抗癌的作用。

3. 手术后食疗

(1) 饮食原则：肺癌患者术后，肺气大伤，可酌情多吃些补益气血食物，如山药、大枣、桂圆、莲子、河鱼、瘦肉等。

(2) 食疗方。

① 归芪瘦肉汤：当归 10g，生黄芪 30g，桂枝 10g，水煎取汁。加瘦猪肉 200g，煮至肉烂，用于术后乏力、面色苍白者。

② 参归粥：党参 15g，当归 15g，生黄芪 20g，温水浸泡 30min 后，加水煎取浓汁 100ml。去渣取汁，加入粳米 50g，大枣（掰开）5 枚，砂糖适量（无糖尿病史患者），再加水 300ml 左右，煮至米开汤稠为度。每日早、晚空腹，温热顿服，10d 为 1 个疗程。具有补益气血的作用，适用于肺癌术后有头晕、乏力、体虚。

③ 百合麦冬饮：百合 10g，麦冬 10g，生黄芪 10g，桔梗 5g。开水冲泡 10min，代茶饮，每日 2 次。该茶饮具有滋补肺阴之功效，适用于肺癌术后肺阴亏虚者，可见口干、烦躁、干咳、舌红无苔。

（五）肺癌放疗后的中医治疗

1. 防治不良反应和后遗症

中医学认为，放射线为热毒之邪，易损伤气血，灼津耗液，伤脾损胃，致使气血生化受损。辨证多为脾胃气虚、肺阴亏虚。治疗应以健脾和胃、养阴润肺、补益气血为主。

(1) 放射性肺炎：主要症状是咳嗽、胸痛、气短、发热，严重时出现呼吸困难。放射性肺炎是辐射的燥热灼伤肺阴。

治法：清热养阴润肺。

方药：清燥润肺汤加减。

沙参 20g，玄参 15g，麦冬 15g，桑叶 15g，枇杷叶 10g，生黄芪 20g，川贝母 10g，杏仁 10g，丹参 15g。水煎，每日 1 剂，分 2 次服。

出现咯血者，可酌加仙鹤草 15g，白及 10g，花蕊石 15g，阿胶 10g 以收敛止血、补血养阴。

(2) 放射性肺纤维化：多出现在肺部放疗后数月。主要症状是气短、干咳。

治法：养阴润肺，佐以活血化瘀。

方药：百合固金汤加活血化瘀药物。

百合 20g，丹参 30g，赤芍 15g，桑白皮 15g，杏仁 10g，生黄芪 20g，川贝母 10g，麦冬 15g，天冬 15g，鱼腥草 30g，沙参 15g，桔梗 15g，黄芩 10g，桂枝 8g，甘草 5g。水煎，每日 1 剂，分 2 次服。

在放疗期间应用中药防止和减轻放射性肺纤维化。

(3) 消化道反应：放射过程中，可以出现食欲减退、恶心干呕、腹泻全身疲乏、面色苍白等症状，此多为脾胃虚弱。

治法：健脾和胃，降逆止呕。

方药：四君子汤加味。

党参 15g，炒白术 10g，陈皮 5g，茯苓 10g，半夏 10g，竹茹 10g，旋覆花（包）10g，炒麦芽 12g，神曲 10g，半枝莲 15g，薏苡仁 30g，谷麦芽 12g，石斛 10g。水煎，每日 1 剂，分 2 次服。

放疗中期常有食欲缺乏、恶心、干呕、低热、多汗、口干、大便不畅、周身乏力等，此时为脾胃气阴两虚，治以健脾和胃，养阴润燥。

常用方药四君子汤合沙参麦冬汤加减。党参 15g，沙参 15g，炒白术 10g，陈皮 10g，茯苓 10g，半夏 10g，竹茹 10g，焦神曲 10g，半枝莲 15g，薏苡仁 30g，石斛 15g，麦冬 15g，生黄芪 20g。水煎，每日 1 剂，分 2 次服。

(4) 骨髓抑制：主要症状有面色苍白，头晕目眩，气短乏力，夜寐不宁。

治法：补益气血，滋补肝肾。

方药：归脾汤加减。

当归 15g，女贞子 15g，枸杞 15g，菟丝子 30g，生地黄 10g，龟甲胶 10g，玄参 10g，补骨脂 15g，鸡血藤 30g，黄精 15g，石韦 15g，阿胶 10g，女贞子 10g。水煎，每日 1 剂，分 2 次服。

(5) 放射性皮炎：放疗可直接导致皮肤损害，轻者色素沉着，皮肤粗糙，瘙痒，重者皮肤增厚，水肿、丘疹，甚者破溃、渗液，难以愈合。

治法：滋阴养血，解毒除湿。

方药：滋阴丸和除湿解毒汤加减。

当归 15g，熟地黄 15g，阿胶 10g，天花粉 10g，生黄芪 20g，麦冬 15g，地肤子 30g，白鲜皮 30g，苦参 15g，土茯苓 15g，双花 15g，牡丹皮 15g，桂枝 10g，甘草 5g 等。

皮肤破溃轻者局部涂复方蛇脂软膏，重者可局部外涂烧伤膏。

2. 中药的放射增敏作用

临床及实验研究证明，中医药配合放疗，对放疗本身有一定的协同增效作用。（生黄芪、白术、太子参、枸杞子、红花、茯苓、鸡内金、石斛、沙参、金银花，每日各 10g）能提高肺癌放射治疗的近期疗效，其食欲下降、口干咽燥、全身反应出现率明显降低。很多活血化瘀的中药，如丹参、红花、川芎、毛冬青、三七等均可改善微循环，提高肿瘤组织血液的灌注量及肿瘤内含氧量，减轻肿瘤局部的乏氧状态，从而增加了放射线对癌细胞的杀伤力。

3. 放疗后食疗

(1) 饮食原则：肺癌患者放疗期间或放疗后，肺阴大伤，津液耗损，饮食宜选用养阴生津的梨、枇杷、藕汁、绿豆、西瓜、杏仁、蜂蜜、绿茶等。

(2) 食疗方。

① 百合参梨汤：百合 30g，沙参 20g，生黄芪 20g，雪梨 50g。先将沙参及百合黄芪浸软后共煎煮 30min，取汁，加入雪梨共煮，煮开约 10min，吃梨饮汤。具有滋阴润肺的作用，适用于肺癌患者放疗后肺燥咳嗽、痰少质黏口干舌燥者。

② 银杏橄榄冰糖水：生黄芪 20g，银杏 20 枚，去壳，泡 1d，去膜及心；鲜橄榄 10g，去核，略捣烂；冰糖适量。用清水 3 碗，慢火煎至 1 碗，慢慢咽饮。具有

养肺生津的作用，适用于肺癌患者放疗中见咽干、咳嗽者。

③ 天冬茶：天冬 10g，麦冬 10g，绿茶 10g，将天冬剪（切）成碎片，麦冬放入杯中，与绿茶同泡，沸水冲泡后加盖 5min，即可饮用。具有润燥止渴、清热化痰的作用，适用于肺癌放疗后咽喉干燥不适者。

（六）肺癌化疗后的中医治疗

1. 防治不良反应

(1) 骨髓抑制：运用中药防治化疗所致的骨髓抑制，作用缓慢而持久，比西医中的利血生、鲨肝醇等药物效果好，与粒细胞集落刺激因子相比，是药物见效快，但维持时间短，白细胞虽几天内急速上升，停药后下降也很快，而中药保护骨髓造血功能疗效稳定长久。

化疗药物属有毒之品，可耗气伤阴，有损气血，损害人体的脾胃、肝肾等脏腑功能。脾虚则气血化生无源。肾藏精，主骨生髓，为先天之本，肾气虚则髓亏，血不能生化，可表现肾气亏虚的症状。

基本治则：补气养血。

基本方药：十全大补汤加减。

黄芪 30g，党参 30g，炒白术 10g，熟地黄 15g，当归 15g，赤、白芍各 15g，阿胶 10g，补骨脂 15g，龟甲胶 10g，以白细胞下降为主，加用黄精 30g，甘草 5g，桂枝 8g，鸡血藤 30g，枸杞子 15g，菟丝子 15g，女贞子 10g 以补肝肾。

以血小板下降为主者，加仙鹤草 15g，茜草 10g，生地黄 10g，当归 10g，玄参 10g 以凉血止血。

红细胞减少者，加紫河车 15g，制首乌 15g，山茱萸 15g，鹿茸 5g，阿胶 10g 以补益气血。

若出现畏寒肢冷者，酌加制附子 10g，干姜 5g，桂枝 10g。

出现汗多，可酌加防风 10g，浮小麦 30g，生黄芪 30g，五味子 10g。

(2) 消化道反应：常见恶心呕吐，呃逆，嗳气，纳呆，腹胀，大便稀溏或便秘，舌苔白腻，脉细滑。此乃脾失健运，胃气上逆。

治法：健脾和胃理气。

常用方药：香砂六君子汤加减。

太子参 30g，白术 10g，云苓 10g，佛手 10g，木香 10g，砂仁 10g，川芎 10g，

法半夏 10g，石斛 10g，陈皮 10g，大枣 5 枚。

便溏者，可酌加淮山药 15g，焦三仙各 10g 以补气健脾；便秘者，体壮则加大黄（后下）8g，枳实 10g；体虚则加火麻仁 10g，肉苁蓉 10g，玄参 10g；腹胀者，加香附 10g，青皮 5g，陈皮 10g；腹痛者，加延胡索 15g，川楝子 10g，川芎 10g。

(3) 药物性肝损害：表现为肝大，肝区疼痛，出现黄疸，以及肝功能改变。是邪毒郁肝，疏泄不达。

治法：疏肝利胆，清热利湿。

常用方药：茵陈蒿汤加减。

茵陈 15g，大黄 10g，丹参 15g，栀子 10g，牡丹皮 10g，柴胡 10g，白芍 15g，郁金 10g，五味子 10g。

若体虚甚，可酌加黄芪 30g，太子参 15g 以补益正气。

(4) 肾功能损伤：可出现血尿，蛋白尿及肾功能改变。

治法：益肾健脾利水。

常用方药：五苓散合六味地黄汤加减。

泽泻 15g，猪苓 15g，白术 10g，生地黄 10g，淮山药 15g，牡丹皮 10g，山茱萸 15g，茯苓 10g，肉苁蓉 10g，淫羊藿 15g，厚朴 10g，甘草 5g，丹参 20g。

(5) 脱发：许多化疗药可引起头发脱落，甚者停药后脱发仍会继续。

治法：补肾养血，活血生发。

常用药物：牡丹皮 15g，赤芍 10g，紫河车 10g，何首乌 10g，鹿角胶 10g，枸杞子 15g，女贞子 30g，黄精 30g，淫羊藿 15g，当归 10g，熟地黄 10g，桂枝 10g，丹参 20g，川芎 10g，甘草 5g。

2. 中药对化疗药物的增效作用

临床及实验研究证明，中医药配合化疗不但能减轻化疗的不良反应，而且对化疗有协同增效的作用。脾虚痰湿型用六君子汤合海藻玉壶丸加减，阴虚内热型用百合固金汤加减，气阴两虚型用四君子汤合沙参麦冬汤加减，气滞血瘀型用血府逐瘀汤加减，热毒炽盛型用白虎承气汤加减，气血两虚型用四物汤加减治疗。

通过合理的"补益"，使机体状态得到改善，不仅有助于提高抗癌能力，延缓病情的急剧恶化，同时还能提高机体对抗癌药物的耐受力和敏感性，为抗癌药物的使用创造良好的条件。

3. 化疗后食疗

(1) 饮食原则：肺癌患者化疗期间或化疗后气血两伤，肝肾亏损，饮食宜选用补益肝肾气血的龟、鳖、白木耳、香菇、燕窝、银杏、枸杞子、梨等。

(2) 食疗方。

① 燕窝银耳瘦肉粥：燕窝 5g，洗净；银耳 15g，浸泡松软；猪瘦肉 30g，切碎；大米 50g，以慢火熬稀粥，调味服食。具有养肺补虚的作用，适用于肺癌化疗后体虚者。

② 枣糯山药粥：糯米 200g，大枣 10 枚，鲜山药 100g（或山药饮片 70g），洗净共置锅中加入适量水共熬成粥，调味服食。有健脾和胃补虚的作用，适用于肺癌化疗后脾胃虚弱、气短乏力、纳差，或腹泻者。

③ 芪归补血粥：黄芪 50g，当归 10g，大枣 10 枚，补骨脂 10g，浸泡 30min，煎煮药 30min，去渣取汁，加水后加糯米 50g，慢火成粥，具有补气生血作用，适用于肺癌化疗后骨髓抑制者。

第16章 肺癌的非手术靶向治疗

一、药物靶向治疗

（一）靶向治疗概述

广义来讲，针对某一些作用靶点进行相应治疗统称为靶向治疗，本节提到的靶向治疗是指针对细胞分裂增殖和转移过程中各种不同分子信号通路上的关键分子或基因的治疗。寻找驱动基因（指对细胞功能至关重要的基因）异常（包括基因突变、扩增或异常表达）及其相应的靶向药物是肿瘤分子水平研究的重要途径，常用的是针对细胞信号通路，如表皮生长因子受体（epidermal growth factor receptor，EGFR）、血管内皮生长因子受体（vascular endothelial growth factor receptor，VEGFR）或其他信号传导通路中的关键环节进行阻滞。

非小细胞肺癌中分子生物学标记物的研究是肺癌研究的热点，目前 NSCLC 的个体化治疗已达到了较好水平。但目前研究显示无论靶向治疗是单靶点、双靶点或多靶点，或针对驱动基因，还是对 EGFR、VEGFR 及其他信号传导通路的关键环节的阻滞，以及采用联合化疗或化疗后维持治疗，均未获得有效结果，疗效不尽人意。

现有资料显示，在 NSCLC 治疗和预后有关的异常驱动基因中，EGFR 是被识别的第一个有效靶点。东亚（黄种人）NSCLC 患者的 EGFR 突变率明显高于白种人（30%~40% vs. 10%），如中国患者中占 30%，日本为 25%~40%，韩国为 17.4%。

NSCLC 患者的棘皮动物微管蛋白样 4- 间变性淋巴瘤激酶（echinoderm microtubule associated protein like 4-anaplastic lymphomakinase，EML4–ALK）融合突变是继 EGFR 基因突变之后发现的第二个有效靶点，其发生率也存在种族差异：亚裔患者 EML4–ALK 融合突变发生率为 2.3%~6.7%，意大利和西班牙患者的发生率为 7.5%，高加索患者最低，发生率为 0.5%~1.4%。在患者的临床特征上，EML4–ALK 融合突变的发生率在非吸烟者为 20%，腺癌较其他病理类型更多见。在我国广东省肺癌研究所统计的数据显示，中国 NSCLC 患者中 EML4-ALK 融合突变的患者占 11%，进一步分析发现，EML4-ALK 融合突变的发生率在腺癌、非吸烟和无 EGFR 及 K-ras 突变的人群中分别为 16.13%、19.23% 和 42.8%。

研究发现，不吸烟和很少吸烟的肺癌患者临床特征与吸烟者有很大差别，在性别差异上，女性多于男性。另外，从不吸烟的肺腺癌患者在分子水平上与吸烟者也明显不同，Sun 等首先在 52 例东亚不吸烟肺腺癌患者中发现 90% 左右的驱动基因突变局限在 EGFR、K-ras、HER2（EGFR-2；HER2/neu）和 ALK 四个基因上，而且它们是相互排他的，随后他们又检测了另外 202 例东亚不吸烟肺腺癌患者，发现驱动基因突变分布为 EGFR 突变 75.3%、HER2 突变 6%、K-ras 突变 2%、ALK 突变 5%、ROS1 融合基因 1%，但未再检测到 BRAF 突变。他们还发现有 EGFR 突变的患者较无 EGFR 突变者相对年老（58.3 岁 vs. 54.3 岁），也就是 EGFR 突变多发生于年长者。

吸烟患者和鳞癌患者的基因突变谱目前还不明确，因而还缺乏可靠的靶向治疗药物。与不吸烟患者不同的是，吸烟患者发生突变的驱动基因不是一个，而是复杂网络，这给其个体化治疗的研究造成了很大困难。在鳞癌患者中，其盘菌素基因受体 2（discoidin domain receptor 2，DDR2）激酶基因中可检测到成纤维细胞生长因子受体 1（fibroblast growth factor receptor 1，FGFR1）的基因扩增和突变。另外，还检测出存在 PIK3CA、SOX2 扩增及 EGFR 变异 Ⅲ 突变，这些基因异常已成为鳞癌正在研究的靶点或潜在的研究靶点。

（二）EGFR 突变及酪氨酸激酶抑制药

1. EGFR 及其突变特点

转化生长因子 -α（transforming growht factor-alpha，TGF-α）是一种恶性肿瘤自分泌的生长因子，TGF-α 过度表达及其特异性受体 EGFR 异常与肿瘤的侵袭性及预后不良有关。

EGFR 是跨细胞膜的表面酪氨酸激酶受体中 HER/ErbB 家族的一部分，控制着跨膜信号通路的传导，影响细胞重要功能，包括细胞增殖、血管生成和细胞凋亡。EGFR 由细胞外结构、跨膜及细胞内结构三部分组成，胞外结构与配体结合，接受外部信息，与之相连的是一段跨膜结构，胞内结构为酪氨酸激酶活性区域。EGFR 以无活性的单体存在，一旦有信号分子与其细胞外结构结合，两个单体受体分子在膜上形成同源或异源二聚体，其细胞内结构域的尾部相互接触，激活其蛋白激酶功能，使酪氨酸残基发生磷酸化，后者立即成为细胞内信号蛋白的结合位点，可能有10~20种不同的细胞内信号蛋白与之结合后被激活。信号复合物通过几种不同的信号传导途径，级联放大，激活细胞内的一系列生化反应或者将不同的信息综合起来引起细胞的综合性应答。

在恶性肿瘤细胞中，EGFR的活性出现失控，表现为基因扩增、表达上调和突变。

2. EGFR 酪氨酸激酶抑制药

为下调EGFR活性，研究者们进一步研究了EGFR抑制药，目前分两大类：EGFR酪氨酸激酶抑制药（EGFR trrosine kinase inhibitor, EGFR-TKI）通过与酪氨酸激酶水解基团中的ATP竞争性结合来抑制酪氨酸激酶活性；单克隆抗体（monoclonal antibodies）可与配体直接结合，从而阻断配体与受体结合引起受体活化。这两大类EGFR抑制药的特点：①如厄洛替尼和吉非替尼等，是小分子制剂，口服可吸收，其敏感性与EGFR的19外显子缺失或21外显子L858R突变有关。已有多项随机对照研究证实，存在EGFR突变的患者使用EGFR-TKI一线治疗，无进展生存（progression-free survival, PFS）优于使用单纯化疗，75%的突变型患者使用EGFR-TKI（厄洛替尼和吉非替尼）后出现影像学缓解，PFS为12个月左右，较野生型（wide type, WT）患者有显著差异，现EGFR-TKI已成为存在EGFR突变的晚期NSCLC患者一线治疗方案的优先选项；在二线治疗中，EGFR-TKI的疗效明显优于安慰剂，与化疗的疗效相当，已成为二线治疗的药物；②大分子的EGFR抗体，如西妥昔单抗等，这类制剂只能静脉使用，其疗效与EGFR突变无关，而与K-ras突变呈负相关关系。

(1) EGFR-TKI用于晚期NSCLC二线治疗：在NSCLC的二线治疗中，EGFR-TKI的疗效已被证实明显优于安慰剂，与标准二线化疗相比疗效相当，不良反应轻微（1~2度），主要为皮肤反应和腹泻。用于NSCLC的二线治疗时，对新鲜的肿瘤组织进行EGFR突变检测能较好地预测EGFER-TKI的疗效，其次是GEFR突变状态未知时符合EGFR突变优势临床特点的目标人群受益可能性较大。

①IDEAL1研究：2003年发表的以日本为主、同时在欧洲、澳大利亚和南非国家中进行的IDEAL1研究报道了不同剂量吉非替尼在NSCLC二线治疗中的疗效和耐受性。在这个随机、双盲、平行、国际多中心Ⅱ期临床研究中，既往接受过1个

或 2 个化疗方案，其中至少一个为含铂方案的 210 例患者随机接受 250mg 或 500mg 吉非替尼口服治疗，直至病情进展或毒性不可耐受，结果发现两组的有效率相似：疾病控制率分别为 54.4% 和 51.4%，中位疾病控制维持时间为 3.2 个月和 4.6 个月，客观肿瘤反应率（objective response rate，ORR）分别为 18.4% 和 19.0%，症状改善率分别为 40.3% 和 37.0%，中位 PFS 分别为 2.7 个月和 2.8 个月，中位生存时间（median survival time，MST）分别为 7.6 个月和 8.0 个月，在有疗效反应的病例中症状改善率分别为 69.2% 和 85.7%，症状改善出现时间早，中位时间为 8d。在不良反应方面，两组中不良反应均为轻微（1～2 度），主要为皮肤反应和腹泻，在高剂量相多见，研究人员认为吉非替尼有希望成为重要的二线或三线治疗选择，剂量以 250mg/d 更为合适。

② BR.21 研究：研究报道的国际多中心随机、双盲、安慰剂对照的Ⅲ期 BR.21 研究确立了厄洛替尼在 NSCLC 中的二线治疗效果。接受厄洛替尼 150mg/d 或安慰剂，其中 EGFR 突变阳性率分别为 24% 和 27.6%。两组的 CR 分别为 8.9% 和 < 1%，中位疗效持续时间分别为 7.9 个月和 3.7 个月，PFS 分别为 2.2 个月和 1.8 个月，OS 分别为 6.7 个月和 4.7 个月，均有显著性差异。在毒性反应上，厄洛替尼组有 5% 的患者因毒性反应终止治疗。此研究同样发现在亚洲、女性、腺癌和终身未吸烟者疗效更好。

(2) EGFR-TKI 用于晚期 NSCLC 一线治疗：EGFR-TKI 用于晚期 NSCLC 一线治疗的Ⅰ期研究发现吉非替尼配合化疗的耐受性良好，但随后 GEFR-TKI 一线治疗同步配合化疗的Ⅲ期临床研究是以失败告终，反而是 EGFR-TKI 单独用于伴有 GEFR 突变的晚期 NSCLC 患者一线治疗的疗效较化疗具有明显优势，现 EGFR-TKI 单独治疗已成为伴有 EGFR 突变的晚期 NSCLC 患者一线治疗的优先选择。

(3) EGFR-TKI 用于 NSCLC 的辅助治疗：NSCLC 患者即使有机会接受根治性手术，随后再接受辅助化疗和（或）辅助放疗，其生存结果仍不理想，5 年 OS 为 45%，其中 5 年无病生存率 39%。术后辅助化疗的总生存率增加仅有 10%～20%，增加幅度小，有 80%～90% 的患者接受了无效的辅助化疗，鉴于 EGFR-TKI 在 EGFR 突变阳性 NSCLC 患者一线治疗中有明显的 PFS 优势，且耐受性良好，把 EGFR-TKI 用于辅助治疗的研究还在进行。

(4) EGFR-TKI 耐药性及其阻断：EGFR 突变阳性腺癌者给予厄洛替尼或吉非替尼治疗后，少部分患者无效，75% 的患者会有影像学缓解，PFS 大致为 12 个月，绝大多数患者仍会再次出现疾病进展。目前已经发现了导致 EGFR-TKI 耐药的部分原因。

① EGFR-TKI 耐药的常见原因。

a. K-ras 突变：与 EGFR-TKI 的原发性耐药有关。K-ras 是一种 GTP 结合蛋白，与 G 蛋白偶联的信号通路有关，若 K-ras 发生突变，则 K-ras 一直处于活化状态，可以转化为永生细胞，并促进细胞增殖和生存。

b. T790M 突变：有 EGFR 突变的患者出现 EGFR-TKI 原发或继发耐药最常见的原因是 EGFR 的 20 外显子插入突变（T790M 突变）及其他少见的第二位点突变，这些第二位点突变可以与 EGFR-TKI 结合而不能发挥对 EGFR 的抑制作用，从而表现为肿瘤细胞对 EGFR-TKI 的耐药。

c. MET 基因扩增：是 EGFR-TKI 的另一个耐药原因。MET 癌基因编码 HGFR，与细胞的生长、转化、细胞的运动性、侵袭性、转移性上皮细胞向间充质细胞转化（epithelial-mesenchymal transition，EMT）过程中血管生成和伤口愈合或组织再生有关，MET 基因扩增可同样激活 EGFR 信号通路的下游信号，因而可使细胞对 EGFR-TKI 产生耐药。

d. EMT：也被证实是 EGFR-TKI 耐药的原因之一。Lee 等研究了可诱导 EMT 的跨膜 4L 第六家族成员第五成员（transmembrane r L six family member 5，TM4SF5）是否可导致吉非替尼耐药。对吉非替尼耐药的细胞和敏感细胞相比，TM4SF5 表达增加及间质细胞表型更多见，在吉非替尼敏感细胞中导入 T790M 突变可引起 TM4SF5 表达增强、和细胞接触有关的 E- 钙黏蛋白丢失及吉非替尼耐药。另外，TM4SF5 过表达可使 NSCLC 细胞对吉非替尼敏感性下降，在吉非替尼耐药细胞中抑制 TM4SF5 可使之变得对吉非替尼敏感的上皮细胞的特性增多、间质细胞的特性减少，证明了对吉非替尼耐药的是间质细胞样肿瘤细胞，而不是上皮细胞样肿瘤细胞。

e. CRKL 扩增：最近也被发现可导致 EGFR-TKI 耐药。Hiu 等发现 CRKL 过表达可使人呼吸道上皮细胞株的生长失去控制，发生癌变，抑制 CRKL 表达后可使存在 CRKL 扩增的 NSCLC 细胞死亡。在 EGFR 突变细胞株中过表达 CRKL 可通过激活 ERK 和 AKT 信号途径发生吉非替尼耐药。

② EGFR-TKI 耐药性阻断。

a. 换用或加用 EGFR 单抗：EGFR-TKI 和 EGFR 单抗作用于 EGFR 的位点不同，

一个只选择 EGFR 激酶区，一个结合于 EGFR 的胞外区阻止其与天然配体的结合。理论上两者联合应用，可从不同部位同时抑制 EGFR，具有协同作用，但 Neal 等尝试在 EGFR-TKI 治疗进展之后给予西妥昔单抗治疗，未能得到临床受益。

为了探讨 EGFR 协同阻断是否能克服肺腺癌对厄洛替尼产生的耐药，Yelena 等在一个 Ⅱ 期临床研究中给予厄洛替尼耐药的患者厄洛替尼 100mg/d，同时给予西妥昔单抗 500mg/m², 每 2 周 1 次。共有 19 例患者，最常见毒性是皮疹、疲劳、低镁血症，未出现影像学缓解，提示此种联合用药对厄洛替尼获得性耐药亦无明显作用。

b. 联合使用 c-MET 扩增抑制药：c-EMT 扩增与 NSCLC 预后不良及存在 EGFR-TKI 耐药有关，联合使用 EGFR-MET TKI 可能克服这种耐药。Tivantinib（ARQ197）是一种选择性的、可口服的、非 ATP 竞争性的、小分子的 MET-TKI。360mg 每天 2 次，联合厄洛替尼 150mg，每天 1 次，疗效无明显优势。

(5) EGFR-TKI 和化疗的联合使用：尽管临床研究中 EGFR-TKI 联合化疗未能证实较单用化疗优势，但临床前研究确实提示吉非替尼（ZD-1839）配合化疗可起到协同作用。Ciardiello 等在共表达 EGFR 和 TGF-α 的人卵巢癌细胞(OVCRAR-3)、乳腺癌细胞（ZR-75-1，MCF-10Aas）、GEO 结肠癌细胞中，单用 ZD-1839 或与不同作用机制的细胞毒性药物，如 cDDP、CBP、奥沙利铂、紫杉醇、TXT、多柔比星、足叶乙苷、拓扑替康和雷替曲塞等一起使用，发现在所有的细胞中，ZD-1839 均以浓度依赖的方式抑制软琼脂糖中的克隆形成，这种抑制增殖作用主要为抑制细胞生长，但高浓度 ZD-1839 可引起 2～4 倍的凋亡增加，联合用药较单用药相比可显著增加凋亡率。

临床前研究似乎提示着 EGFR-TKI 与化疗联合使用的前景很好，但随后 EGFR-TKI 持续给药配合化疗的 Ⅲ 期临床研究以失败告终。

（三）EML4-ALK 抑制药在非小细胞肺癌的应用

EML4-ALK 融合突变最初于 2007 年报道，由 2 号染色体短臂插入引起，ALK 部分均包括开始于第 20 外显子的编码细胞内酪氨酸激酶结构域的基因片段，EML4 部分则包括长短不一的编码蛋白 N 端肽链的基因片段，所有这些融合基因均有生物学功能，EML4-ALK 融合突变可导致 ALK 癌基因的替代性激活，其表达产物为一种嵌合赖氨酸激酶，在肿瘤发生和发展中起主要作用。

1. 临床特征

NSCLC 患者的 EML4-ALK 融合发生率与种族及一些临床特征有关。在不同种族中，亚裔患者 EML4-ALK 融合发生率为 2.3%～6.7%，意大利和西班牙患者的发生率为 7.5%，高加索患者最低，为 0.5%～1.4%。在临床特征上，非吸烟者占 20%，腺癌更多见。在我国患者中，EML4-ALK 融合的表达率在腺癌、非吸烟和无 EGFR 及 K-ras 突变的人群中分别为 16.13%、19.23% 和 42.8%。

研究发现 EML4-ALK 重排人群具有独特的临床特点，治疗反应也不同于其他突变人群或野生型人群。美国麻省总医院 Shaw 等选择具有以下 2 项或 2 项以上特点的人群进入基因筛选，即女性、亚洲人、从不或少量吸烟、腺癌。采用 FISH 法检测 EML4-ALK 重排，IHC 法进一步证实 ALK 的表达，EGFR 和 K-ras 突变的检测采用直接测序法。结果发现，在选择的 141 例患者中，19 例（13%）是 EML4-ALK 突变，31 例（22%）是 EGFR 突变，91 例（65%）是 ALK 和 EGFR 均为野生型（WT/WT）。与 EGFR 突变及 WT/WT 人群相比，EML4-ALK 突变人群明显年轻，男性更多；与 WT/WT 人群相比，EML4-ALK 突变人群与 EGFR 突变人群一样，更明显多见于从不或少量吸烟人群；在病理类型的分布上，18 例 /19 例 EML4-ALK 突变患者是腺癌。在已出现转移的患者中，EML4-ALK 阳性者不能从 EGFR-TKI 的治疗中获益。EML4-ALK 突变人群和 WT/WT 人群对铂类化疗的反应率相似，在 OS 上也无差别。

2. ALK 酪氨酸激酶抑制药

克唑替尼是一种可口服、ATP 竞争性的、选择性抑制 ALK 和 MET 酪氨酸激酶的小分子化合物，抑制活化 ALK 的酪氨酸发生磷酸化，从而有融合基因的蛋白质产物的功能，化疗耐药的 EML4-ALK 融合突变阳性，NSCLC 患者对此药有 70% 的反应率。

Kwak 2009 年第一个报道了在 NSCLC 人群中 ALK 抑制药可缩小肿瘤的 I 期临床研究结果。得到的克唑替尼（PF02341066）推荐剂量为 250mg，每天 2 次，q28d。1 500 例左右 NSCLC 患者中，82 例有 ALK 基因破裂（FISH 法检测）者进入研究（其中的 70 例最终得到中心实验室的确认）。在分子学分析中，其中 31 例有足够的标本量能采用 RT-PCR 法检测外显子断裂位点，最常见的基因型为 EML4 的 13 外显子和 ALK 的 20 外显子融合（13 例 /29 例），另外还检测到有 EML4 的外显子 6、6b、18 和 20 断裂（7 例 /29 例）。9 例未能证实存在 EML4-ALK 融合，可能是因为不是上述这些 EML4 外显子和 ALK20 外显子发生重排，也可能不是 EML4 和 ALK 重排。因可能统计的样本量太少，对这些患者的分析不足以证实 EML4-ALK 的断裂点与吸烟史或反应率的关系。共有 25 例患者的标本量还可进行 ALK 的 IHC 检测，结果均为阳性，而 FISH 阴性标本或正常肺组织 IHC 检测 ALK 均为阴性。在临床特点分析中，存在 EML4-ALK 融合的患者比未融合者年轻、很少或从未吸烟、腺癌，尤以印戒细胞多见，在疗效上，平均治疗时间为 6.4 个月，总反应率 57%（47 例，其中 46 例达到 PR，1 例达到 CR）；33%（27 例）达到 SD，63 例患者（77%）在试验终止后仍继续用药，推测 6 个月 PFS 率为 72%，研究结果发表时尚未达到中位生存期，提示绝大多数患者服用 Crizotinib 后病灶可缩小或稳定，与二线化疗的 RR10%、PFS14 周、6 个月 PFS 率 27.2% 相比，Crizotinib 的疗效是尚好。

（四）多靶点靶向治疗药物在非小细胞肺癌中的应用

多靶点靶向治疗药物多是在其他肿瘤应用有效的基础上，进一步探讨在 NSCLC 中应用的可能性，现已取得了一些效果。

1. 范德替尼

在临床前资料中，EGFR-TKI 的耐药与肿瘤来源或宿主来源的 VEGF 过多表达有关。范德替尼（Vandetanib）可口服同时针对 VEGFR 和 EGFR 的靶向制剂，在肺癌的异位移植瘤中证明范德替尼可阻断 EGFR-TKI 的原发和继发耐药。

Natale 在 168 例至少经过一个含铂方案化疗 NSCLC 患者的 Ⅱ 期临床研究中，比较了范德替尼和吉非替尼的差异。患者处先随机接受范德替尼 300mg 或吉非替尼 250mg 直至病情进展或毒性不可接受，然后经过 4 周的药物洗脱期，患者可自愿交换到另一组。在第一步治疗中，范德替尼组的 PFS 显著延长（11.0 周 vs. 8.1 周），PR 率分别为 8% 和 1%，8 周时的疾病控制率分别为 45% 和 34%。患者交换后的第二步治疗中，范德替尼交换到吉非替尼的患者中 1 例出现 PR，8 周时的疾病控制率为 24%，未发现吉非替尼交换到范德替尼的患者达到 PR，8 周时的疾病控制率为 43%。与 OS 相似，范德替尼交换到吉非替尼的中位生存期为 6.1 个月，吉非替尼交换到范德替尼的中位生存期为 7.4 个月，第一步中范德替尼在 PFS 的优势未能转换成总治疗周期中的 OS 优势的原因不清。范德替尼的不良反应可接受，包括腹泻、皮疹和高血压。

ZEST 是范德替尼和厄洛替尼的 Ⅲ 期临床研究，PFS 分别为 11.3 周和 8.9 周，无显著性差异。

在范德替尼联合化疗用于 NSCLC 二线治疗的 II 期临床研究中,范德替尼 100mg/d 联合 TXT 与单用 TXT 相比可延长 PFS 和 ORR,亚组分析显示女性受益明显优于男性,联合组中范德替尼 100mg 比 300mg 更能延长 PFS 且耐受性更好。

2. 拉帕替尼

EGFR 可通过同源二聚体或异源二聚体与 HER2 共同信号通路,将两者联合阻断可能发挥协同作用。拉帕替尼(Lapatinib)(GW572016H)是一个可口服的、可逆的 EGFR 和 EGFR-2(HER2/neu,HER2)双阻断药,已被批准联合卡培他滨治疗 ErbB-2 过度表达的、既往接受过包括蒽环类、紫杉类和曲妥珠单抗治疗的晚期或转移性乳腺癌。Helen 等把拉帕替尼 1 500mg,每天 1 次,或 500mg,每天 2 次用于复发或转移的 NSCLC 的二线治疗,1 例 /75 例(1.3%)达到 PR,16 例(21%)达到 SD ≥ 24 周,随后在目标人群(支气管肺泡癌或无吸烟史)中,14 例 /56 例(25%)达到 SD ≥ 24 周。达到 SD 的患者进行了 EGFR 和 HER2 的突变检测或扩增分析,其中有 3 例患者有 EGFR 突变、2 例有 EGFR 扩增,未发现 HER2 突变,2 例 HER2 扩增患者中 1 例肿瘤大小缩小了 51%,他们认为拉帕替尼单药未能达到显著增加有效率的目的。

3. 舒尼替尼

舒尼替尼(Sunitinib)是 VEGFR-1、VEGFR-2、VEGFR-3、PDGFRs、KIT、FLT3、RET 和 CSF-1R 阻断药,已被批准用于转移性肾癌和伊马替尼耐药或不能耐受的胃肠道间质瘤的治疗,在 NSCLC 中也显示出抗肿瘤活性。

Pan 等研究了舒尼替尼单药同时或序贯与 TXT 联合用于 EGFR-TKI 耐药 NSCLC 细胞的效果。EGFR T790M 突变或 K-ras 突变的细胞分别给予舒尼替尼单药、TXT 单药或两者同时或序贯联合用药,舒尼替尼显示出和剂量相关的增殖抑制作用,使细胞停止在 G_1 期,TXT 使细胞停止在 S 期。尽管单药和同步用药显示出一定的抗肿瘤效果,序贯用药的抗肿瘤作用可明显增强,TXT 在舒尼替尼前使用可起到协同作用,原因在于 TXT 启动的信号通路被随后的舒尼替尼充分抑制,两者使用顺序相反,则表现出拮抗作用,可能与细胞被阻滞的不同时期有关。

4. 索拉非尼

多靶点激酶抑制药索拉非尼(Sorafinib)(BAY43-9006)最初是将其作为一种对 C-Raf 有潜在影响的 RAF 激酶抑制药进行研发的,后发现该药有多靶点效应,除 C-Raf 外还可抑制 BRAF、VEGFR2、PDGFR、Fms 样酪氨酸激酶 -3（Fms-like tyrosine kinase-3，Flt-3）和干细胞生长因子（stem-cell grower factor，c-Kit），已被批准用于转移性肾癌和肝细胞肝癌的治疗。索拉非尼用于 NSCLC 的治疗尚处于临床研究阶段，目前结果尚需进一步观察。

在一项 Ⅱ 期研究中，索拉非尼用于反复治疗过的进展期 NSCLC，与安慰剂相比，2 个月生存率分别为 47% 和 19%，有显著差异。

另一个 Ⅱ 期研究中，索拉非尼单药用于 51 例肺鳞癌患者，SD 为 59%，OS 为 6.8 个月，PFS 为 2.8 个月。

（五）非小细胞肺癌克隆抗体靶向治疗

单克隆抗体可直接与配体结合从而阻断受体激活，化疗联合大分子靶向药物如 VEGF 的单克隆抗体贝伐单抗和 EGFR 的单克隆抗体西妥昔单抗等已被证实在 NSCLC 中较单用化疗有 TTP 和 OS 有效。

1. 贝伐单抗

(1) 贝伐单抗联合化疗：在一个 Ⅱ 期临床研究中一线 CBP 联合紫杉醇化疗加贝伐单抗可改善疗效，然而鳞癌患者肺出血（pulmontaryhemorrhage）的概率较腺癌增加，因而在其后的贝伐单抗 Ⅲ 期临床研究（E4599 和 AVAiL）都仅入组非鳞癌患者。

(2) 贝伐单抗联合 EGFR-TKI：在 2007 年报道的一个 Ⅱ 期研究中，作为非一线治疗，贝伐单抗联合厄洛替尼取得了贝伐单抗联合化疗相似的结果（MST）分别为 13.7 个月和 12.6 个月，有显著差异。但随后 Hainsworth 未能在 ⅢB 期研究中验证这一组合的疗效，MST 分别为 9.3 个月和 9.2 个月，没有显著差异。

2. 西妥昔单抗

西妥昔单抗是第一个应用于临床的抗 EGFR 人鼠嵌合型 IgG_1 的单克隆抗体，由于在肿瘤缓解率、肿瘤控制率和 TTP 上的优势，美国 FDA 通过快速通道于 2004 年 2 月正式批准西妥昔单抗联合伊立替康用于治疗既往含伊立替康方案治疗失败且 EGFR 表达的转移性结直肠癌，也可单独用于伊立替康治疗失败且不能耐受伊立替康或不愿意接受化疗的 EGFR 表达的转移性结直肠癌。在 NSCLC 的使用中也取得了一些进展，研究发现可延长进展期 NSCLC 的生存时间。

没有把 EGFR 表达水平作为入组条件的 BMS0 研究中，CBP 联合紫杉类药物化疗加用西妥昔单抗未能获得 PFS 和 OS 受益。这是一个多中心、非盲态、随机性 Ⅲ

期临床研究，676 例ⅢB 期或Ⅳ期未经化疗的 NSCLC 患者入组，不限制组织类型或 EGFR 表达水平。TC 组为：紫杉醇 225mg/m^2 或 TXT 75mg/m^2 联合 CBP AUC6，第 1 天，q21d，最多用 6 个周期，西妥昔单抗 /TC 组加用西妥昔单抗 400mg/m^2，第 1 天，之后 250mg/m^2，每周 1 次，持续至病情进展或毒性不可接受。中位 PFS 分别为 4.24 个月和 4.40 个月，MST 分别为 8.38 个月和 9.69 个月，均无显著差异，但 ORR 分别为 17.2% 和 25.7%，有显著差异。

二、肺癌的非手术靶向定位治疗

由于肺癌中早期没有特异性症状或没有症状，只表现咳嗽、咳痰一般感冒症状或上呼吸道感染症状，没有引起患者重视，等到咯血、胸痛症状出现到医院就医时，往往是肺癌晚期，所以我国肺癌患者到医院就医确诊时 80% 左右已是肺癌晚期，已失去手术治疗最佳时期，由于患者体质差，消瘦，不能接受正规化疗、放疗，只能对症处理姑息性治疗。早、中期肺癌患者不愿手术治疗，可采用非手术靶向治疗，完全达到手术治疗效果，晚期肺癌患者采取非手术靶向治疗，配合中药、生物治疗等综合治疗，改善症状，提高生活质量延长患者生命，带瘤生存，给患者带来生的希望。

非手术靶向治疗肺癌的具体优势如下。

1. 非手术靶向治疗抗肿瘤药物对人体没有明显毒性作用，也不会诱发过敏反应，不像化疗药有抑制骨髓造血功能，抑制人体免疫功能等不良反应。

2. 非手术靶向治疗，是精准定位治疗，药物直接迅速注射到肿瘤组织内将肿瘤细胞杀死，能达到手术切除肿瘤疗效，癌细胞被突然迅速杀死，来不及产生反应就被杀死，因此不会产生耐药性。

3. 晚期肺癌及多发性转移性肺癌是手术禁忌证，也可以采用非手术靶向治疗，可以杀死 90% 以上肺癌细胞减少瘤荷，配合综合治疗，改善症状，延长生存期。

4. 早、中期肺癌一部分患者患有三高，心、肝、肾功能受损，不能耐受手术治疗，也可以接受非手术靶向治疗，完全达到手术治疗效果，安全无副作用。

5. 晚期肺癌伴有局限性脑、肝、肾转移者，患者一般情况尚好，可采用非手术靶向治疗肺部原发病灶和转移性病灶，改善症状，延长生存期。

6. 晚期肺癌采取非手术靶向肿瘤细胞减灭术，减少瘤荷，配合综合治疗，可以改善症状，提高生活质量，延长生存期，给患者带来生的希望。

7.转移性肺癌原发癌手术后待病情稳定后，肺部多发转移癌灶可采用非手术靶向治疗。

三、适应证与禁忌证

1. 适应证

(1) Ⅲ期周围型或中央型非小细胞肺癌。

(2) Ⅲ期小细胞肺癌。

(3) 病变局限于一侧胸膜有转移非小细胞肺癌。

(4) 晚期非小细胞肺癌胸壁有转移者。

(5) 晚期非小细胞肺癌有远处转移，如脑、肝、肾转移者，可做靶向肿瘤细胞减灭术。

(6) 中央型肺癌距离肺门大血管 2cm 以上。

(7) 转移性肺癌，原发癌灶手术治疗后病情稳定者。

2. 禁忌证

(1) 心肺功能差，3 个月内有心肌梗死，严重心律失常。

(2) 凝血功能异常。

(3) 远处有广泛转移者。

(4) 纵隔淋巴结广泛转移并融合。

(5) 恶病质者。

(6) 弥漫性肺癌。

四、靶向治疗方法

（一）周围型肺癌

1.根据病史，CT 影像资料，化验及病理检查，了解肿瘤在肺部位置、大小与周围组织关系，制订治疗计划，选择进针路径。

2.患者取合适体位（仰卧或侧卧或俯卧位），先用 CT 扫描肺癌病灶在胸腔位置、大小与周围组织关系，选择病灶进针位置和路径，关闭 CT，在胸壁皮肤相对应位置，放 CT 穿刺栅栏定位器，再次启动 CT 扫描，确定皮肤穿刺点位置，选择进针路径，距离皮肤穿刺点、位置、深度。关闭 CT 移去 CT 栅栏定位器，用 2% 结晶紫在皮肤上标记好穿刺点位置。

3. 穿刺点局部消毒，用 1% 利多卡因穿刺点局部皮肤、皮下、肋间肌浸润麻醉。穿刺针经穿刺点垂直穿刺到皮肤内，再穿刺到皮下、肋间肌、嘱患者闭气再进针穿入胸膜腔到肺部，再次启动 CT 扫描，观察穿刺针尖的位置，距离病灶多少距离，针垂直方向有无偏距病灶中心位置，关闭 CT，术者再次进针估计到病灶处，再次启动 CT 扫描，见穿刺针尖强影在病灶中心，关闭 CT。

4. 拔出穿刺针芯，接注射器抽无回血，注射肿瘤灵Ⅱ号药液，注射完毕，拔出穿刺针后，针孔用消毒纱布压迫数分钟，并用胶带固定纱布。

5. 患者平卧 4h，监护生命体征，观察有无气胸、血胸、肺部出血（咯血）并发症发生，如无并发症发生可下床活动。

2～3 天后做第 2 次靶向治疗，2～3 次为 1 个疗程，注射肿瘤灵Ⅱ号药液量是肿瘤体积 1/5～1/4。注射药量计算要超过肺癌瘤灶边缘 1cm。

术后用抗生素预防感染，如有并发症应做相应处理。

注意事项：①治疗前训练患者呼吸，要求治疗过程中患者浅呼吸，呼吸幅度小，病灶移位幅度减小。②穿刺路径，针道要避开大血管、气管、肺大泡、心包。③穿刺针尽量选择细针，避免或减少气胸、血胸、咯血并发症发生。④穿刺治疗后，可再作 CT 扫描检查，可观察到有无气胸、血胸并发症发生，也可观察到病灶治疗后影像改变，如病灶小，可见到病灶发生破碎影像改变。

（二）中央型肺癌

1. 根据病史，CT 和 MRI 影像资料，化验及病理学检查，并做加强 CT，了解肺癌病灶位置、大小与血管关系及周围组织关系，选择进针路径、穿刺点。

2. 患者取平卧位，先用 CT 扫描肺癌病灶在肺部位置，了解病灶大小与气管和血管之间关系，选择进针路径，关闭 CT，在胸部皮肤与病灶相应位置处，放 CT 栅栏定位器，启动 CT 进行扫描，选择进针路径，确定皮肤穿刺点和进针路径、癌灶深度，关闭 CT，移去 CT 栅栏定位器，用 2% 结晶紫标记穿刺点。

3. 穿刺点局部消毒，用 1% 利多卡因穿刺点局部浸润麻醉，穿刺针经穿刺点垂

直穿刺到皮肤皮下组织、肋间肌，嘱患者浅呼吸再穿刺到胸腔肺内，启动 CT 扫描，观察穿刺针尖影位置与病灶对应位置和距离，关闭 CT，再次进针，估计针尖到达病灶处，再次启动 CT 扫描，观察针尖影在病灶中央，关闭 CT。

4. 抽出穿刺针芯，接注射器，抽无回血，缓慢注射肿瘤 Ⅱ 号药液，注射完毕，拔出穿刺针，针孔用消毒纱布压迫数分钟，并用胶带固定纱布。

5. 患者平卧 4h，监护生命体征，观察有无并发症发生。

2~3 天后做第二次治疗，2~3 次为 1 个疗程，注射肿瘤灵 Ⅱ 号药液量要超过病灶边缘 1.0cm，用药量是肿瘤体积 1/5~1/4。

术后用抗生素预防感染。

（三）肺癌胸腔转移

1. 根据病史，CT 和 MRI 影像学资料化验及病理学检查，了解肺癌病灶在肺部位置、大小与周围邻近器官关系，胸腔积液多少，在胸部病灶相应皮肤处放 CT 栅栏定位器，启动 CT 选择进针路径，穿刺点用 2% 结晶紫标记。

2. 患者取坐位，手扶座椅靠背或前臂放座椅靠背上，穿刺点局部消毒，1% 利多卡因浸润麻醉。

3. 在穿刺点肋骨缘上方进针，经皮肤、皮下、肋间肌、穿刺到胸膜腔内（针穿刺到胸膜腔内有突空感），拔出针芯，接注射器，抽出胸腔内血性液体，并记录量，应尽抽尽胸腔内血性液体（留置后送化验检查）。

4. 换注射器注射肿瘤灵 Ⅱ 号药液 10~20ml，注射完毕，拔出穿刺针，针孔用消毒纱布压迫数分钟，并用胶布固定纱布。

5. 术后平卧 4h，监护生命体征，有无并发症发生。

3 天后再作 X 线或 CT 检查，观察胸腔内有无液体，如有液体再作一次穿刺抽液，注射肿瘤灵 Ⅱ 号药物治疗。术后用抗生素预防感染。

五、治疗反应及治疗后并发症

（一）治疗反应

肿瘤非手术靶向治疗是属于无创伤或轻微创伤治疗方法，药物主要成分都是人

体血液中含有元素和成分，因此没有毒性，也无过敏反应，对人体无毒害，儿童及老年体弱患者均可接受治疗，从治疗原理来看，靶向治疗药物使肿瘤发生无菌性炎性反应，产生无菌性炎性肿瘤组织坏死，肿瘤病灶处及周围白细胞增多，纤维细胞增多，激发刺激免疫系统产生免疫应答效应，使人体免疫功能增强，所以会产生一些轻微反应。

1. 发热

肿瘤灵注射到瘤体内，使肿瘤发生无菌性炎性反应，发生红、肿、热、痛反应，治疗后会出现一过性体温升高，一般38℃左右，白细胞增多，这是机体保护性反应，大多数1~3天体温恢复正常，多数患者都可耐受，无须特殊处理，是肿瘤灵治疗后发生肿瘤组织坏死吸收热。如发热超过38℃，可用退热药治疗或对症处理。

2. 疼痛

肿瘤灵注射到肿瘤内，使肿瘤组织发生炎症细胞浸润，细胞脱水，间质水肿，局部红肿热痛肿胀炎症反应，肿瘤发生无菌性炎性坏死，产生局部疼痛，一般疼痛多不严重，患者多能忍受此疼痛，如疼痛严重给予止痛药或对症处理。

（二）治疗后并发症

肿瘤非手术靶向治疗是属于基本上无创伤治疗方法，所用药物对人体无毒副作用，所以肺癌治疗后反应轻微，并发症极少发生，治疗适应证广，无绝对禁忌证，特别是晚期肿瘤失去手术治疗时机患者，采用肿瘤非手术靶向治疗，可以改善症状，提高生活质量，延长生存期，安全有效，给肿瘤患者带来生的希望。

1. 感染

肿瘤灵靶向治疗肿瘤使肿瘤发生无菌性炎性反应，肿瘤内及肿瘤周围广泛微血栓形成，局部血液循环差，如其他部位感染或表皮及黏膜损伤引起暂时性菌血症中的细菌被带到肿瘤坏死组织处，容易发生继发感染，表现肿瘤局部红、肿、热、痛，伴有发热等症状。一般用抗生素控制感染。另外非手术肺癌靶向治疗一般在影像科CT室进行治疗操作，CT室消毒较差，没有手术室消毒严格，所以操作用无菌环境较差，也容易带来局部感染。

2. 咯血

用针穿刺到肺部病灶内，可损伤肺内小血管发生肺小血管损伤破裂引起出血，表现咯血、胸闷等症状，一般用止血剂、止咳药治疗，咯血一般在2~3天可以停止。

3. 气胸

胸部肿瘤穿刺活检或肺癌非手术靶向治疗损伤肺泡或损伤细小的支气管、肺内气体进入胸膜腔，引起气胸，表现胸闷、气喘，严重时呼吸困难，X 线或 CT 检查可了解胸腔内气体多少和肺被气胸压缩情况，如胸腔内气体在 30% 以下，可观察等待自行吸收，如胸腔内气体超过 30% 应抽气或置管水封瓶引流。

4. 针道种植

是极少见并发症、肿瘤穿刺取标本病理细胞学检查或穿刺靶向治疗，发生癌细胞种植机会少见，近期文献报道，穿刺引起肿瘤种植并发症发生率在 1‰ 以下。

六、晚期肺癌

（一）转移症状

非小细胞晚期肺癌可出现血行转移、表现远位，脏器转移，可以引起相应的症状，给患者带来极大的痛苦。

- 肺癌脑转移：肺癌发生脑转移率较高，35%～50%，小细胞肺癌脑转移率 80% 左右，因为脑血管与供血大脑的椎动脉、静脉丛之间存在大量的吻合支，致使肺癌细胞可以不经肺毛细血管的过滤作用，直接经血液循环、通过颈动脉至脑，发生脑转移。
- 肺癌骨髓转移：晚期肺癌常发生转移部位，转移率为 50% 左右，而且骨转移早期没有症状。
- 肺癌肝转移：晚期肺癌常发生转移部位，转移率为 30% 左右。
- 肺癌肾和肾上腺转移：也是晚期肺癌常发生转移部位，转移率为 20% 左右。

1. 肺癌脑转移症状

常表现头痛、呕吐、面神经麻痹、视物模糊、阵发性黑矇、偏瘫、失语、肌肉无力等为首发症状。常被误诊为脑血管疾病、原发性脑肿瘤、结核性脑膜炎等疾病。肺癌出现头痛、呕吐、视觉障碍及性格改变，易发脾气可能是肺癌脑转移引起颅内压增高或脑神经占位性病变脑细胞受损引起，常见于小细胞肺癌、肺腺癌类型，头痛是最常见症状，呕吐多出现在剧烈头痛时发生，呕吐特点为喷射状呕吐，视力障碍则说明肿瘤压迫或侵犯视神经，还可以出现复视阵发性黑矇、猝倒、意识障碍、血压增高、脉搏缓慢，严重者可因肿瘤压迫引起脑疝导致呼吸停止，危及患者生命。但也发现许多肺癌患者 CT 检查发现脑转移没有肺部症状，笔者也发现有个别肺癌患者已脑转移肿瘤直径有 6cm 大小，头痛为首发症状到医院就诊，CT 检查发现脑部多发性大小不等占位病灶，进一步检查原发癌灶为肺癌。

2. 肺癌骨转移症状

骨转移早期一般无明显症状，骨同位素扫描可发现骨骼有转移性病灶，骨转移症状与肿瘤部位、肿瘤大小、肿瘤数量有关，如肺癌肋骨转移引起胸痛，表现胸壁局限性疼痛，有明显压痛点。脊髓转移引起背部正中或局部病变部位疼痛，四肢的骨转移引起四肢局部疼痛，有时可发生病变性骨折，患者疼痛难忍，如骨转移发生在颈椎、胸椎、腰椎，发生病理性骨折可引起瘫痪，引起严重后果，危及患者生命。

肺癌骨转移特点多发生在小细胞肺癌和分化较差的非小细胞肺癌，多发生在中轴骨，主要是脊椎、肋骨和骨盆，发生在四肢较少见，以局部疼痛及关节功能障碍为主要症状，而呼吸道症状轻微或缺乏呼吸道症状，临床上易误诊，从产生骨转移到出现骨转移疼痛症状往往需 1 年以上时间，疼痛位置固定，疼痛逐渐加重，夜间更明显，胸椎转移会产生束带样疼痛感，腰椎转移常发生沿下肢外侧向足外侧放射性疼痛，随咳嗽、排便等活动疼痛加重，类似腰椎间盘突出的坐骨神经痛症状，应引起临床医师注意，避免误诊。

由于肺癌骨转移多为溶骨性病变，临床上会出现病理性骨折和高钙血症，骨同位素扫描可以查出全身性骨转移情况，敏感性高，特异性较低，MRI 和 CT 能显示骨转移局部情况，X 线片敏感性较低，溶骨性病灶直径＞1cm，X 线片上才能显示。

3. 肺癌肝转移症状

晚期肺癌肝转移率为 30% 左右，是肺癌细胞经过血液循环转移到肝脏，肺癌细胞浸入肝脏后在肝脏形成单个或多发性病灶，表现肝区疼痛为持续性胀痛，夜间加重，同时伴有食欲不振，消化不良，全身皮肤发黄，巩膜黄染、肝大等症状，肝功能有受损表现。

B 超检查或 CT 检查肝脏有见大小不等 1～3cm 直径病灶圆形或卵圆形大小多发性病灶。

4. 肾及肾上腺转移症状

晚期肺癌发生肾及肾上腺转移率为 20% 左右，肺癌细胞通过血液循环转移到肾和肾上腺，大多数无症状，可表现腰痛，肾区胀痛，肾区叩痛，血尿等症状。

晚期肺癌还可以转移皮肤和皮下组织、肌肉、腹腔内脏等部位，发生相应腹部及局部转移病灶症状。

（二）非手术靶向治疗

晚期肺癌转移是指肺癌细胞，经淋巴、血循环等途径转移到邻近或远处脏器组织和器官。统计资料表明：肺癌发生脑转移率较高，为 35%～50%，小细胞肺癌脑转移率为 80% 左右，肺癌发生骨转移率为 50% 左右，肺癌发生肝转移率为 30% 左右，肺癌发生肾上腺和肾转移率为 20% 左右。

肺癌转移在治疗前首先要明确转移灶部位病灶大小，是单发灶，还是多发灶，器官转移单个器官或是多发器官转移，应根据肺癌的病理类型及全身情况和转移灶情况选择合理的治疗方案，应采取积极的治疗措施，改善症状减少痛苦，提高生活质量，延长生命，决不能一味等待，放弃治疗。作者采用非手术靶向治疗，配合综合治疗，能有效地改善症状，提高生活质量，延长生命，给晚期转移性肺癌患者带来生的希望。

1. 肺癌转移非手术靶向治疗适应证

先要控制或稳定肺癌原发灶，才能进一步治疗转移癌灶。

(1) 肺癌原发病灶得到控制或手术切除后或非手术靶向治疗后，肺癌病灶被灭活。

(2) 转移灶为单一性癌灶，或多个病灶局限在一个器官内，数目不超过 6 个。

(3) 全身情况尚好，转移灶非手术靶向治疗后，不影响器官代偿功能。

(4) 全身情况较差，转移灶可采用非手术靶向治疗肿瘤细胞减灭术。

2. 肺癌转移非手术靶向治疗禁忌证

(1) 肺癌原发病灶没有得到控制者。

(2) 远处多脏器转移者。

(3) 严重心、肝、肾功能异常者或凝血功能异常者。

(4) 患者出现恶病质者。

3. 肺癌脑转移治疗

肺癌脑转移是肺癌常见转移部位，我国肺癌患者到医院就诊时大部分是肺癌晚期，部分患者就医时已经发生远位转移，大多数肺癌已失去手术治疗最佳时期，少数患者可以采用手术肺叶切除治疗肺部原发癌灶。不能手术患者可采用非手术靶向治疗。

治疗方法：肺癌非手术靶向治疗，将肺部癌灶杀死，使肺部癌灶得到控制，再进一步治疗脑转移癌灶。

肺癌脑转移病灶大多数是 1～3cm 直径大小不等癌灶，数目 3～6 个不等，呈圆形或椭圆形，界限比较清楚，由于肺癌晚期脑部转移是多发病灶，所以手术治疗似乎不大可能，可采用放射性 γ 刀治疗。

肺癌脑转移治疗首先是控制原发肺癌病灶，肺部病灶可采用非手术靶向治疗杀灭肺部病灶癌细胞，肺部病灶控制后，再用 γ 刀治疗脑部转移灶，一次用 γ 刀治疗一个脑部转移灶，隔 5～7 天再进行第二个脑部转移灶，以此类推，逐个治疗脑转移灶，在治疗过程中配合中药治疗，细胞免疫治疗等综合治疗，改善症状，提高生活质量，延长生存期。

4. 肺癌肝转移治疗

肺癌肝转移是晚期肺癌常见转移部位，首先是控制肺部原发病灶，采用手术肺叶切除肺部原发癌灶，不能手术，可采用非手术靶向治疗杀灭肺部肿瘤病灶（治疗方法：同肺癌非手术靶向治疗），肺癌原发灶控制后再进一步治疗肝脏转移灶。

肺癌肝转移大多数是多发灶，数目在 3～10 个不等转移癌灶，直径在 1～4cm 不等呈圆形或卵圆形病灶，界限比较清楚，肺癌肝转移是多发病灶，是手术治疗禁忌证，可采用非手术靶向治疗。

(1) 治疗方法。

① 根据病史，CT、MRI 影像资料，了解肺癌转移到肝癌病灶位置、大小、数目与周围胆管、胆总管门静脉及肝动脉血管之间关系，制订治疗计划。

② 选择穿刺进针路径，摆好合适体位，大部分患者取仰卧，腰部垫枕头，使腰部固定，肝区 CT 扫描，选择进针路径和穿刺点，皮肤表面放栅栏定位器呈十字垂直摆放，并用胶带固定于皮肤上，启动 CT 扫描，选择穿刺点、穿刺路径，测量穿刺点与病灶距离，并在穿刺针上记好进针深度。关闭 CT，移去栅栏定位器，并用 2% 结晶紫在皮肤上标记穿刺点。

③ 穿刺点周围消毒，用 1% 利多卡因穿刺局部浸润麻醉，穿刺针经穿刺点依次垂直进入皮肤、皮下组织、腹壁肌肉或肋间肌，进入腹腔，嘱患者浅呼吸，穿破肝包膜进入肝脏，启动 CT 扫描，观察针尖与肿瘤灶位置是否相对应及距离，关闭

CT，再次进针穿刺到肝肿瘤内，再启动 CT，观察针尖在癌灶中心，关闭 CT。

④ 拔出针芯接注射器，抽无回血，注射肿瘤灵 Ⅱ 号药液，将肿瘤组织细胞迅速杀死，杀死范围要超过病灶边缘 1cm，拔出穿刺针，针孔用消毒纱布压迫数分钟，并用胶带固定消毒纱布。

⑤ 由于肺癌肝转移是多发病灶，一次可以治疗两个转移癌灶。

⑥ 患者平卧 4h，监护生命体征，观察有无并发症发生，如无并发症可下床活动。

患者休息 3 天再进行下一次肝转移多发灶非手术靶向治疗。

用药量是肿瘤体积 1/4～1/5 药液，计算药量时要超过肿瘤边缘 1cm。

(2) 注意事项。

① 局部麻醉时深度只能到腹膜外，不能进入腹腔，在肋缘上进针，避免损伤肋间血管和神经。

② 穿刺到腹腔时，嘱患者浅呼吸，针尖不能停留在肝包膜处，避免针尖划破肝脏，引起出血，穿刺针要迅速穿刺到肝脏内。

③ 膈顶部病灶，尽可能采用俯卧位，以减少呼吸运动影响，或从心包旁路进针，或从前下前方进针入路。

④ 对邻近胆囊、胆管、大血管、肝门癌灶、穿刺针与上述结构距离要保持 2cm 以上。

⑤ 肝脏血管丰富，穿刺针道必须经过正常肝组织 2～3cm，防止直接穿刺癌灶，避免癌灶破裂，发生大出血并发症。

⑥ 近膈顶病灶，进针路径尽量避免经过肺组织。

5. 肺癌肾和肾上腺转移治疗

肺癌肾和肾上腺转移是晚期肺癌常见转移部位，首先是控制肺部原发灶，采用手术肺叶切除原发癌灶，不能手术患者可采用非手术靶向治疗杀灭肺部肿瘤病灶（治疗方法：同肺癌非手术靶向治疗）。肺癌原发灶控制后，再进一步治疗肾和肾上腺转移灶。

肺癌肾或肾上腺转移大多数是多发灶，数目为 3～6 个，转移癌灶直径为 1～3cm，病灶呈圆形或卵圆形，界限比较清楚，有时两侧肾脏都有转移灶是手术治疗禁忌证。可采用非手术靶向治疗。

(1) 治疗方法。

① 根据病史和 CT、MRI 影像资料，了解肾脏和肾上腺转移癌灶情况，转移癌灶在肾和肾上腺位置、大小、数目与邻近器官之间关系。

② 选择穿刺路径，摆好合适体位，常采取俯卧位，腹部垫枕头，肾腰部 CT 扫描，选择穿刺路径和穿刺点，在转移性肿瘤相应腰部皮肤处放 CT 栅栏定位器，CT 扫描选择穿刺点，关闭 CT，并用 2% 结晶紫在皮肤上标记穿刺点，移去 CT 栅栏定位器。

③ 穿刺点周围局部常规消毒，穿刺点用 1% 利多卡因局部浸润麻醉，穿刺针从穿刺点进针，依次进入皮肤、皮下组织，腰部肌肉或肋间肌进入肾周围脂肪囊，启动 CT 扫描，观察穿刺针尖与肾转移灶距离是否相对应，关闭 CT，再次进针穿刺到肾病灶内，CT 再次扫描，观察确认针尖是否在病灶中心。

④ 拔出穿刺针芯，接注射器，抽无回血，注射抗肿瘤药液，杀死肿瘤灶癌细胞，注射抗肿瘤药要超过肿瘤灶边缘 1.0cm，注射完毕，拔出穿刺针，针孔用消毒纱布压迫数分钟，并用胶带固定纱布。

⑤ 手术后平卧 4h 监护生命体征，观察有无并发症发生。

用药量是肿瘤体积 1/5～1/4 药液。

(2) 注意事项。

① 术前仔细观察影像资料，了解转移灶确切部位与周围肾组织之间关系、血管关系、原则上穿刺点部位应选择在肾下部，避开肾门大血管。

② 治疗时常采用仰卧位或俯卧位，腹部垫枕头，以固定肾脏位置，患者治疗过程中浅呼吸，避免深呼吸，减少肾脏移动性。

③ 穿刺针与皮肤垂直进针，深度在肾脏内，不能进入腹腔。

④ 穿刺点麻醉时深度要达到肾周围脂肪囊，避免穿刺到肾脏时疼痛而移动体位。

6. 肺癌骨转移治疗

晚期肿瘤常发生骨转移，肺癌晚期有 50% 左右患者发生骨转移，首先是控制肺部原发癌灶，采用手术肺叶切除原发癌灶，不能手术治疗者，可采用非手术靶向治疗杀灭肺部肿瘤癌细胞（治疗方法：同肺癌非手术靶向治疗），原发灶控制后再进一步治疗骨转移灶。

肺癌骨转移，大多数是全身骨骼发生转移，好发部位是肋骨、胸椎、腰椎、骨盆，也可转移到躯干骨及四肢长骨生长，引起局部疼痛。

选用化学治疗能控制骨转移灶的发展，缓解疼痛，常以顺铂为主的联合化疗方案，缓解疼痛效果良好，不但对肺癌骨转移有效，而且对潜在其他部位转移灶也有治疗作用。还可用磷酸盐药物，可抑制骨的重吸收，对骨转移也有较好的治疗作用。

放射治疗对孤立性肺癌骨转移灶也有较好的治疗效果，常用 ^{60}Co，深部 X 线及直线加速器等治疗，约 50% 骨转移患者放疗后能控制病灶发展，疼痛缓解或消失。约 75% 患者疼痛减轻，孤立性骨转移灶也可采用 γ 刀治疗，效果也较好。

(1) 放射治疗：大多数肺癌骨转移是全身各处骨转移，可采用放射性同位素靶向治疗。放射性核素有趋骨性特点，放射性核素进入人体后大部分浓聚在骨转移病灶内，放射性核素治疗过程中产生 β 射线，射程是 3～8mm，作用于肿瘤组织细胞，产生辐射生物效应，杀灭转移癌细胞，缓解疼痛，提高生活质量。放射性核素常用于非小细胞肺癌骨转移治疗。

① 放射治疗适应证：肿瘤骨转移伴有剧烈疼痛。放射性核素骨显像，骨转移灶有异常浓聚影。化验检查，肝、肾功能正常。白细胞 > 3.5×10^9/L，血小板 > 80×10^9/L。

② 放射性核素治疗禁忌证：如近期（6 周以内）做过细胞毒治疗的患者；近期化疗、放疗引起严重骨髓抑制及造血功能障碍者；肝、肾功能严重障碍者；放射性核素显像没有放射性浓聚（没有溶骨改变患者）；骨转移灶位于脊柱破坏伴有病理性骨折或截瘫者。

③ 临床上常用治疗肿瘤骨转移疼痛放射性药物。

(2) 氯化锶（89SrCl₂）：氯化锶由加速器生产，半衰期为 506 天，发射 β 射线，β 射线最大能量为 1.46MeV。元素周期表中锶与钙是同族，^{89}Sr 的化学性质类似钙，在人体内分布，代谢与钙相似，静脉注射后主要集中于骨骼系统，其他部位很少，10% 通过肾排泄，其余通过胆道排泄，静脉注射后 24h 尿中排出量不到 10%，在骨转移癌灶中的量是正常骨的 2～2.5 倍，对骨转移灶止痛效果好。是目前临床上使用最多治疗骨转移癌灶止痛药。

^{89}Sr 的半衰期比较长，进入骨转移灶后不再代谢更新，可滞留在转移灶内 100 天左右，肿瘤骨转移癌灶接受每 MBq^{89}Sr 21～231cGy 的辐射剂量，肿瘤与骨髓的吸收剂量比为 10∶1。

氯化锶治疗剂量：一般按体重计算，常用 1.48～2.22MBq/kg，成人每次 111～185MBq，最常用 111～148MBq（3～4mci）小于 1.11MBq/kg（30Mci/kg）不能缓解疼痛，而增加剂量并不提高疗效，反而增加毒副作用。

氯化锶治疗后很少发生不良反应，注射后 4 周有 20%～30% 患者可出现白细胞、血小板轻度降低，12 周后可恢复治疗前水平。5%～10% 患者治疗后 1 周左右出现反跳痛（即短暂的疼痛加重持续 2～4 天），出现反跳痛预示治疗效果好，反跳痛后止痛效果显现。

氯化锶对多种肿瘤骨转移疼痛具有止痛作用，其中前列腺癌和乳腺癌疗效最好，有效率分别为 80% 和 89%，肺癌的疗效也很好，疼痛缓解平均维持 6 个月（3～12 个月），无效率仅为 7.6%。

重复使用氯化锶时间应在前次治疗 3 个月以后，重复治疗效果可能比第一次治疗效果更好。

(3) ^{153}Sm- 乙二胺四甲撑膦酸（^{153}Sm-EDTMP）：^{153}Sm 半衰期 46.3h，发射能量为 0.810MeV（20%）0.710MeV（50%）和 0.64MeV（30%）β 射线，组织中射程约 3.4mm，同时发射能量 103KeV 的 γ 射线，因此在用于治疗的同时还可以通过照相显像，了解药物在骨内的分布。^{153}Sm 与乙二胺四甲撑膦酸结合形成稳定的二磷酸盐络合 ^{153}Sm-EDTMP 标记率 95% 以上。

静脉注射 ^{153}Sm-EDTMP 后 1h 已基本上从血液中清除，8h 后尿液中几乎没有放射性，注射后 3h 骨组织吸收剂量达到最高峰，肿瘤骨转移病灶与正常骨组织摄取比值可达 16∶1，骨转移灶接受辐射线约是正常骨的 17 倍。^{153}Sm-EDTMP 通过肾脏排泄。生物学分布与 ^{99}Tc-MDP 相仿，也是目前临床上广泛用于治疗肿瘤骨转移放射性药物之一。

使用 ^{153}Sm- 乙二胺四甲撑膦酸治疗肿瘤疼痛前患者准备，要作骨显像，疼痛患者生活质量，身体状况评估和必要的体格检查。包括肝、肾功能，血常规检查，骨显像放射性浓聚，成骨改变为主。

^{153}Sm-EDTMP 的治疗剂量：根据体重计算，18.5～37MBq/kg（0.5～1mCi/kg）总剂量不超过 2405MBq（65mCi），这是国内外最常用的方法。

固定剂量：每次 1110～2220MBq（30-60mCi）。

卫生部"核医学诊断与治疗规范"推荐方法：一次静脉注射 740～1110MBq（20～30mCi），该剂量适合于病情较重，仅以止痛和改善生活质量为治疗目的。

治疗反应：治疗后急性毒副反应，个别患者会出现恶心、呕吐、蛋白尿或血尿、皮疹，寒战发热反应，可做对症处理很快缓解。治疗后肝、肾功能改变，要定期复查。治疗后血象有变化，白细胞、血小板下降，3～4 周降到最低，6～8 周恢复到治疗前水平。

^{153}Sm-EDTMP 治疗效果，对乳腺癌、前列腺癌骨转移治疗效果较好，止痛有效率 85%～90%，疼痛缓解持续 4～40 周，平均 8 周，改善症状，提高生活质量。

^{153}Sm-EDTMP 重复治疗时间，^{153} 钐半衰期较短只有 46.3h，因此需要重复治疗，一般间隔一个月就可以进行重复治疗，但是检查血象要正常，肝肾功能要基本正常，才能重复治疗。

(4) ^{99}Tc- 亚甲基二磷酸盐注射液(^{99}Tc-MDP，商品名云克)：云克(^{99}Tc-MDP)是 ^{99}Tc 与亚甲基二磷酸盐(methylene diphosphonate，MDP)结合形成的二磷酸盐，可以缓解肿瘤骨转移疼痛，它与目前临床上最常用的放射性核素骨显像剂 ^{99m}Tc-MDP 的差别仅在于 ^{99m}TC-MDP 中的 ^{99m}Tc 被 ^{99}Tc 所取代(请注意 ^{99m}Tc 和 ^{99}Tc 的差别)。

20 世纪 80 年代当时用 ^{99m}Tc 标记的亚甲基二磷酸(^{99m}Tc-MDP)作骨显像，^{99m}Tc-MDP 是 ^{99} 锝标记的含有 P—C—P 键的磷酸盐化合物，使用作骨显像中发现患者骨转移癌疼痛减轻，甚至有患者再次要求医生打一针骨显像剂减轻疼痛，从放射性诊治准则和辐射防护原则，则不能给予这样治疗，但是放射化学药物专家李茂良想到一个方法，把 ^{99m}Tc 衰变后形成的 ^{99}Tc 取代 ^{99m}Tc-MDP 中的 ^{99m}Tc，形成 ^{99}Tc-MDP，既保持亚甲基二磷酸络合物特性，在体内吸收、分布、排泄的药物动力学特征性与 ^{99m}Tc-MDP 一致，又避免增加放射性，该药物已由中国核动力研究设计院成都同位素应用研究所研制成功。

在原子结构上 ^{99m}Tc 和 ^{99}Tc 具有相同质量数和原子序数，二者质子数和中子数完全相同，但所处的核能状态不同。前者为激发态("m"表示激发态)后者为基态，它们互称为同质异能素(isomer)，处于激发态的核素要向基态(稳定态)发展，^{99m}Tc 发射 140KeV 的子光子，转变为 ^{99}Tc。

^{99m}Tc 衰变后产物 ^{99}Tc 保持了化学活泼特性，与二磷酸盐(MDP)结合形成 ^{99}Tc-MDP(云克)，抑制破骨细胞活性和抑制骨吸收，减少骨质破坏，修复骨组织，缓解肿瘤骨转移疼痛。

云克对肺癌、乳腺癌、前列腺癌、鼻咽癌等肿瘤骨转移总有效率 77.98%，能缓解疼痛，提高生活质量。

云克治疗骨转移，患者均没有出现严重副反应，少数有轻微恶心呕吐，下肢水肿、乏力、皮疹等症状，停药后自行好转恢复正常。

采用静脉滴注方法治疗：200mg 云克加入生理盐水 250ml 中，1h 以上滴完，连续 5～10 天，1 个月后可重复治疗。

第17章　转移性肺癌治疗

过去一般认为，原发性癌肿一旦出现肺转移则是癌肿的晚期表现，治疗无望。但近年来大量的临床资料和研究表明，对早期肺转移癌积极开展外科手术或靶向坏死疗法治疗等综合治疗，再辅以化疗和放射治疗等措施，可使其预后大为改观。孤立性肺转移癌，若原发病灶已获控制，无其他脏器转移，全身情况良好者，术后5年生存率可达30%～40%。

一、以手术为主的治疗

1. 适应证

(1) 原发瘤得到控制，无其他远处转移。

(2) 肺转移癌为单一性或虽有多个病灶，但尚局限于一叶或同侧，估计可以彻底切除，对心肺功能无严重影响。

(3) 全身情况尚好，但从目前转移性肺癌的临床统计资料看，其适合手术切除的病例大约为15%。

2. 手术方式

需根据肿瘤发生的部位和大小，肿瘤进展的方式、淋巴结是否被侵犯转移等情况决定手术方式。手术方式分楔形切除，肺叶、肺段和一侧肺全部切除；对于单一转移病灶，尤其是直径大于3cm时，以肺叶切除为主；一侧多发性转移癌则以一侧肺部分切除为主，若肺门或纵隔淋巴结受侵犯时，则需作肺叶切除或全肺切除，并加做纵隔淋巴结廓清术。

3. 治疗效果

近年来随着外科技术的发展，使转移性肺癌的手术效果有了明显的提高，目前认为，当原发肿瘤已得到彻底治疗时，无其他脏器转移的孤立性肺转移癌，术后5年生存率可达30%～40%，手术的效果受多种因素的影响，然而不同脏器的原发性肿瘤其转移性肺癌切除术后5年生存率也有明显差异，有资料统计，原发灶为绒癌者为 45.5%，子宫癌为 39.1%，大肠癌为 38.1%，肾癌为 28.6%，骨肉瘤为 26.2%，软组织肉瘤为 22.2%，乳腺癌为 16.7%。

二、化学药物治疗

化学药物治疗是目前治疗转移性肺癌的有效方法之一，主要适用于转移性肺癌手术切除后化疗作为综合治疗的一部分。对于多发性或弥漫性肺转移癌灶已无法切除或不能耐受肺切除的患者，化学药物治疗可作为主要治疗手段，对化学药物有明显疗效的转移性肺癌有：绒癌、睾丸癌、肉瘤等。肺转移癌可根据原发肿瘤的性质选用不同的化学药物，治疗方案则以不同作用机制的抗癌药物的联合化疗。绒癌肺转移的化疗以放线菌素 D（ACTD）和甲氨蝶呤（MTX）作为强化治疗，不少患者可达到治愈的目的。睾丸癌肺转移可以用 PVB 方案，即顺铂（DDP）、长春碱、博莱霉素；骨肉瘤肺转移的化疗主张以大剂量的多柔比星（ADR）和环磷酰胺（CTX）治疗。

其他对化疗有一定疗效的转移性肺癌有卵巢癌，其化疗方案为 CAP，即环磷酰胺（CTX）、多柔比星（ADR）、顺铂（DDP）；乳腺癌肺转移时常用 ACF 方案，多柔比星（ADR）、环磷酰胺（CTX）、氟尿嘧啶/替加氟片或 ACFM 方案［上述方案+甲氨蝶呤（MTX）］。其他如子宫癌，结、直肠癌、肾癌等的转移化疗也有一定疗效。据报道，转移性肺癌化疗的总有效率约为 40%。

三、放射治疗

放射治疗是转移肺癌综合治疗的一部分，常作为手术前放疗、手术后辅助放疗或配合化疗。对放射线高度敏感的肺转移癌效果好，如肉瘤及睾丸精原细胞瘤肺转移癌对放疗高度敏感，其他如乳腺癌和头颈部癌肺转移对放疗也有低度至中度敏感。

照射方法和剂量，一般分为小照射野（小于 50cm^2），剂量每 3～6 周 36～48Gy/6～12 次，大照射野（50～100cm^2），剂量每 6～7 周 60Gy/30～34 次；全照射野（大于 100cm^2），剂量每 2～4 周 60Gy/10～20 次。疗效与肿块的大小有关，直径小于 4cm 的局部控制率为 83%，2cm 以下的局部控制率为 90%，副作用与照射的面积有关，照射野大于 100cm^2 时，其死亡率增加。

四、靶向坏死疗法治疗

在 CT 引导下精准定位用细针穿刺到转移性肺癌病灶内，将药物注射到肿瘤内，直接杀死肿瘤组织细胞，可达到手术治疗效果，还能保留大部分肺组织呼吸功能，配合综合治疗，能提高肿瘤治疗效果，靶向坏死疗法对放疗、化疗治疗有增敏作用，可提高放疗、化疗疗效。

1. 适应证

(1) 原发肿瘤灶得到控制，无其他远处转移。

(2) 肺转移癌灶单发或多发，局限于一侧或两侧肺。多发灶转移，手术无法切除者，身体其他部位无转移者。

(3) 全身情况差，不能接受手术者或年龄大、体弱，伴心肺等脏器功能不全者。

(4) 两肺转移多发癌灶数目＜ 10，全身情况良好，无其他全身转移灶者。

2. 治疗方法

(1) 根据病史，原发癌灶治疗情况，CT 或 MRI 影像资料，实验室及病理检查情况，了解肺部转移灶位置、大小、数目与周围邻近组织之间关系，设计治疗方案，选择穿刺路径。

(2) 患者取合适体位，先 CT 扫描了解病灶在肺部位置大小，与周围组织关系，估计大概穿刺点进针路径，在病灶相对应的胸壁皮肤穿刺点位置附近，放 CT 栅栏定位器，再次用 CT 扫描，病灶在肺部位置，选择精确穿刺路径和穿刺点，并测量病灶与皮肤穿刺点之间距离，关闭 CT，移去栅栏定位器，用 2% 结晶紫在皮肤上标记好穿刺点。

(3) 穿刺点局部消毒，用 1% 利多卡因局部浸润麻醉，术者戴消毒手套，用 7 号穿刺长针经穿刺点，肋缘上垂直穿刺进入皮肤、皮下、肋间肌、嘱患者屏气，穿刺到胸膜腔内，再到肺部，再次 CT 扫描，观察针尖在肺部的位置，针尖距离癌灶距离，有无偏离癌灶位置，是否需要调整穿刺方向，关闭 CT，术者再次进针，达到预计的深度到病灶内，再一次启动 CT 扫描，见针尖强影在病灶中心，关闭 CT。

(4) 拔出针芯，接注射器，抽无回血，注射肿瘤灵 II 号药液，注射完毕，拔出针后针孔用消毒纱布压迫数分钟，并用胶布带固定。

(5) 患者平卧 4h，观察生命体征有无气胸、血胸、肺部出血并发症发生，如有并发症发生应立即作相应处理。

一次只能治疗 2 个肺转移灶，休息 2 天后进行第二次靶向治疗其他转移灶。

3. 用药量

肿瘤灵 II 号用药量，是肿瘤体积的 1/5～1/4。

4. 注意事项

(1) 必须用带针芯细长针（7 号针），减少气胸和肺出血并发症。

(2) 药物注射到肿瘤范围应超过肿瘤边缘 1cm。

(3) 治疗后用抗生素预防感染。

(4) 靶向治疗肿瘤发生无菌性炎性坏死，引起胸痛、咳嗽、发热等症状，可对症处理。

(5) 如发生气胸，一般多不严重，保守治疗，数日后可缓解。

五、免疫疗法

免疫疗法配合手术或化疗或放疗和非手术靶向治疗后综合治疗，常用的治疗药物如下。

1. 转移因子

据报道，转移因子（TF）对于恶性肿瘤及手术后有残余小瘤灶的患者有延长生存期的作用。

2. 干扰素

干扰素对癌细胞有毒性作用，或能抑制肿瘤 RNA 及蛋白合成，能增强巨噬细胞功能，从而临床用于治疗恶性肿瘤。

3. 卡介苗（BCG）

通过菌苗接种，刺激网状内皮系统以增强机体的免疫反应。

4. 干细胞生物疗法

用人体免疫细胞（DC）和肿瘤杀伤细胞（CLK），在体外培养扩增后输入人体治疗晚期肿瘤，有改善症状，提高生活质量，提高生存期作用。

六、特异性药物与中医药治疗

1. 特异性药物

根据转移性肺癌的原发癌肿的生物学特性的不同，临床采用不同的特异性药物进行治疗，如甲状腺癌肺转移时，由于 ^{131}I 可以在肺转移癌灶内浓聚，故可用于治疗甲状腺癌及肺转移。肾癌肺转移时，用黄体酮，睾丸素类药物治疗，可以抑制肿瘤细胞生长。乳腺癌肺转移时，可以用内分泌疗法，有报道三苯氧胺（TAM）和FT207 治疗总有效率为 81%。

2. 中医药治疗

根据转移性肺癌患者情况辨证施治，采用固本祛邪治疗原则，攻补兼施治疗方法，具体治疗方法参考肺癌中医治疗。

七、影响预后的因素

同样是转移性肺癌，其预后有很大差别，影响预后的主要因素有以下几个方面。

1. 原发肿瘤组织学类型

Muomack 手术治疗一组肺转移癌中，癌的 5 年生存率为 31.5%，肉瘤为 24%。一般认为转移性肺癌依据其原发灶手术效果较好的依次为：绒癌、睾丸癌，其次为肾癌、大肠癌和子宫癌等，较差的是恶性黑色素瘤、乳腺癌等。

2. 原发癌治疗和肺转移灶出现的相距时间

原发灶治疗时间和转移癌灶发现：相距时间越长，预后越好，少于 1 年者预后很差，大于 5 年者平均 5 年生存率达 50%。

3. 肺转移癌灶的数目和大小

有报道孤立性肺转移瘤切除后的 5 年生存率为 44%，而多发性者仅 9%，肺转移瘤直径在 4cm 以上者比 4cm 以下者预后差。

第18章 胸腺瘤治疗

一、治疗原则

无论是非浸润型或浸润型胸腺瘤，除非已有广泛胸内外转移，外科手术是首选的治疗方法。对浸润型胸腺瘤，即使认为已"完整"切除，术后仍应给予根治性放疗。非浸润性胸腺瘤根治术后可进行严密观察，不必放疗。以后复发，争取再次手术加根治性治疗。已有胸内外广泛转移或手术无法切除的胸腺瘤，应采用局部放疗加化疗等综合治疗。

二、外科治疗

应将胸腺肿块和周围的脂肪组织整块切除，以减少肿瘤和重症肌无力复发。对不能切除的肿块则取病理活检并用金属夹标记出明确的肿瘤范围，以利于术后放射治疗。非浸润型胸腺瘤可完整切除，治疗后局部复发率为0～38%，5年生存率为85%～100%。浸润型胸腺瘤58%可完整切除，治疗后局部复发率约20%，5年生存率为33%～55%。Maggi等报告241例胸腺瘤，其中合并重症肌无力者160例，无重症肌无力者81例，前者5年生存率和10年生存率为85.6%和81.9%，后者为78.3%和66.7%。合并重症肌无力者，患者多死于重症肌无力症，无合并重症肌无力，患者多死于肿瘤局部复发。

Pescarmona等（1990）在分析了组织类型、病期、治疗方法和预后的关系后认为，①Ⅰ期、Ⅱ期髓质型和Ⅰ期混合型预后好，5年生存率为100%，10～15年生存率为90%，应作根治术，不需辅助放疗、化疗治疗。②Ⅰ期、Ⅱ期上皮型和Ⅱ期、Ⅲ期混合型预后较好，5年生存率为82%。10～15年和20年生存率为75%。尽可能行根治术。所有患者都应行放射治疗。Ⅳ期混合型术后应行放射治疗和化疗。③Ⅲ期和Ⅳ期上皮型预后尚好，5年生存率为42%，10～15年生存率为27%，手术并发症多，大多在 3 年内死亡。应用根治术，术后放射治疗，所有Ⅳ期和部分Ⅲ期患者应行化疗。

胸腺瘤合并重症肌无力时，外科手术或放疗均应慎重。先用抗胆碱酯酶药，可口服溴吡斯的明 60mg 或肌注新期的明 0.5mg，每日 3～4 次以控制无力症。当出现副交感神经兴奋症如腹痛、腹泻、呕吐、出汗、流泪、流涎症状时，可用阿托品缓解。麻醉中忌用箭毒类肌肉松弛剂。放疗时开始剂量要小，逐渐增加剂量，并观察肌无力情况。即使肌无力症已完全消失也应逐渐减药，维持一段时间。

浸润型胸腺瘤术后常局部复发，胸腔内淋巴结转移，胸膜扩散或种植，这些复发患者可以再次手术后采用放射治疗和化学治疗等综合治疗，有较好的治疗效果。阿霉素、顺铂或卡铂、环磷酰胺、长青新碱等单药或联合治疗对晚期肿瘤有一定效果。

三、放射治疗

淋巴细胞为主型胸腺癌给予 5000cGy/5 周，上皮细胞为主型或混合型胸腺瘤给予 6000～7000cGy/6～7 周。放射治疗已成为胸腺瘤姑息切除后主要治疗方法，多用于Ⅲ期和Ⅳ期患者，可以减少或预防肿瘤局部复发。

四、化学治疗

常用的抗癌药物单药有 DDP、CBP、ADM、CTX、VP-16、VCR、CCNU、HN_2、PCZ 和类固醇激素（泼尼松或泼尼松龙）等。单药治疗效果欠佳、缓解期短，联合化疗常可使病情缓解和症状减轻。

（一）术前化疗

适用于大肿瘤或与周围脏器粘连而难以手术切除的患者。

1. 联合化疗

Tanaka 和 Terashims 分别采用 ADOC 方案（ADM+DDP+VCR+CTX）治疗 2 个疗程，结果肿瘤切除，病情缓解。

2. 动脉插管化疗

经动脉灌注 DDP50mg/m^2+ADM20MG/m^2，结果有 1 例使 12cm×9cm 肿块缩小

81%，使难以手术的肿瘤得以切除，无并发症。

（二）联合化疗

1.适应证

无法手术或手术后、放疗后留有残余或复发的进展性晚期胸腺瘤患者，以及手术切除或放疗后有复发危险（高危）的患者。

Fomasiero 等报道一组 37 例Ⅲ～Ⅳ期胸腺瘤患者，其中大部分有手术及放疗的历史，采用 ADOC 方案（DDP 50mg/m²，第 1 日 + ADM 40mg/m²，第 1 日 + VCR 0.6mg/m²，第 3 日 +CTX 700mg/m²，第 4 日）。每 3 周重复一次，平均 5 疗程（3～7 疗程）。结果：有效率达 91.8%，其中 CR43%。无严重不良反应。

欧洲肺癌协作组（ELCCG）6 年来观察 16 例复发或转移的胸腺瘤。化疗方法采用 DDP 60mg/m²，第 1 日 + VP–16 120mg/m²，第 1～3 日。3 周为一周期，平均每例 6 周期。结果：CR5 例，PR4 例，中位数 3.4 年。无进展生存时间和总存活时间分别为 2.2 年和 4.3 年。作者指出 DDP+VP–16 对晚期胸腺瘤疗效明显，不良反应能耐受，对不能手术的浸润性胸腺瘤提供良好的辅助治疗。

对高危患者，丛志强等报道采用类固醇＋胸腺部位放疗的方法，治疗 20 例伴胸腺肿瘤的重症肌无力患者。胸腺放疗 2～3Gy/d 总量 40～60Gy。地塞米松 10～40mg/d，连续 10～40 日，症状改善后改为泼尼松 30～60mg/d。症状明显改善后，以每 1～2 个月减 5mg 的速度递减至 10～20mg/d。维持 1～2 年后酌情试停。经 2～16 年的随访，近期疗效良好者 17 例。10 年生存率为 17%。疗效与手术疗法相近，且无严重不良反应。

小儿胸腺瘤，尤其是恶性胸腺瘤和胸腺癌进展迅速，预后差，应以综合治疗为主，能获得长期缓解。Niehues 指出，即使在疾病后期，重复应用 DDP+VP–16+IFO 三药联合，还可以延长生存期。

2.恶性胸腺瘤的常用联合化疗方案

(1) CAVP 方案

CTX 500mg　　　　　　　静脉注射，第 1 日

ADM 20mg　　　　　　　静脉注射，第 1 日

VCR 1～2mg　　　　　　静脉注射，第 1 日

尿激酶 6000～24 000U　　静脉注射，第 1 日

PDN10mg/d　　　　　　　　口服

1 周为 1 周期，共 10 个周期。疗效为 80% 部分缓解。

(2) COPP 方案

CTX 650mg/m^2　　　　　　静脉注射，第 1、8 日

VCR 2mg　　　　　　　　　静脉注射，第 1、8 日

PCZ 100mg/m^2　　　　　　口服，第 1～14 日

PDN 40mg/m^2　　　　　　口服，第 1～14 日

4 周为 1 周期，共 1～6 周期。疗效为 80% 部分缓解。

(3) CVCP 方案

CTX 1000mg/m^2　　　　　静脉注射，第 1 日

VCR 1.3mg/m^2　　　　　　静脉注射，第 1 日

PDN 40mg/m^2　　　　　　口服，第 1～5 日

4 周为 1 周期，疗效为完全缓解为 4～9 周期，部分缓解 1～9 周期。

（三）非手术靶向坏死疗法治疗

1. 适应证

(1) 非浸润型胸腺瘤患者不愿手术治疗者。

(2) 浸润型胸腺瘤，已有胸内转移手术不能切除（靶向坏死疗法治疗后使肿瘤减荷后对放疗、化疗有增效作用）。

(3) 小儿胸腺瘤，尤其是恶性胸腺瘤，体质差不耐受手术治疗，靶向采用坏死疗法治疗加综合治疗。

2. 治疗方法

(1) 根据病史，全身检查情况，CT 或 MRI 影像资料，了解肿瘤位置、大小，与邻近组织关系，设计治疗方案选择穿刺路径。

(2) 患者平卧，CT 扫描了解肿瘤在纵隔位置、大小，深浅，距皮肤距离，选择大概穿刺路径，穿刺点部位。

(3) 穿刺点皮肤部位放 CT 栅栏定位器，并用胶布固定，再次 CT 扫描，在栅栏间选定精确穿刺点，并测量肿瘤与皮肤穿刺点距离，关闭 CT，移去栅栏定位器，用 2% 结晶紫标记好皮肤穿刺点。

(4) 穿刺点消毒，用 1% 利多卡因局部浸润麻醉、穿刺针经皮肤穿刺到皮下，肋

间肌穿刺到纵隔内（如穿刺针经胸骨必须用电钻在胸骨钻孔），启动 CT 扫描，观察针尖影与肿瘤之间距离，并测量其距离，关闭 CT，术者再进针，估计穿刺针尖到达癌灶部位，再次用 CT 扫描发现针尖影在肿瘤中心。

(5) 拔出针芯，接注射器，抽无回血，注射肿瘤灵 Ⅱ 号药液，注射完毕，拔出穿刺针后，针孔用消毒纱布压迫数分钟，并用胶布固定纱布。

(6) 术后平卧 4h，观察生命体征，有无并发症发生。

3～4 天治疗一次，2～3 次为 1 个疗程，药物用量是肿瘤体积 1/4～1/5。

3. 注意事项

(1) 胸骨旁穿刺路径，避免内乳动脉刺伤引起出血。

(2) 上腔静脉阻塞，要仔细鉴别胸壁静脉内张，穿刺路径要避免刺伤静脉。

(3) 要控制好穿刺路径，防止刺伤纵隔内血管、气管和心脏。

(4) 穿刺路径经过胸骨时，要用电钻在胸骨处钻孔。

(5) 术后用抗生素预防感染。

4. 预后

胸腺瘤的预后受多种因素的影响，最重要的是肿瘤是否有浸润性。包膜完整的胸腺瘤术后预后良好，复发率低。B 型胸腺瘤比 A 型易复发。浸润性胸腺瘤的预后很大程度取决于初次手术切除是否彻底，也与侵袭程度有关，而表现明显侵袭或转移者的预后明显不好，少数伴有远处转移的预后更差。随着肌无力治疗措施的进步，肌无力症状存在与否对判断预后已无多大意义。

腺腺癌的预后很大程度上取决于显微镜下分型，出现角化一般预后较好。非角化癌、淋巴上皮样癌、肉瘤样癌、透明细胞癌和未分化癌有较高的侵袭性，患者通常在 3 年内死亡；鳞癌侵袭性中度，5 年生存率超过 50%；黏液表皮样癌、基底细胞癌的侵袭性较低。此外，核分裂象多，缺乏小叶状结构，呈浸润性生长，包膜不完整者预后均差。

第 19 章 肺结节与肺结节病

一、概述

肺结节病（savcoidosis）是一种病因不明的多系统、多器官的肉芽性疾病，常侵犯肺、双侧肺门淋巴结、眼、皮肤等器官，其胸部受侵犯率高达 80%～90%。肺结节病分布全世界，欧美发达国家发病率较高，东方亚洲民族发病率较低，发病年龄多见于 20—40 岁青壮年，女性多于男性，近年来由于 CT 用于健康体检，肺结节病发现病例也逐渐增多。

肺结节病因到目前为止尚不清楚，一些学者曾对感染因素（如细菌、病毒、支原体、真菌）进行研究观察，未获得明确结论，近年来有人用 PCR 技术，在肺结节病患者中发现结核杆菌 DNA 阳性率达 50%，因此有人提出肺结节病与分枝杆菌感染有关。

现在多数人认可肺结节病发病是细胞免疫和体液免疫功能紊乱有关，在某种致结节病抗原的刺激下，肺泡内巨噬细胞（AM）和 T4 细胞被激活，被激活的 AM 释放白介素 –1（1L–1）。1L–1 是一种很强的淋巴因子，能激活淋巴细胞释放 1L–2，使 T4 细胞成倍增加，并在淋巴因子激活等作用下，使 B 淋巴细胞活化，释放免疫球蛋白，使自身抗体的功能增强，被激活的淋巴细胞可释放单核细胞趋化因子，白细胞抑制因子和巨噬细胞抑制因子，单核细胞趋化因子，使周围血液中单核细胞源源不断地向肺泡间质聚集，结节病时肺泡内单核细胞数量浓度约为血液中的 25 倍，在许多未知抗原及介质的作用下，T 淋巴细胞，单核细胞及巨噬细胞浸润在肺泡内，形成结节病，早期阶段是炎症，随着病变发展，肺泡内炎性细胞减少，而巨噬细胞衍生，上皮样细胞增多，在其合成和分泌肉芽性肿性刺激因子作用下，逐渐形成干酪性结节病肉芽肿。后期巨噬细胞释放纤维连结素（FU）能吸引大量成纤维细胞（FB），使其抗细胞外基质黏附，加上巨噬细胞分泌成纤维细胞生长因子（GFF）使成纤维细胞数量不断增加，与此同时周围炎症及免疫细胞进一步减少，而导致肺广泛性纤维化。

（一）发病机制

肺结节病是未知抗原与机体细胞免疫和体液免疫功能互相作用变态反应的结果，由个体差异（如年龄、性别、种族、遗传因素、激素、HLA 等因素）和抗体免疫的调节作用，其中产生的促进因子和拮抗因子之间失衡状态，而决定肉芽肿的发展和消退，表现不同的病理发展状态即自然缓解状态或病变进展状态，两种截然不同趋向。

（二）病理生理

肺结节病肉芽肿组织石蜡玻璃片上，可见上皮样细胞聚集，有较多巨噬细胞，周围有淋巴细胞，无干酪样病变。在巨噬细胞内可见包涵体，如卵圆形的舒蔓小体，双折光的结晶和星状小体。肺结节病早期有广泛性的单核细胞，巨噬细胞，淋巴细胞，浸润肺泡而引起肺泡炎症，并累及肺泡间质。肺泡炎症和肉芽肿在急性期有可能自行消退，但在慢性阶段，肉芽肿周围纤维细胞胶原化和玻璃样变，成为非特异性纤维化，肉芽肿组织形态无特异性，可见于分枝杆菌和真菌感染引起肉芽肿细胞形态无区别。

（三）临床症状

肺内结节早期常无临床症状和体征。有时有咳嗽、咳痰少，偶见咯血，有时有全身乏力、发热、盗汗、食欲下降、体重减轻，病变广泛时可出现胸闷、气急，如合并感染、肺气肿、支气管扩张、肺源性心脏病等病情会加重，如累及其他器官，可发生相应的症状，常见皮肤出现结节性红斑，多见面颈部、肩部、四肢，也有冻疮样狼疮，侵犯头皮可引起脱发，约有 30% 患者可出现皮肤损害，15% 可出现眼部损害，如虹膜睫状体炎，急性色素层炎，角膜结膜炎，表现为眼痛、视力下降、视物模糊、睫状体充血。部分患者可有肝脾大、肝功能受损、纵隔及浅表淋巴结肿大、关节及肌肉疼痛，X 线检查可见四肢及手足骨质疏松、多发性囊性骨质缺损（骨囊肿）。约有 50% 病例累及神经系统，可引起脑神经瘫痪，神经肌病，脑内占位病变、脑膜炎等症状。累及心脏可引起心律失常、心力衰竭等。肺结节病还影响钙磷代谢、血钙、尿酸，引起肾结石，少数患者累及腮腺、喉、甲状腺、肾上腺、胰、脾、生殖器等器官，发生相应器官病变症状。

（四）实验检查

1. 血液检查

活动期红细胞减少，贫血，血沉加快，血钙增高，尿钙增高，血清球蛋白增高，以 IgG 增高多见，血清白蛋白减少，血清碱性磷酸酶增高，血清血管紧张素转化酶活性在急性期增高，血清白介素 $-\alpha$ 受体（SIC-2）和可溶性血介素 -2 受体升高，这两项增高对结节病诊断有重要意义。

2. 结核菌素试验

有 2/3 结节患者对 100u 结核菌素皮肤实验无反应或极弱反应。

3. 结节病抗原（kveim）实验

以急性结节患者淋巴结或肺组织制成 1：10 生理盐水悬液为抗原，取 0.1～0.2ml 作皮内注射，10 天后注射处皮肤出现紫红色疹，4～6 周扩散到 3～8mm，形成肉芽肿，为阳性反应。手术切除阳性反应组织做病理细胞学诊断，阳性率为 75%～85%，因无标准抗原，应用有限。

4. 活组织检查

取皮肤病灶、淋巴结、肌肉做病理检查。

5. 支气管肺泡灌洗检查

在肺泡炎性阶段，淋巴细胞和多核白细胞升高，主要是 T 淋巴细胞增多，$CD4^+$。

6. 纤维支气管镜活检

经纤维支气管镜活检（TBLB）阳性率可达 63%～97%。

7. CT 检查

约有 90% 以上患者有胸片改变，目前较常采用 sitzbach 分期如下。Ⅰ 期，两肺门和（或）纵隔淋巴结肿大，常伴有气管、淋巴结肿大，约占 51%。Ⅱ 期，肺门淋巴结肿大，伴肺浸润，肺部广泛性两侧分布病变，表现 1～3mm 直径结节，点状或絮状阴影，大部分病灶可在 1 年内消退，少数发展成肺间质纤维化占 25%。Ⅲ 期，仅见肺部浸润或纤维化者，无肺门淋巴结肿大，约占 5%。

以上分期表现并不是结节病发病顺序规律，即 Ⅲ 期不一定是 Ⅱ 期发展而来。

8. ^{67}Ga 肺扫描检查

肉芽肿活性巨噬细胞摄取 ^{67}Ga 的能力比肺组织明显增加，肺肉芽肿病变和肺门

淋巴结可被 ^{67}Ga 扫描所显示，有助于帮助诊断。

（五）临床诊断

1. CT 可见双侧肺门及纵隔淋巴结肿大，伴或不规律肺内网状，结节状，片状阴影。

2. 活组织检查证实，符合结节病病理改变。

3. 血液检查可见，血清血管紧张素转化酶（SACE）升高，血钙升高，尿钙增高。本病诊断应排除结核和淋巴系统肿瘤及其他肉芽肿性疾病。

（六）分期分型

1. 胸内结节病

Ⅰ 期，肺门淋巴结肿大。ⅡA 期，肺弥漫性病变，同时伴有肺门淋巴结肿大。ⅡB 期，肺部弥漫性病变，不伴肺门淋巴结肿大。Ⅲ 期，肺纤维化。

2. 全身多脏器结节病

包括肺内及胸外多脏器均受侵犯结节性病变。

（七）结节病活动期判断

1. 活动期

病变进展 SACE 活性增高，免疫球蛋白增高，血沉加快，^{67}Ga 扫描显像。

2. 无活动期

SACE，免疫球蛋白正常，病情处于稳定期。

（八）治疗原则

肺结节的治疗首先要明确诊断，肺结节是什么原因发生的。最好明确诊断是什么病，如果直径是 10mm 以下，大多数良性病变可能性大。暂时不能明确诊断患者，可严密观察，每 3 个月做 1 次 CT 检查，观察病灶变化是否增大，必要时在 CT 引导下穿刺做病理细胞学检查。如果病灶直径在 10mm 以上，恶性病变可能性大，影像学检查不能判断良恶性病灶，需要在 CT 引导下穿刺取标本做病理检查以明确诊断。

大多数患者可自行缓解，凡病情稳定，无症状的患者，多不需要治疗。凡有明显Ⅱ，Ⅲ期症状患者及胸外结节病（如眼、皮肤、心肌、神经受到侵犯等）患者首选是手术治疗，手术治疗适用于恶性病灶、高度怀疑恶性病灶、大的良性病灶。肺结节手术可采用肺段、肺叶切除方式。

化疗、放疗适用于恶性肺结节。对于体质差、年龄大、有手术禁忌者，也可以作为肺结节术后辅助治疗。

尿钙、血钙高，SACE 增高可用激素治疗。泼尼松 30～60mg，一次上午 9 点口服或分三次口服，4 周后逐渐减量，每日 15～30mg，最后减至 5～10mg 维持量，用一年或更长时间，也可选用氯喹，甲氨蝶呤，硫唑嘌呤等药治疗。

（九）预后

与结节病的病情有关，发病急者，经治疗或自行缓解者，预后较好，而慢性进行性发病者，侵犯多器官功能损害，肺广泛性纤维化，伴急性感染者预后差。

死亡原因常为肺源性心脏病，或心肌、脑受侵犯所致。有报道平均随访 5 年，34% 患者完全恢复，30% 改善，20% 不变，病情恶化 8%，患者死亡 8%。

二、肺结节非手术靶向治疗

（一）适应证

1. 肺结节恶性病灶。
2. 肺结节大的良性病灶，需要手术治疗者。
3. 肺结节病灶需要手术治疗，患者有手术禁忌证者。
4. 转移性恶性肺结节，原发癌灶已控制，多发性肺结节不能手术者。
5. 肺结节直径在 10mm 左右，高度怀疑恶性结节者。

（二）治疗方法

1. 根据病史、影像学资料、化验及病理检查，了解结节在肺部的位置、大小，与周围肺组织之间关系，选择进针路径。
2. 患者取适合体位（一般是卧位或侧卧位），先用 CT 扫描，观察结节病灶在肺部位置，大小与周围组织关系，选择进针路径和穿刺点位置，关闭 CT，在胸壁皮肤与病灶相对应的位置放 CT 栅栏定位器，再次启动 CT 扫描。确定皮肤穿刺点位置，结节与穿刺点皮肤距离，关闭 CT，移去 CT 栅栏定位器，用 2% 结晶紫在皮肤上标记好穿刺点位置。

3. 穿刺点局部消毒，1% 利多卡因穿刺点局部皮肤，皮下，肋间肌浸润麻醉，穿刺针经穿刺点垂直穿刺到皮肤内，再穿刺到皮下，肋间肌。嘱患者闭气，再进针穿刺到胸膜腔内，到肺内，嘱患者浅呼吸，再次启动 CT 扫描，观察针尖的位置，距离结节距离及垂直方向有无偏离，关闭 CT，再次进针，估计穿刺结节病灶内，再次启动 CT 扫描，见穿刺针尖影在结节中心内，关闭 CT。

4. 拔出穿刺针芯，接注射器，抽无回血，注射肿瘤 II 号药液，注射完毕，拔出穿刺针，针孔用消毒纱布，压迫数分钟并用胶带固定纱布。

5. 患者平卧 4h，观察生命体征，有无气胸、血胸、肺部出血（咯血）并发症。如无并发症可下床活动，如有并发症应做相应处理。

6. 注射药量是结节体积 1/4 药液，注射药量计算要超过结节边缘 0.5～1cm。

（三）注意事项

1. 治疗前要训练患者浅呼吸，治疗过程患者浅呼吸，减少结节移位程度。

2. 穿刺过程要避开大血管、气管、心包。

3. 穿刺针尽量选用细针，一般选用 7 号细针，避免或减少气胸，血胸，咯血并发症发生。

4. 穿刺治疗结束后，CT 再次扫描，观察有无气胸，血胸发生，也可以观察治疗后病灶图像改变，可观察到结节破裂影像变化。

5. 治疗后用抗生素预防感染。

参考文献

[1] 卜子英，卜晓华.肿瘤灵治疗甲状腺瘤 110 例报道 [J].亚洲医药，1994，5（1）：66.

[2] 卜子英.坏死免疫疗法治肿瘤 [J].中华实用中西医杂志，2001，14（1）：26-27.

[3] 卜子英.肿瘤灵治疗血管瘤临床观察 [J].中华实用中西医杂志，2001，14（20）：1052.

[4] 卜子英.坏死疗法治疗海绵状淋巴管瘤临床观察 [J].肿瘤防治杂志，2002，9（5）：385.

[5] 卜子英.坏死疗法治疗结肠癌肝转移临床观察 [J].肿瘤防治杂志，2002，9（5）：421.

[6] 卜子英.肿瘤灵治疗甲状腺瘤临床观察 [J].肿瘤防治杂志，2002，9（4）：497.

[7] 卜子英.血管瘤和淋巴管瘤非手术治疗 [M].北京：人民军医出版社，2003.

[8] 卜子英.甲亢和甲状腺肿瘤的非手术治疗 [M].北京：人民军医出版社，2004.

[9] 卜子英.子宫肌瘤和各种囊肿非手术坏死治疗 [M].北京：人民军医出版社，2005.

[10] 卜子英.常见肿瘤非手术治疗 [M].北京：科学出版社，2009.

[11] 成令忠，钟翠平，蔡文琴.当代组织学 [M].上海：科学技术出版社，2003.

[12] 田庆，韦立新，曹友俊，等.肺癌中支气管肺泡癌构成比例的变化分析 [J].中华肿瘤防治杂志，2007，22（1）：5-7.

[13] 杨永波，李志刚.国际肺癌研究会分期项目采用外科治疗非小细胞肺癌预后因素和病理 TNM 分期 [J].中国肺癌杂志，2010，13（1）：9-17.

[14] 魏文启.肺癌标志物联合检测临床意义讨论 [J].医药论坛杂志，2009，30（12）：100-101.

[15] 张嵩，马卫囊，姜淑娟，等.多种技术联合应用对肺癌诊断的临床价值 [J].临床肺科杂志，2011，16（4）：574-576.

[16] 陈光勇，余小蒙，刘军，等.介绍一种针吸取标本细胞块制作方法 [J].中华病

理学杂志，2011，40（8）：558-559.

[17] 于红，刘士远，李惠民，等.影像学检查技术在肺癌诊断中的应用 [J].诊断理论与实践，2010，9（21）：124-128.

[18] 王强修，刘晓红.消化道内镜活检诊断与治疗 [M].北京：人民军医出版社，2010.

[19] 范苗静，李海刚，吕志强，等.表皮生长因子受体基因突变与非小细胞肺癌临床病理特征及预后关系 [J].中华病理学杂志，2011，40（10）：679-682.

[20] 辛丽红，李雅莉.原位 PCR 技术检测 PTEN 基因 DNA 在肺癌中表达 [J].南京医科大学学报，2011，9：1270-1273.

[21] 孙孟红，杨飞，浓磊，等.NSCLC 中表皮生长因子受体基因突变直接测序分析及其与临床病理学特征的相性 [J].中华病理学杂志，2011，40（9）：655-559.

[22] 王莉，贾志凌，刘畅，等.CA50、CEA、Cy5ra21-1 和 SCC 在肺癌患者中表达及其临床意义 [J].临床肺科杂志，2010，15（12）：1693-1694.

[23] 郭忠燕，方晓慧，申咏梅，等.血清多种肿瘤标志物联合检测对肺癌诊断价值 [J].苏州大学学报（医学版），2011，31（5）：652-654.

[24] 刘磊，刘彬，朱莉莉，等.肺鳞癌患者血清 CyFRA21-1 和 SCC 检测及 ROC 回线和截断点的理论分析 [J].中华肿瘤防治杂志，2012，19（4）：260-263.

[25] 卫生部.2010-2011 年中国（原发性肺癌临床诊疗规范）[J].全科医学临床与教育，2011，9（5）：486-489.

[26] 孙燕.肿瘤内科学 [M].北京：人民卫生出版社，2001.

[27] 于金明，左文述.现代临床肿瘤学 [M].北京：中国科学技术出版社，2006.

[28] 王强修，李多，朱良明.肺癌诊断与治疗 [M].北京：人民军医出版社，2013.

[29] 郭其森.现代肺癌诊断治疗学 [M].济南：山东科学出版社，2010.

[30] 夏建川.肿瘤生物治疗基础与临床应用 [M].北京：科学出版社，2011.

[31] 谢继坛.肿瘤与肺癌证治 [M].北京：中医古籍出版社，2009.

[32] Tsushimak, Sones, HanaokaT, et al. Radiological diagnosis of small pulmonary nodules detected on low-dose screening computed to mograpny[J]. Respirology, 2008, 13(6): 817-824.

[33] Zaleska M, Szturmowicz M, Zych J, et al. Elevated serum NSE level in locally advanced and metastatic NSCLC predispose to better response to chemotherapy but

worse serviva[J]. Pueumonol Alergolpol , 2010, 78(1): 14–20.

[34] Wojci KE, Kulpa JK, Sas–Korczynska B, et al. ProGRP ancl NSE in therapy mouitoring in patients with small cell lung cancer[J]. Anticancer res, 2008, 28(5B): 3027–3033.

[35] Dettcrbeck FC, Jantz MA, Wallace M, et al. Invasive mediastinal staging lung cacev: ACCP evidence–based clinical practice guidelines[J]. Chest, 2007, 132(3): 202S–220S.

[36] Xu YM, Zhang X, Xiao ZY, et al. Analysis of the bronchospopic, diagnosis of sarcoidosis[J]. Chin J Endo, 2007, 13(5): 528–530.

[37] Liu Qi, PENG Zhoug–min, LIU Qing Wei, et al. The role of C–choline PET–CT and videomediastinoscopy in the evaluation of diseases of middle mediastinum[J]. Ching, 2006, 119(8): 634–639.

[38] Jeong YJ, Yi CA, Lee KS. Solitary pulmonary nodules: detection, chracterization, and guidance for further diagnostic workup and treatment[J]. AJR, 2007, 188(1): 57–68.

[39] Kohler LH, MiresKand ariM, Knosel T, et al. FGFRI expxession and gene copy numbers in human lung cancer[J]. Virchows Arch 2012[Epub ahead of print].

[40] Chung Ly, Tang ST, SunGH, et al. Galectin–1 promotes lung cancer progression and chemoresistance by upregulating P38 MAPK, ERK and cyclooxygenase–2[J]. Clin Cancer Res, 2012, 18(15): 4037–4047.

[41] ZhaoYF, Shen H. Reliability of lung and lung cancer tissue microarray in detecting PBK/TOPK protein expression[J]. Jouvnal of Clinical Rehabilitative Tissue Engineering Research, 2010, 14(31): 5809–5812.

[42] Rusch VW, Crowley JJ, Giroux DJ, et al. The IASLC cancer staging project: proposals for revision of the N descriptors in the forthcoming seventh edition of the TNM classification for lung cancer[J]. J Thorac Orcol, 2007, 2(7): 603–612.

[43] Milicic B, Casas F, Wang L, Perin B. Radiation therapy for early (I/II) non–small cell lung cancer[J]. Front radiat There Oncol 2010, 42: 87–93.

[44] Ahmed I, Demarco M, Stevens CN, et al. Analysis of incidental radiation dose to uninvalved mediastinal/supraclavicular lymph nodes in patients with limited–stage

small cell lung cancer treated without elective nodal irradiation[J]. Med Dosim, 2011, 35(4): 440–447.

[45] K Al–Saleh, C Quintou, PM Ellis. Role of pemetrexed in advanced non–Small–cell lung cancer, meta–analysis of randomized controlled trials, with histology subgroup analysis[J]. Curr Oncol, 2012, 19(1): e9–e15.

[46] Kurata T, Hirashima T, Iwamotoy, et al. A Phase Ⅰ/Ⅱ study of carboplatin plus gemcitabine for elderly patients with advanced non small cell lung cancer, West Japan Thoracic Onclogy Group Trial (WJTOG)2905. Lung Cancer, 2012, 77 (1): 110–115.

[47] Li C, R SunY, et al. Spectrum of oncogenesis with multitavgered in lung adenocarcinomas from East Asian smokeers[J]. Plos One, 2011, 6 (11): e28204.

[48] Lee Ms, Kim HP, Kim Ty, et al. Gefitinib resistance of cancer cells correlated with TM4ST45–mediated epithelial–mesenthymal transition[J]. Biochim Biophys Acta, 2012, 1823(2): 514–523.

[49] Bergetuon K, Suau AT. Ouslt, et al. ROSI rearrangements define a unique molecular class of lung cancer[J]. J clin Oncol, 2012, 10, 30(8): 863–870.

[50] Perroud MW, Houma HN, Barbeire As, et al. Mature autologous dendritic cell vaccines in advanced non–small cell lung cancer: a phase I pilot study[J]. JEXP Clin cancer Rts, 2011, 20(1): 65–72.

[51] Shi SB, Ma TH, Li CH, et al. Effect of maintenance therapy with dendritic cells: cytokine–induced killer cells in patients with advanced non–small cell lung cancer[J]. Tumor , 2012, 90(3): 314–319.